Mosaik

Dr. med. Ernst Schrott
Cynthia Nina Bolen

Natürlich schön mit Ayurveda

Das sanfte Programm für eine gesunde, strahlende Haut
Mit großem Behandlungsteil, Empfehlungen zu Ernährung und Körperpflege und vielen Rezepten

Mosaik Verlag

Hinweis

Dieses Buch zeigt Ihnen grundlegende und gleichzeitig einfache Regeln und Anwendungsmöglichkeiten zur gesunden und natürlichen Pflege Ihrer Haut. Für tieferes Wissen sind umfassende Kenntnisse sowohl der westlichen Kosmetik als auch der ayurvedischen Gesundheits- und Hautpflege nötig. Im Zweifelsfall oder bei schwerwiegenden Hautproblemen wenden Sie sich am besten an eine nach Möglichkeit mit den kosmetischen Prinzipien des Maharishi Ayur-Veda vertrauten Kosmetikerin oder an Ihren Arzt. Das gleiche gilt für eventuell auftretende Unverträglichkeitsreaktionen.

In der Heilkunde des Maharishi Ayur-Veda, die in Zusammenarbeit mit westlichen Wissenschaftlern und Ärzten ständig erweitert und überprüft wird, gibt es einen eigenen Zweig, der sich mit der Behandlung und Heilung gesunder und kranker Haut beschäftigt und ein eigenes Schönheitsprogramm mit Fertigrezepturen entwickelt hat. Die meisten Rezepte in diesem Buch basieren jedoch auf Kosmetik zum Selbermachen, wobei eigene Kreationen eingebracht, aber auch traditionelle, der westlichen Haut angepaßte ayurvedische Rezepturen berücksichtigt werden.

Redaktion: Ulrike Erbertseder, Christina Hackner
Layout: Ada Forster
Fotos: Matthias Ziegler
Styling: Birgit Frohn
Accessoires: Nicowa Ambiente, München
Grafiken: Gerhard Flieher, Elfie Vierck-Petschelt

Der Mosaik Verlag ist ein Unternehmen
der Verlagsgruppe Bertelsmann

Satz: Filmsatz Schröter GmbH, München
Reproduktion: Artilitho, Trento
Druck und Bindung: Mohndruck Graph. Betriebe GmbH, Gütersloh
Printed in Germany
ISBN 3-576-10728-2

Inhalt

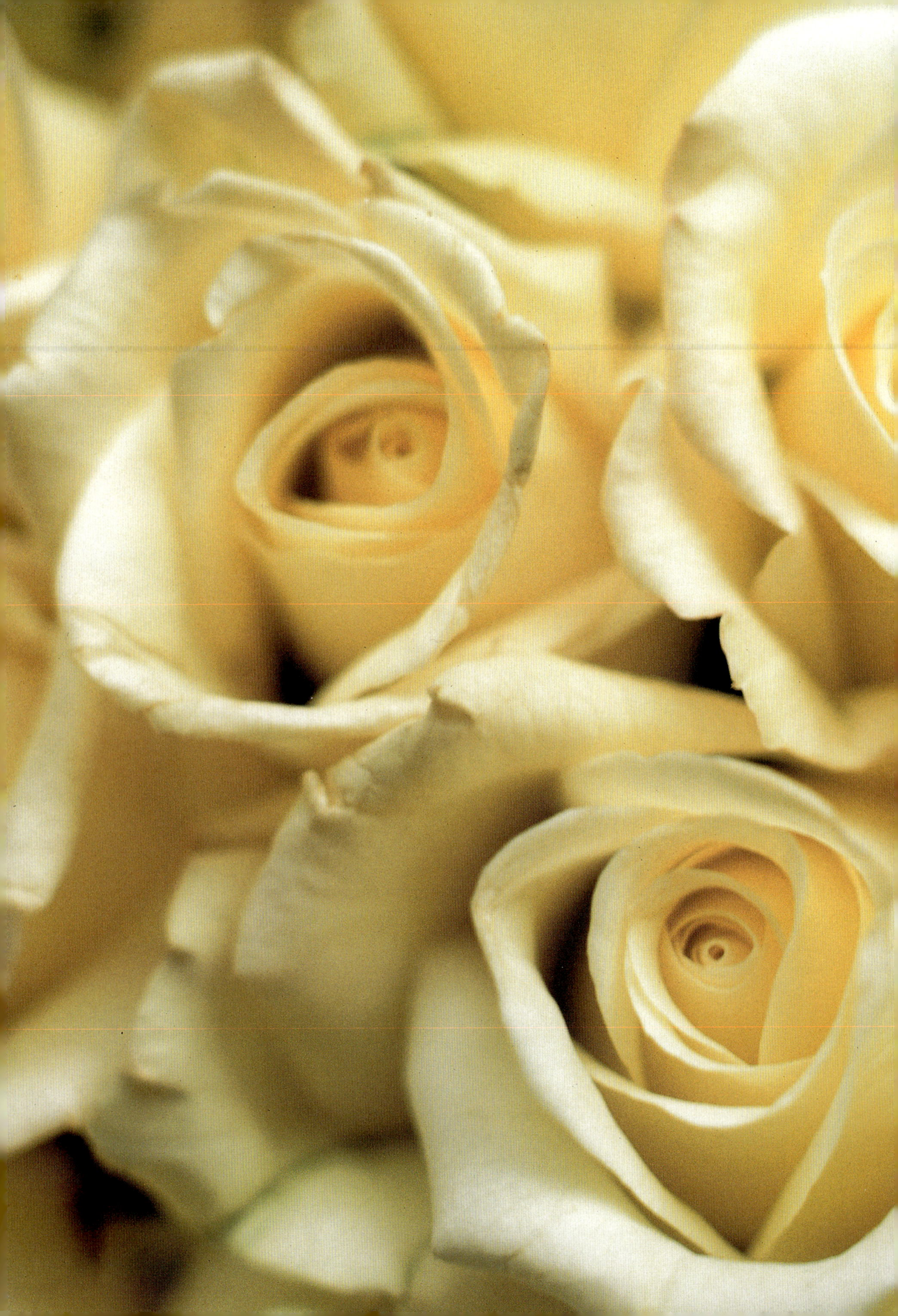

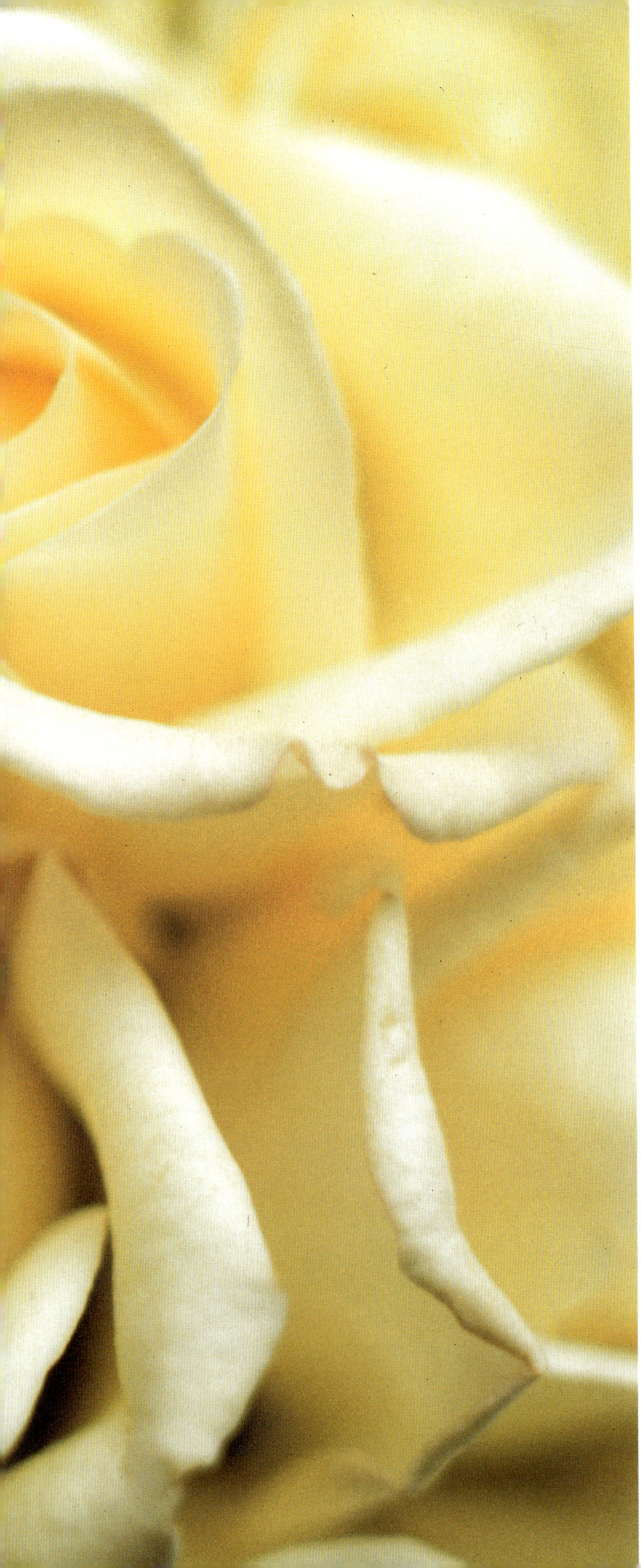

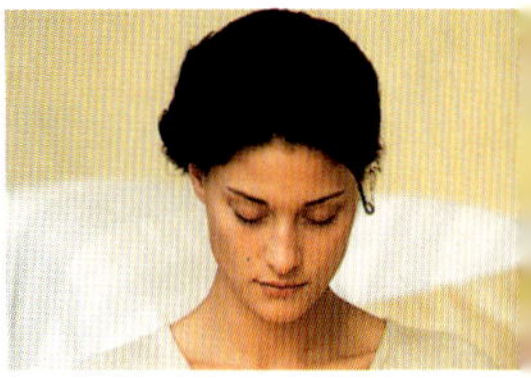

Schönheit von innen

Das Geheimnis ayurvedischer Schönheitspflege

So wie der Makrokosmos,
so ist der Mikrokosmos –
So wie das Atom,
so ist das Universum –
So wie der menschliche Geist,
so ist der kosmische Geist.
Vedische Weisheit

Was ist das Besondere an ayurvedischer Kosmetik? Kann sie uns etwas Neues geben, ein Geheimnis für Jugend, Schönheit und Gesundheit lüften? Die Antwort lautet: Ja, sie kann es! Ayurveda hat einen Schlüssel, der uns das Tor öffnet zum Ursprung des Lebens selbst und damit zur Quelle aller Ordnung, Schönheit und Harmonie in unserem tiefsten Inneren, dem Ursprung des Denkens, Handelns und Empfindens. Die ayurvedische Lehre verbindet uns mit dem Wissen und der Intelligenz, die dem Leben und dem Universum zugrunde liegt.

Maharishi Ayur-Veda – uraltes Wissen neu entdeckt

Ayurveda ist ein jahrtausendealtes Naturheilsystem, dessen geistige Basis die Texte der vedischen Hochkultur, die in Indien beheimatet war, bilden. In einer dieser Schriften, der Charaka Samhita, deren Entstehung über 3000 Jahre zurückreicht, sind viele der Gesundheitsansätze und Behandlungsmethoden, die bis in unsere heutige Zeit angewendet werden, bereits beschrieben. Dieses uralte und universelle Heilwissen des alten Indien gründet sich auf einer ununterbrochenen Tradition, die über die Jahrtausende hinweg von Generation zu Generation überliefert wurde. Im Laufe der langen Geschichte sind jedoch wertvolle Therapien und Heilansätze in Vergessenheit geraten oder verändert worden. Dadurch hat der Ayurveda viel von seiner urspünglichen Vollständigkeit und damit auch von seinen Möglichkeiten verloren.

Vor gut einem Jahrzehnt haben sich deshalb führende Experten des Ayurveda auf Initiative und unter Führung des vedischen Gelehrten Maharishi Mahesh Yogi zusammengeschlossen und eine umfassende Erneuerung und Neubelebung des Ayurveda und der anderen vedischen Wissensbereiche eingeleitet. Dabei wurde besonderes Augenmerk darauf gelegt, die universellen, kulturunabhängigen Prinzipien dieser Lebenslehre wieder klar herauszuarbeiten und sie für die heutige Zeit verständlich zu formulieren.

Diese Neufassung des Ayurveda, die streng auf der Grundlage der klassischen Texte basiert und gleichzeitig naturwissenschaftliche und medizinische Erkenntnisse integriert, gewinnt heute als moderne Ganzheitsmedizin zunehmend weltweit an Bedeutung. In diesem Buch werden die Gesundheits- und Schönheitskonzepte dieser als Maharishi Ayur-Veda bezeichneten Heilkunde vorgestellt.

Der Ayurveda, bereits im Wortsinn eine ganzheitliche Lehre – *ayus* heißt Lebensspanne, *veda* vollständiges Wissen –, betrachtet den Menschen als untrennbare Einheit von Körper, Geist, Verhalten und Umwelt. Dementsprechend bedeutet Gesundheit und somit Wohlbefinden, daß alle Lebensbereiche im Gleichgewicht und harmonisch aufeinander abgestimmt sind. Der Schwerpunkt der ayurvedischen Behandlungsmethoden liegt darin, die Balance der körperlichen und seelisch-

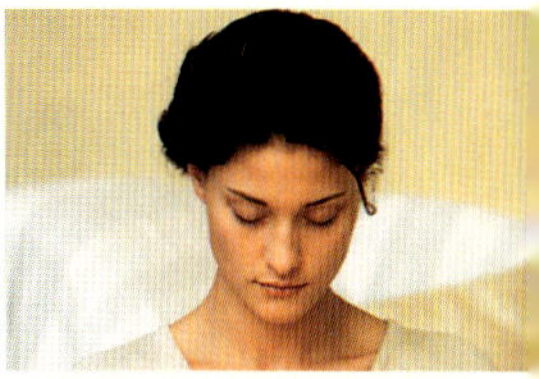

geistigen Kräfte aufrechtzuerhalten beziehungsweise bestehende Ungleichgewichte wieder ins Lot zu bringen und dadurch die Selbstheilungskräfte des Körpers in Gang zu setzen.
Auch wenn Sie mit den Prinzipien des Maharishi Ayur-Veda noch nicht vertraut sind, können Sie die in diesem Buch vorgestellten Therapien und Mittel uneingeschränkt einsetzen. Doch stellen Sie keine starren Regeln auf. Lassen Sie sich bei den Anwendungen stets von Ihrem natürlichen Empfinden leiten, und versuchen Sie, Ihre eigenen Bedürfnisse und Wünsche zu erkennen. Ihr Körper weiß am besten, was er braucht.

Die ayurvedische Kosmetologie

Im Zuge der Neubelebung grundlegender ayurvedischer Konzepte und Anwendungen wurde auch die ayurvedische Dermatologie, die Lehre von der Haut, im Maharishi Ayur-Veda gemäß den Lehren des ursprünglichen Ayurveda wieder aufgegriffen und auf die heutigen Verhältnisse und Bedürfnisse übertragen. Kosmetik, Hautpflege, Vorsorge und Behandlung verschiedener Hautkrankheiten werden gemäß dem ayurvedischen Verständnis, daß Körper und Geist eine untrennbare Einheit bilden, umfassend und ganzheitlich angegangen. Die moderne ayurvedische Kosmetologie betrachtet die Haut als ein Organ, das nicht nur vielfältige Aufgaben im Gesamtsystem Körper wahrnimmt, sondern auch von geistigen, körperlichen und seelischen Veränderungen beeinflußt wird. Gerade dieses Zusammenwirken der physischen und psychischen Aspekte, also aller Lebensbereiche, wird bei der Erhaltung der Schönheit und bei der Behandlung von Hautkrankheiten berücksichtigt. Dementsprechend verfolgt die Kosmetik im Maharishi Ayur-Veda folgende drei Ziele:

- ein schönes Äußeres, das heißt die Pflege von Haut und Körper
- die Entwicklung der Persönlichkeit, also Schönheit von Innen
- Erhaltung der Jugendlichkeit beziehungsweise Altersumkehr

Im Zentrum der ayurvedischen Schönheitspflege steht die Persönlichkeit des Menschen. Diese zu fördern und in Einklang mit sich selbst und mit den Gesetzen der Natur und des Universums zu bringen, ist das wichtigste Bestreben des Ayurveda und somit auch der ayurvedischen Kosmetologie. Die vedischen Texte lehren uns: In der stillsten Ebene unseres Seins, in einem Bereich stiller Bewußtheit, berühren wir die kosmische Seinsebene und werden eins mit ihr. Dieses innerste Selbst ist zugleich der Ort vollkommener Gesundheit, von Wohlbefinden, Glück und Harmonie. Diese natürliche und immer verfügbare Quelle für innere Schönheit gilt es nach Auffassung des Ayurveda zu erkennen und zu finden.

Erkenne dich selbst als Schöpfer deiner Welt

Im Ayurveda wird der Ursprung des Wissens für Heilung und damit für Gesundheit und Schönheit nicht in den alten Überlieferungen gesehen, sondern im Inneren eines jeden Menschen. Der Veda, *das vollkommene Wissen*, ist die innere Ordnungsstruktur, die innere Intelligenz des Körpers, die tief im Bewußtsein jedes Menschen zu finden ist. Er ist der Bauplan des menschlichen Organismus und enthält den Plan für die Architektur unserer Zellen. Folgt man dieser Vorstellung, stellt jede Körperzelle ein Wissenspaket dar, ist also weit mehr als ein Konglomerat von Molekülen.

Die moderne wissenschaftliche Forschung bestätigt, was die Rishis, die Seher und Weisen der vedischen Zeit, gelehrt haben: Der menschliche Körper ist keine starre Skulptur, sondern unterliegt einem ständigen Fluß der Veränderung. Zellen, die kleinsten Lebenseinheiten des Körpers, tauschen in ihrem oft nur kurzen Leben unentwegt Atome und Molküle aus und bilden sich neu. Selbst die Erbsubstanz, die sich in jeder Zelle, aufgereiht in Form der Doppelhelix der DNS befindet, gleicht sich in keiner Sekunde und steuert dennoch sämtliche Lebensabläufe in diesem hochkomplexen Organismus. Die Bausteine der Gene sind Atome und Moleküle, die fortwährend durch neue ersetzt werden und so in letzter Konsequenz nur Energiefelder darstellen. Wenn aber selbst der genetische Code nicht konstant bleibt, wer ordnet dann das Leben und erhält die grundlegende Struktur? Aus vedischer Sicht ist es die stille Intelligenz im Inneren, die am Ursprung des Denkens, Handelns und Empfindens zu finden ist – der Veda in uns. In unserem eigenen Bewußtsein liegt also der Bauplan des Körpers und all seiner Zellen, und wir selbst sind die Baumeister, die durch unser Bewußtsein den Körper verändern. Denn: Eine Zelle hat Erfahrung. Sie erinnert sich, was ihr widerfahren ist. Sie reagiert auf Gefühle und Erlebnisse in unserem Bewußtsein und speichert sie.

Schönheit beginnt im Bewußtsein

Die Grundlage der ayurvedischen Kosmetologie liegt in der Auffassung, daß Zellpflege und damit auch Schönheit im Bewußtsein liegen und somit von innen kommen. Wenn es uns gelingt, diese tiefste innere Seinsschicht unseres Wesens, den eigentlichen Dirigent des Lebens zu berühren, beleben wir aus der Sicht des Ayurveda die ordnende Intelligenz unseres Körpers und seiner Zellen und bringen uns in Harmonie mit dem Kosmos.

Diese Empfehlungen drücken sich auch in der ursprünglichen Wortbedeutung aus. Kosmetik, abgeleitet vom griechischen Wortstamm *kosmos,* heißt *Ordnung*, auch *Weltordnung* oder *Weltall,* außerdem Anstand und Schmuck.

Diese Vorstellung von Schönheit in einem kosmischen Sinne findet sich in vielen alten Hochkulturen wieder. Ob im alten China, im Ägypten der Pharaonen, im antiken Griechenland oder im vedischen Zeitalter, galt das große Ideal, in Harmonie mit dem Kosmos, das heißt in Einklang mit sich selbst und seiner Umwelt zu leben. Diese Idee baute sich jedoch nicht auf einem intellektuellen oder philosophischen Konzept auf, sondern stand immer in einem konkreten Bezug zur Wirklichkeit. Denn Medizin und Gesundheit, Kosmetik und Religion waren in diesen Kulturen untrennbar miteinander verbunden. Schönheit galt als das selbstverständliche Attribut eines Menschen, der sich in Einklang mit dem Kosmos befand. Die höchsten Ziele waren demnach eine charismatische Persönlichkeit und ein edler Charakter, der seinem inneren Gesetz folgt und durch seine äußere Erscheinung eine Freude für seine Umgebung ist.

Wahre Schönheit kann nach Auffassung des Ayurveda nur von Innen kommen. Sie ist Ausdruck einer edlen Geisteshaltung und damit abhängig von unserem Bewußtsein. Bewußtseinsinhalte, also unsere Gefühle, Gedanken, Ideen und Auffassungen, formen den Körper und teilen sich jeder seiner Zellen mit.

Sie werden in diesem Buch daher auch verschiedene ayurvedische Konzepte, die Ihnen helfen, zum Mittelpunkt Ihrer Persönlichkeit zu gelangen, kennenlernen. Die Sinne, unsere Tore

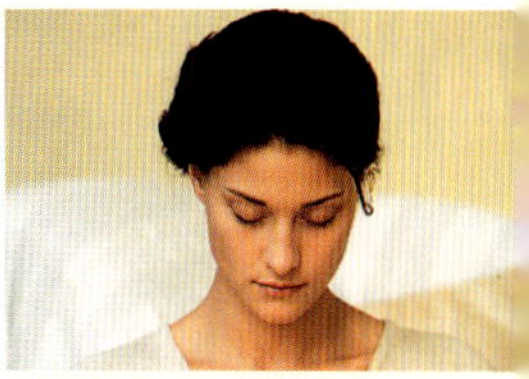

zum Bewußtsein, können durch Farben, Formen, Klänge, heilende Düfte und durch typgerechte Ernährung zu größerer innerer Ordnung und Klarheit erwachen. Yoga, Meditation und andere vedische Bewußtseinstechniken öffnen Sie für die innersten Qualitäten Ihres Bewußtseins: den Veda. Sie stellen die grundlegendste Voraussetzung für Zellverjüngung und Schönheit dar. Der äußeren Haut- und Schönheitspflege wird ein großes Kapitel mit vielen Anregungen und Tips für die tägliche Schönheitspflege von Kopf bis Fuß gewidmet. Sie wird zur Krönung inneren Wohlbefindens und ein Medium zur Selbsterfahrung und Heilung.

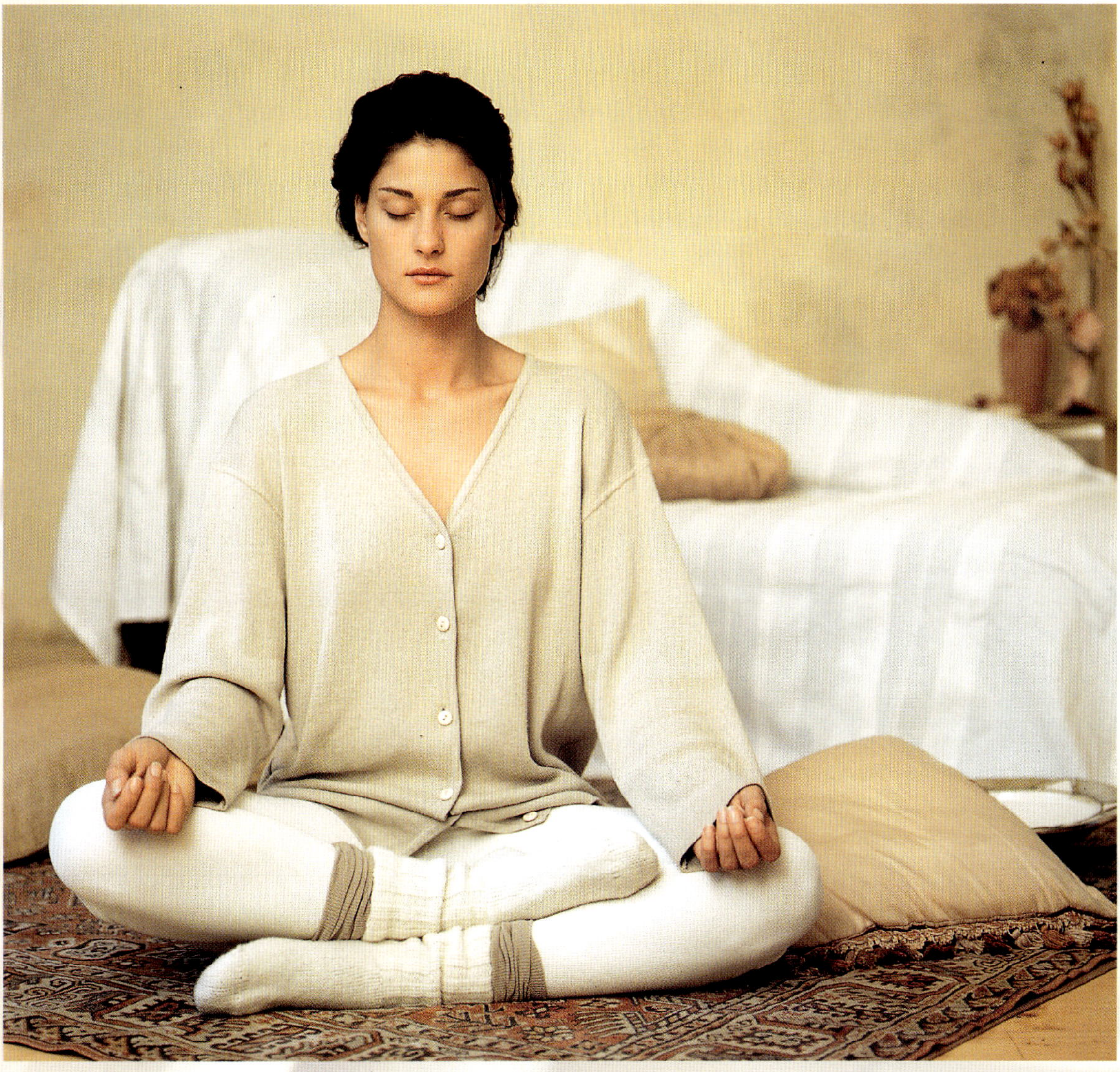

Das kosmische Spiel der Doshas

Ein Geheimnis unseres Lebens und sicher das größte Geschenk ist unsere Individualität. Jedes Lebewesen ist ein Unikat, ausgestattet mit unverwechselbaren Eigenschaften, Talenten und körperlichen Merkmalen und einem persönlichen Plan für seine unverzichtbare Stellung und Aufgabe im Gleichgewicht der Natur. Diese Grundausstattung kennzeichnet unseren Typ, also die Besonderheiten, die uns gegenüber anderen auszeichnen, aber sie legt auch Gemeinsamkeiten fest, die wir bei Menschen mit ähnlichen Eigenschaften und Körpermerkmalen wiederfinden. Beispielsweise unterscheiden wir im Bereich der Kleidung einen Herbst- und Wintertyp und ordnen diesen Menschen aufgrund ihres Gesamterscheinungsbilds die warmen Erdtöne des Herbstes oder die kalten Farben des Winters zu. Worin liegt aber das Geheimnis dessen, was wir als Typ bezeichnen? Ayurveda, die zeitlose Wissenschaft vom Leben, hat hierfür eine faszinierende und zugleich universelle Antwort. Es ist die Lehre von den drei Doshas.

Symphonie des Lebens auf drei Instrumenten

Aus der Sicht des Ayurveda werden Mensch und Natur von ganzheitlichen und universellen Grundprinzipien durchdrungen: den Doshas. Die Tridosha-Lehre (*tri* heißt *drei* und *dosha* bedeutet *Abweichung*) bildet das Kernstück des ayurvedischen Gesundheitssystems. Demnach sind die drei Doshas grundlegende Energien oder Regelkräfte, die nicht nur die äußere Natur durchdringen, sondern die Gesamtheit der körperlichen und seelisch-geistigen Vorgänge steuern. Diese Bioregulatoren, die für alle Funktionen und Zustände von Körper und Geist maßgebend sind, heißen Vata, Pitta und Kapha. Für unser Verständnis ist es wichtig, daß diese drei Prinzipien in jedem Menschen wirken, wobei deren Ausprägungen individuell verschieden sind. Dabei sind sie weder mit unseren Sinnen faßbar noch mit wissenschaftlichen Methoden meßbar. Im Ayurveda sind diese unsichtbaren Kräfte jedoch sehr konkret: Sie können sich vermehren oder vermindern und stehen miteinander in Verbindung.

Befinden sich diese Regelkräfte unseres Geist-Körper-Systems in ihrer Balance, bedeutet dies Gesundheit und Wohlbefinden. Ihr Einfluß ist vergleichbar mit drei Musikinstrumenten, von denen jedes seine eigenen Klangeigenschaften besitzt und seinen Part in der kosmischen Symphonie des Lebens spielt. Fühlen wir uns wohl, ist das Zusammenspiel in perfekter Harmonie – die Doshas sind in ihrem Gleichgewicht. Verstimmen sich dagegen diese Instrumente, dann entstehen Fehlklänge und Dissonanzen, die sich in geistigen und körperlichen Störungen und Krankheit zeigen.

Die Doshas geben jedoch nicht nur Auskunft über unsere körperlichen und geistigen Beschwerden, sondern charakterisieren auch unsere individuelle Persönlichkeit, welche geistigen Talente wir besitzen, wie wir uns bewegen, sprechen oder empfinden. Bleiben wir bei dem Bild von der Musik, sagen die Doshas etwas darüber aus, ob wir sozusagen mehr von der leichten Lebendigkeit einer Violine oder Flöte besitzen, im Leben temperamentvoll die Trommel schlagen oder die ruhige Baßmelodie eines Cello intonieren. Kurz: sie kennzeichnen unseren individuellen Typ.

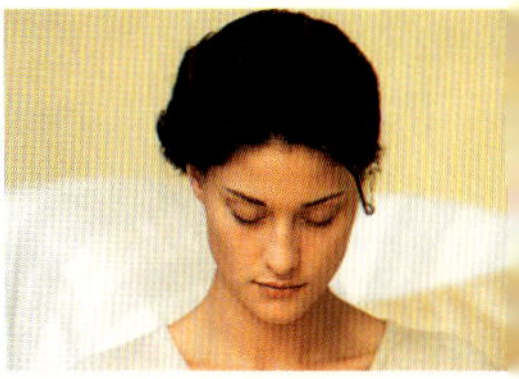

Die Instrumente des Lebens richtig stimmen

Sind die Instrumente des Lebens, die drei Doshas, richtig gestimmt, befindet sich unser Organismus in einem körperlichen, geistigen und seelischen Gleichgewicht. Das Ziel aller ayurvedischer Empfehlungen und Behandlungen besteht daher darin, die Balance dieser Regelkräfte zu erhalten beziehungsweise wiederherzustellen. Dazu müssen wir uns zuerst mit ihren Merkmalen und Wirkungen wieder vertraut machen. – Die Betonung leigt hierbei auf »wieder«, denn die Doshas sind uns, auch wenn wir sie oft nicht beachten, im Grunde sehr vertraut. Unsere grundlegenden Bioenergien melden sich immer zu Wort, wenn es darum geht, geistige und körperliche Bedürfnisse auszudrücken oder vor Störungen zu warnen. Im gegenteiligen Fall, wenn sie gut gestimmt im Gleichklang sind, drücken sie Wohlbefinden, Glück und Schaffensfreude aus.

Aus der Sicht der vedischen Philosophie leiten sich diese Grundprinzipien, die Mensch, Natur und Kosmos durchdringen, aus den fünf Grundelementen Raum, Luft, Feuer, Wasser und Erde ab, die auch deren Funktionen bestimmen. Im folgenden werden die drei Doshas kurz mit ihren Eigenschaften und Wirkungen vorgestellt.

Vata: Bewegen, empfinden, wahrnehmen

Vata ist das aus den beiden Elementen Raum und Luft entstandene Dosha. Sein wichtigstes Kennzeichen ist *Bewegung*. Darunter fallen so einfache Handlungen wie Gehen und Sprechen, aber auch höchst komplexe Bewegungsmuster, wie sie etwa ein virtuoser Pianist für ein Stück von Mozart oder ein Akrobat bei einer schwierigen Zirkusnummer einstudiert. Jeder Mensch hat seine eigene, ihm von der Natur gegebene Art, sich zu bewegen. Die Art und Weise, wie wir das tun, kennzeichnet den Anregungszustand dieses Doshas.

Vata ist aber nicht nur die Triebkraft unseres sichtbaren Handelns und aller damit verbundener bewußten Bewegungsmuster, sondern koordiniert darüber hinaus sämtliche unbewußten, die sogenannten vegetativen Bewegungsabläufe in unserem Körper. Darunter fallen so unterschiedliche Funktionen wie Rhythmik und Frequenz von Herzschlag und Atem, Nährstofftransport zu den Zellen und Geweben und Übermittlung von Botenstoffen, Hormonen oder Immunkomplexen.

Vata ist auch die Triebkraft unserer *geistigen Aktivität*, des Denkens, sowie die Grundlage unserer Wahrnehmung. Während Sie diese Zeilen lesen, ist Ihr Vata voll aktiv: die zahlreichen Gedanken, Eindrücke und Wahrnehmungen, die in diesem Moment in Ihr Bewußtsein dringen, sind Ausdruck von lebendiger Bewußtheit, einer der

Eigenschaften von Vata-Typen

Geringes Körpergewicht, leichter Körperbau
Hunger, unregelmäßige Verdauung
Abneigung gegen kaltes, windiges Wetter
Neigung zu trockener Haut
Neigung zu Verstopfung
Neigung zu Sorgen und Kummer sowie leichtem und unterbrochenem Schlaf
Feingefühl
Geistige Flexibilität und Lebendigkeit
Gutes Kurzzeitgedächtnis
Begeisterungsfähigkeit
Schnelle Auffassungsgabe
Geht Dinge schnell an

wichtigsten Funktionen dieses Doshas. In seinem natürlichen und gesunden Zustand ist Vata wach und lebendig, feinfühlig, geistig rege und flexibel. Schließlich empfängt und übermittelt dieses Dosha sämtliche *Sinneseindrücke*. Der Klang einer Stimme, das Tastempfinden, die wohltuende Wärme und Umhüllung Ihrer Kleidung oder der Schmerz eines Nadelstiches wird zu einem Erleben, weil Vata diese Sinneswahrnehmungen weiterleitet. Einen besonderen Bezug zu Vata haben der Tastsinn und das Gehör.

Pitta: Körperwärme und Steuerung des Stoffwechsels

Pitta ist das aus dem Element Feuer abgeleitete Dosha. Auch das Wasserelement übt einen geringen Einfluß auf diesen Bioregulator aus. Pitta gilt als das Stoffwechselprinzip und stellt entsprechend die energetische Grundlage für alle Vorgänge in unserem Körper dar, die mit *Verbrennung, Stoffwechsel* und *Wärmehaushalt* zu tun haben. So regelt es die vielfältigen und komplexen chemischen Prozesse, die bei der Verwertung von Nahrung in den Verdauungsorganen und in den Zellen und Geweben ablaufen. Pitta liefert die Energie, die verwandelt. Wenn wir nach einem guten Essen neue Lebensenergie verspüren, verdanken wir das diesem biologischen Prinzip. Kreativität, scharfer Verstand, Dynamik und die Bereitschaft, etwas anzupacken und zu verändern, sind Ausdruck eines natürlichen Pitta-Zustands auf der geistigen Ebene.

Kapha: Struktur und Form

Das aus den beiden Erdelementen Wasser und Erde hervorgegangene Dosha Kapha bildet die *Feststruktur* unseres Körpers. Es verleiht den Zellen und Geweben ihre Form und Gestalt und gewährleistet Stabilität, aber auch Weichheit, Glätte und Geschmeidigkeit. Kapha ist für den Aufbau aller Zellen, Gewebe und Organe bis hin zur Stabilität des Skeletts und für die Formung der Gelenke zuständig. Darüber hinaus ist dieses Dosha für den *Flüssigkeitshaushalt* im Körper verantwortlich. Die geistigen Wirkungen von Kapha lassen sich mit stabil, ausdauernd, gründlich und bodenständig umschreiben. Kapha-Typen haben meist ein gutes Langzeitgedächtnis.

Eigenschaften von Pitta-Typen

Mittelschwerer Körperbau
Abneigung gegen Hitze
Starker Hunger und gute Verdauung
Kann Mahlzeiten nur schwer ausfallen lassen
Geht Dinge mit mittlerer Geschwindigkeit an
Arbeitet sehr systematisch und organisiert
Mittlere Auffassungsgabe und mittelmäßiges Gedächtnis
Guter Redner
Kann Erlerntes systematisch wiedergeben

Eigenschaften von Kapha-Typen

Stabiler und schwerer Körperbau
Geringes Hungergefühl, langsame Verdauung
Neigung zu glatter und fettiger Haut
Kräftiges, eher dunkles Haar
Ruhige und beständige Persönlichkeit
Große Stärke und Ausdauer
Ist schwer aus der Ruhe zu bringen
Langsame Auffassungsgabe, aber gutes Langzeitgedächtnis
Geht Dinge methodisch und langsam an

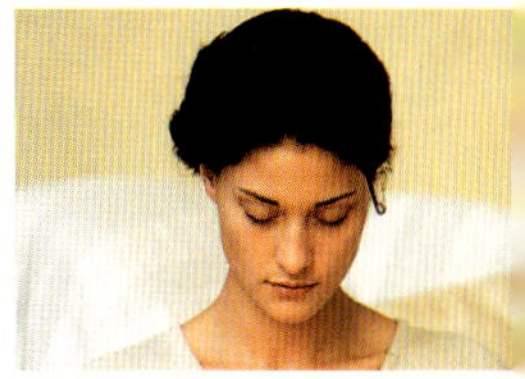

Doshas
Die Doshas sind die Regulatoren der körperlichen und geistigen Funktionen

Der Ayurveda unterscheidet die drei Doshas:

VATA **PITTA** **KAPHA**

VATA	PITTA	KAPHA
körperlich: Bewegung, Tätigkeit der inneren Organe, Aktivität des Nervensystems	*körperlich:* Stoffwechsel Verdauung Wärmehaushalt	*körperlich:* Formgebung Körperstruktur und -zusammenhalt
geistig: Kontrolle von Geist und Sinnesorganen, Klarheit, Wachheit, Begeisterungsfähigkeit, Lebendigkeit	*geistig:* Intelligenz Kontrolle der Emotionen	*geistig:* Ausgeglichenheit Stabilität Gedächtnis

Regulation und Harmonie – eine komplexe Aufgabe

Neben der stabilen Grundnatur der Doshas, die für jeden Menschen ganz individuell festgelegt ist, unterliegen diese geistigen und körperlichen Regulatoren auch vielen Einflußfaktoren, an die sie sich anpassen müssen. Dies ist bei genauer Betrachtung ein unendlich komplexes Geschehen, das minutiös von einer überragenden Intelligenz in unserem Körper gesteuert wird. Vergegenwärtigen wir uns nur, daß unser Nervensystem in jeder Sekunde mehr Signalkombinationen verarbeitet, als es Atome im Universum gibt. Selbst scheinbar einfache Handlungen wie etwa Sprechen, Schreiben oder Laufen erfordern eine grandiose Integrationsleistung unseres Organismus. Die Abstimmung all dieser Vorgänge, unser Denken, Fühlen, Handeln, die Aufnahme von Nahrung, das Bewältigen von emotionalen Krisen, die Erfahrung von Glück und die Vorgänge von Geburt, Wachstum und Entwicklung liegen im Aufgabenbereich der drei Doshas, die dabei fortwährend eine individuelle Balance anstreben. Leben ist also ein ständiges Wechselspiel von Einflüssen und unseren Reaktionsweisen darauf, immer mit dem Bestreben, das natürliche Gleichgewicht aufrechtzuerhalten oder wiederherzustellen.

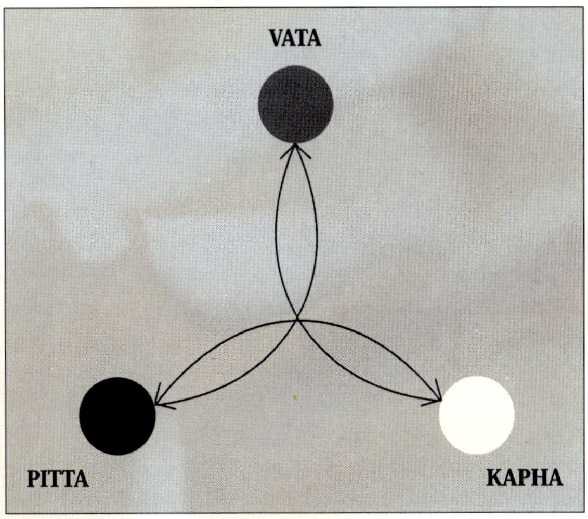

Die Doshas im Tages- und Jahreszeitenrhythmus

Im Laufe eines Jahres, ja selbst an einem Tag, durchleben wir eine große Zahl zyklischer Veränderungen. So hat unser Körper Phasen geringerer oder großer körperlicher und geistiger Leistungsfähigkeit, diverse Hochzeiten der Hormonausschüttung und eine tageszeitabhängige Wärmeregulation. Wie medizinische Forschungsergebnisse bestätigen, sind diese körpereigenen Rhythmen nur zu einem Teil erblich festgelegt und werden zum anderen durch äußere Veränderungen aktiviert. Solche natürlichen Zeitgeber sind zum Beispiel der Sonnenstand, die Mondphasen und die Jahreszeiten.

Nach ayurvedischer Auffassung unterliegen die drei Regelkräfte des Körpers Vata, Pitta und Kapha diesem ständigen Wechselspiel in der Natur und ermöglichen so eine ständige Anpassung an die neuen Bedingungen. Ob Sie also zu bestimmten Tageszeiten besonders konzentriert arbeiten können oder in den Wintermonaten zu Müdigkeit und Depressionen neigen, unterliegt den typischen Auswirkungen der Naturrhythmen. Im Maharishi Ayur-Veda wird eine Lebensroutine empfohlen, die sich an den natürlichen Rhythmen orientiert. Auf die Tageszeit bezogen werden zwei Hauptzyklen unterteilt, die sich wiederum aus drei Phasen zusammensetzen, in denen jeweils ein Dosha vorherrscht (siehe Abbildung rechts).

Ein ähnlicher Zusammenhang besteht zwischen den Eigenschaften der Jahreszeiten und der Doshas. In der Regel ist die Jahreszeit, in der Sie am meisten auf die Bedürfnisse Ihres Körpers achten sollten, jene, die Ihrem Konstitutionstyp (S. 19) entspricht: der Sommer für Pitta-Typen, der Winter für Vata- und der Frühling für Kapha-Menschen.

Die drei Doshas im Tag-Nacht-Rhythmus

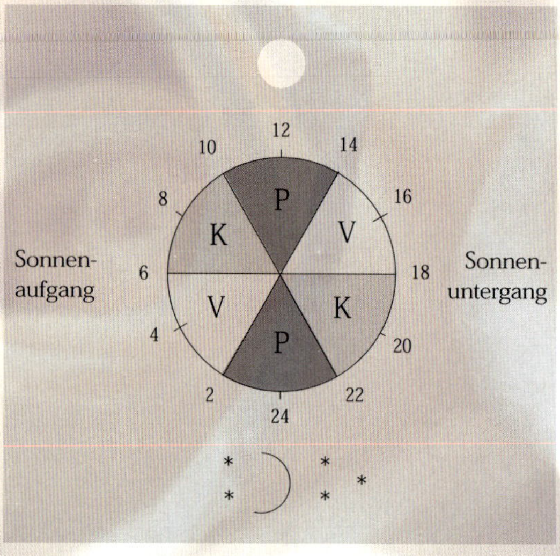

Kapha morgens: Körper noch schwer, träge langsam

Pitta mittags: Maximale Wärmebildung, aktivste Zeit des Verdauungsfeuers

Vata nachmittags: Psychologische Leistungsfähigkeit am größten, Lebhaftigkeit des Denkens

Kapha abends: Trägheit von Körper und Geist, Entspannung, Schlafbedürfnis

Pitta nachts: Maximalzeit »geistiger Verdauung«, Regeneration der Verdauungsorgane, Wärmebildung für den Schlaf

Vata nachts: Vermehrte geistige Aktivität, vermehrte Traumtätigkeit gegen Morgen, Aktivierung der Ausscheidungsfunktionen

Gesundheit im Gleichgewicht der Doshas

Sind die Doshas im individuellen Gleichgewicht, ist nach der Lehre des Ayurveda der Mensch gesund. Geraten diese Bioregulatoren aber aus ihrer natürlichen Balance, treten körperliche oder geistige Störungen und sogar Krankheiten auf. Ist bespielsweise Vata und damit der freie Fluß von Information blockiert, entstehen aus ayurvedischer Sicht Schmerzen, Spannungsgefühle und Störungen von Bewegung und Empfindung. Eine Ursache dafür können Toxine, Ablagerungen oder Stoffwechselfehlprodukte sein. Im Ayurveda werden diese Ama genannt, ein wichtiger The-

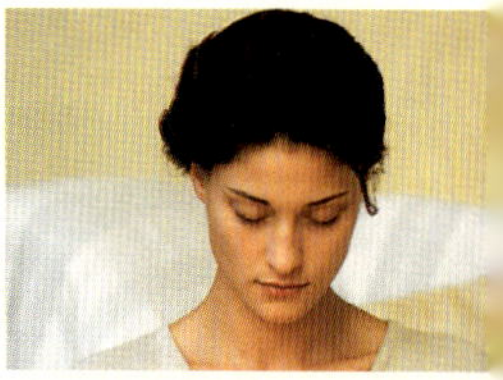

menkreis, auf den wir später noch genau eingehen werden (S. 107). Gleichgewicht bedeutet jedoch nicht, daß alle Doshas zu gleichen Teilen im Körper vorhanden sein müssen. Vielmehr geht es hier um ihr individuelles Zusammenspiel.

Wie bei der Beschreibung der einzelnen Doshas bereits kurz angedeutet, charakterisieren diese unsere ureigene Persönlichkeit. Sie bestimmen unseren Geist-Körper-Typ und geben Aufschluß über unsere ganz eigene Art zu handeln, zu kommunizieren, durch das Leben zu gehen oder auch Krankheiten zu entwickeln. Leben wir im Einklang mit unseren elementaren Eigenschaften, sind die Doshas wie wunderbar gestimmte Instrumente unseres Organismus, die uns zur vollen Verwirklichung all unserer Aufgaben, Wünsche und Ziele in idealer Weise behilflich sind.

Mischtypen sind häufiger

Sie haben nun einige typische Wesenszüge und Körpereigenschaften der drei klassischen ayurvedischen Konstitutionstypen kennengelernt, jedoch kommt die Reinform eines Typs sehr selten vor. Denn jeder Mensch besitzt Elemente aller drei Doshas, wobei deren Dominanz und Mischung individuell verschieden sind. Bei den meisten Menschen sind also immer Merkmale von zwei oder sogar drei Doshas vorhanden. Diese sogenannten Mischtypen kombinieren die beschriebenen Eigenschaften. Der Tridosha-Typ, bei dem alle drei Doshas gleichmäßig ausgeprägt sind, vereint sogar die Wirkungen und Charakteristiken aller drei Grundprinzipien.

Zu einem besseren Verständnis der Doshas abschließend noch ein wichtiger Hinweis: »Typ« ist nicht mit »Störung« gleichzusetzen! Die geistigen Wirkungen und körperlichen Kennzeichen eines Konstitutionstyps werden im Ayurveda nicht in schlechte oder gute Qualitäten eingestuft, sondern immer neutral bewertet. Störung bedeutet, daß in einer bestimmten Lebenssituation ein Dosha vorherrscht. Das heißt aber nicht, daß dieses Dosha einen ayurvedischen Grundtyp festlegt. Beispielsweise rufen andauernder emotionaler Streß, Zeitdruck und Arbeitsüberlastungen Vata-Störungen hervor, die auch bei einem Kapha- oder Pitta-Typ auftreten können.

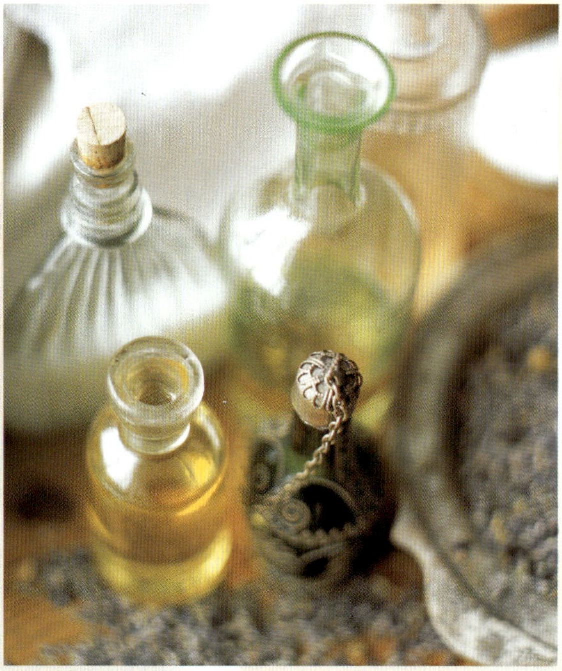

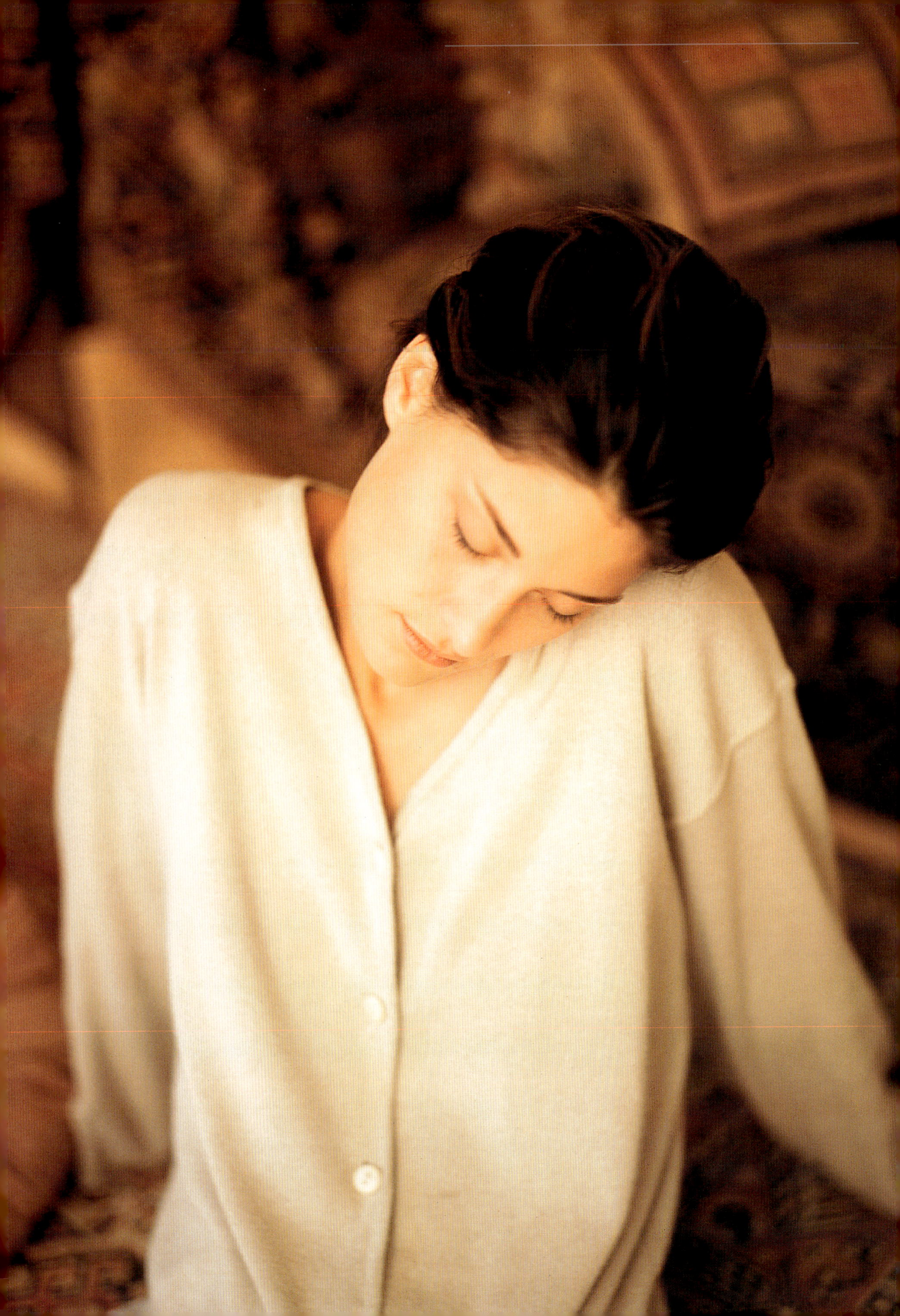

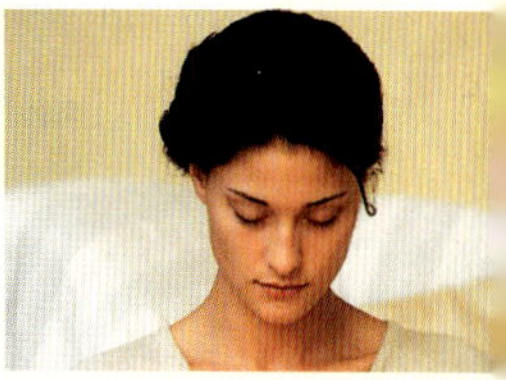

Bestimmen Sie Ihren Konstitutionstyp

Bevor Sie sich Ihr persönliches Schönheitspflegeprogrammm zusammenstellen, sollten Sie sich mit Ihrer ureigenen Wesensart, das heißt mit Ihrem »inneren Ich« vertraut machen und ein Gefühl für das Richtige entwickeln. Auf dem folgenden Fragebogen sind die *natürlichen Eigenschaften*, die Ihren Konstitutionstyp beschreiben, den *Störungen* und Symptomen, die bei einem Ungleichgewicht der Doshas auftreten können, gegenübergestellt.

Kreuzen Sie die Aussagen auf der linken Seite, die sich mit ihren natürlichen und gesunden Anlagen befaßt, auch dann an, wenn Sie das Empfinden haben, daß Sie diese Eigenschaften ursprünglich gehabt haben oder bisher noch nicht entfalten konnten. So erkennen Sie Ihren eigentlichen Dosha-Typ wieder, der unter Umständen von anderen gestörten Doshas überdeckt ist.

Dabei ist es wichtig zu wissen, daß nach Auffassung des Maharishi Ayur-Veda unsere wahre Natur oftmals noch entfaltet werden muß, um zu einem Zustand vollkommener – innerer wie äußerer – Ordnung zu gelangen. Nun stellt sich die Frage, wie denn unsere eigentliche Natur beschaffen ist, wenn wir uns in vollkommener körperlicher und geistiger Harmonie befinden. Die Antwort lautet: Unser eigentliches Wesen ist so, wie wir uns vollständig und ganz fühlen. Dieses Ziel liegt, wie bereits erwähnt, in der Zukunft. Sie sollten sich vor diesem Hintergrund also fragen, ob nicht die eine oder andere Eigenschaft in Ihnen schlummert. Wichtig ist dabei, daß der Wunsch, diesen Bestandteil Ihrer Natur auszuprägen, wirklich von Herzen kommt. Denn damit weisen Sie Ihr inneres Ich auf ein Ziel hin, das erreicht und Teil Ihres Wesens werden kann.

Auf der rechten Seite stehen die Störungen der Doshas, die sich in geistigen oder körperlichen Symptomen zeigen können. Dabei handelt es sich um Abweichungen vom ausgeglichenen Zustand und somit meist um vorübergehende Erscheinungen, die korrigiert werden können. Betrachten Sie deshalb diese Eigenschaften nicht als Bestandteil Ihrer natürlichen Konstitution oder Ihres Wesens.

Zählen Sie die Punkte für Vata, Pitta und Kapha getrennt für die linke und rechte Seite zusammen. Auf diese Weise erhalten Sie ein Bild Ihres natürlichen Dosha-Typs und Ihrer aktuell bestehenden Ungleichgewichte. Überwiegt bei den Störungen klar ein Dosha, halten Sie sich an die Empfehlungen, die im weiteren Verlauf des Buches gegeben werden. Ergeben sich Merkmale von zwei oder drei Doshas in ähnlicher Ausprägung, folgen Sie bitte den Maßnahmen, die für die betroffenen Doshas gelten, und kombinieren Sie diese. Doch bitte beachten Sie: Diese Selbstdiagnose ersetzt keine ärztliche Untersuchung oder Typenbestimmung durch einen in Ayurveda geschulten Arzt. Das Ziel dieses Test ist es, Ihnen ein Gefühl für die Doshas zu vermitteln und Ihnen damit zu helfen, sich selbst besser kennenzulernen. Betrachten Sie das Ergebnis deshalb nicht als feststehend, und versuchen Sie nicht, daraus strenge Regeln für Ihre Ernährung, Lebensweise und Verhalten abzuleiten. Wer Ayurveda richtig versteht, dem gibt diese Heilkunde Auskunft über seine wahren Bedürfnisse. Sie stellt jedoch nie Vorschriften auf, die gegen die Natur des Menschen gerichtet sind. Folgen Sie deswegen Ihrer »inneren Stimme«, und achten Sie darauf, bei welchen Behandlungen Sie sich wohlfühlen.

Natürliche geistige und körperliche Anlagen

KAPHA

1. Ich besitze ein ruhiges und starkes Wesen — 0 1 2
2. Ich gehe den Dingen auf den Grund und nehme mir Zeit für das Wesentliche — 0 1 2
3. Ich bin psychisch stabil, ausdauernd, geduldig und gesetzt — 0 1 2
4. Ich habe ein gutes Langzeitgedächtnis — 0 1 2
5. Ich bin bedachtsam und methodisch — 0 1 2
6. Ich fühle mich zufrieden, sanftmütig, liebevoll und loyal — 0 1 2
7. Ich bin von Natur aus bodenständig und großzügig — 0 1 2
8. Meine Stimme ist weich und beruhigend, und ich spreche im allgemeinen wenig, aber bestimmt — 0 1 2
9. Ich esse gern und genieße Gaumenfreuden — 0 1 2
10. Ich besitze einen kräftigen und starken Körper — 0 1 2
11. Ich bewege mich ruhig und maßvoll — 0 1 2
12. Meine Haare sind kräftig, dicht und ölig glänzend — 0 1 2
13. Meine Zähne sind groß, kräftig und breit, schön geformt und widerstandsfähig gegen Karies — 0 1 2
14. Meine Haut ist geschmeidig, weich und gut gefettet — 0 1 2
15. Ich besitze ein langes Sättigungsgefühl und kann gut fasten — 0 1 2
16. Mein Stuhlgang ist regelmäßig, gut geformt und eher »ölig« — 0 1 2
17. Mein Schlaf ist tief und erholsam — 0 1 2
18. Ich träume wenig, aber sanft — 0 1 2
19. Ich bin widerstandsfähig gegenüber Infektionskrankheiten — 0 1 2
20. Tagsüber bin ich ausdauernd und leistungsfähig — 0 1 2

Kapha-Gesamtpunktzahl ____________

PITTA

1. Ich besitze einen starken Willen, kann mich durchsetzen und genieße Herausforderungen — 0 1 2
2. Ich bin begeisterungsfähig, gefühlsintensiv und temperamentvoll — 0 1 2
3. Ich bin humorvoll, mutig und beherzt — 0 1 2
4. Ich argumentiere prägnant, überzeugungsstark und ausdrucksvoll — 0 1 2
5. Ich bin vorwiegend ein »Augenmensch«, liebe Farben, Bilder und Malerei — 0 1 2
6. Ich habe ein gutes Auge und kann gut unterscheiden — 0 1 2
7. Ich bin sportlich — 0 1 2
8. Ich bin immer gut durchwärmt und friere selten, so daß kaltes Wetter mir nichts ausmacht — 0 1 2
9. Meine Haare sind dünn, jedoch seidig glänzend und weich — 0 1 2
10. Die Haarfarbe ist rötlich oder hell — 0 1 2
11. Meine Haut ist weich, geschmeidig und hell, eventuell sommersprossig — 0 1 2
12. Meine Schleimhäute sind gut durchblutet und ausgewogen befeuchtet — 0 1 2
13. Meine Zähne sind mittelgroß und scharfkantig — 0 1 2
14. Ich habe eine starke Verdauungskraft — 0 1 2
15. Ich habe im allgemeinen einen gesunden Appetit und kann viel essen — 0 1 2
16. Ich mag gern gewürzte Speisen — 0 1 2
17. Ich habe einen gesunden Durst und mag Getränke meist kühl, jedenfalls nicht zu heiß — 0 1 2
18. Mein Stuhlgang ist im allgemeinen kräftig und gut verdaut — 0 1 2
19. Ich träume oft farbenfroh, leidenschaftlich und gefühlsintensiv — 0 1 2
20. Mein Schlaf ist erholsam, und ich bewältige die Tagesereignisse gut — 0 1 2

Pitta-Gesamtpunktzahl ____________

VATA

1. Ich bin geistig flink, begreife und lerne schnell — 0 1 2
2. Ich bin sehr feinfühlig und habe ein gutes Wahrnehmungsvermögen — 0 1 2
3. Ich besitze ein gutes Kurzzeitgedächtnis — 0 1 2
4. Ich bin zuversichtlich, heiter, fröhlich und beschwingt — 0 1 2
5. Das Sprechen fällt mir leicht, und ich spreche schnell und flüssig — 0 1 2
6. Ich habe einen sehr feinen Tastsinn und mag gerne sanfte Berührungen und Massagen — 0 1 2
7. Ich besitze ein feines Gehör und liebe Musik — 0 1 2
8. Mein Körperbau ist leicht und zartgliedrig — 0 1 2
9. Ich bin flink, beweglich und körperlich geschickt — 0 1 2
10. Meine Hände und Füße sind grazil und fein gebaut — 0 1 2
11. Ich habe feine, zarte und wellige Haare mit einem leichten Glanz — 0 1 2
12. Meine Haut ist fein und zart, mit einem gesunden, bräunlichen Teint — 0 1 2
13. Meine Zähne sind klein, perlartig glänzend und regelmäßig — 0 1 2
14. Ich habe ein Bedürfnis nach regelmäßigem Essen — 0 1 2
15. Ich spüre sehr genau, was mir bekommt — 0 1 2
16. Ich achte auf regelmäßigen Stuhlgang — 0 1 2
17. Ich fühle mich bei Wind und beim Wechsel der Jahreszeiten beschwingt, ideenreich und leistungsfähig — 0 1 2
18. Ich habe einen leichten, aber erfrischenden Schlaf und stehe morgens gern auf — 0 1 2
19. Ich träume angenehm und phantasiereich, häufig auch vom Fliegen — 0 1 2
20. Ich esse mit allen fünf Sinnen, deshalb sollte der Tisch schön und geschmackvoll gedeckt sein. Vor allem Speisen mit einem feinen ausgewogenen Geschmack genieße ich sehr — 0 1 2

Vata-Gesamtpunktzahl ____________

Geistige und körperliche Beschwerden

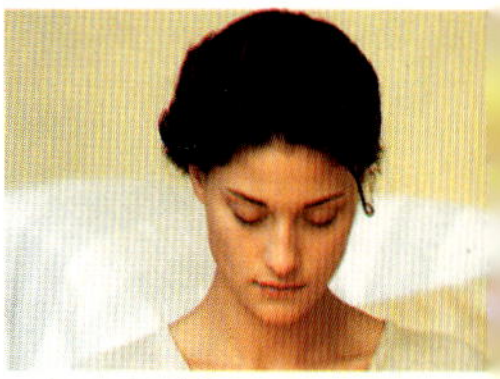

KAPHA

1. Ich bin geistig zuweilen schwerfällig und langsam 0 1 2
2. Es macht mich müde, den Dingen auf den Grund zu gehen und geistig zu arbeiten 0 1 2
3. Ich fühle mich öfters träge und brauche zu lange 0 1 2
4. Nachdenken fällt mir schwer 0 1 2
5. Ich brauche lange zur Lösung von Aufgaben 0 1 2
6. Ich bin öfters schwermütig und sentimental 0 1 2
7. Sprechen fällt mir oft schwer, ich bin eher wortkarg und habe eine monotone Stimme 0 1 2
8. Ich neige zum Schlemmen und überesse mich öfters 0 1 2
9. Ich bin übergewichtig 0 1 2
10. Ich bewege mich nicht gern und komme nur langsam in Schwung 0 1 2
11. Meine Haare sind schuppig und fettig, haben nur einen stumpfen Glanz 0 1 2
12. Meine Zähne haben weiße Flecken oder Zahnstein, ich leide an Zahnfleischwucherungen 0 1 2
13. Meine Haut ist schuppig und fettig oder neigt zu Ödemen 0 1 2
14. Ich leide wiederholt an Völlegefühl und fühle mich nach dem Essen schwer oder ich bin appetitlos 0 1 2
15. Mein Stuhlgang ist manchmal schleimig und/oder ölig, meine Ausscheidungsfunktionen sind träge 0 1 2
16. Mein Schlaf ist dumpf und schwer, und ich komme morgens nur schwer in Schwung 0 1 2
17. Mein Schlaf ist traumlos oder aber ich habe schwere und bedrückende Träume 0 1 2
18. Ich bin anfällig für Schleimhaut- und Infektionskrankheiten bei naßkaltem Wetter 0 1 2
19. Ich leide tagsüber an Müdigkeit und könnte immer schlafen 0 1 2
20. Man sagt mir nach, ich sei zu erdverhaftet und besitzorientiert 0 1 2

Kapha-Gesamtpunktzahl ____________

PITTA

1. Ich übertreibe öfters meinen Ehrgeiz und übernehme mich 0 1 2
2. Ich reagiere öfters zu emotional, mitunter auch verärgert und zornig 0 1 2
3. Ich reagiere häufig ungeduldig oder mißmutig 0 1 2
4. Ich versuche mitunter, jemanden gegen seinen Willen zu überzeugen, und werde dabei zum Teil sogar scharf und ausfallend 0 1 2
5. Ich bin licht- und blendempfindlich, meine Augen sind gerötet oder überreizt 0 1 2
6. Meine Sehkraft hat nachgelassen 0 1 2
7. Ich neige zu sportlichen Übertreibungen und übe aggressive Sportarten aus 0 1 2
8. Mir ist schnell zu heiß, ich komme rasch ins Schwitzen und vertrage Sommerhitze schlecht 0 1 2
9. Ich leide unter vorzeitigem Haarausfall 0 1 2
10. Meine Haare sind frühzeitig ergraut 0 1 2
11. Meine Haut ist sonnenempfindlich, gerötet und entzündet oder brennend und heiß 0 1 2
12. Meine Schleimhäute sind entzündet, rot, gereizt und brennend 0 1 2
13. Meine Zähne sind gelb verfärbt, und ich neige zu Zahnfleischbluten 0 1 2
14. Ich neige zu Magen- und Zwölffingerdarmgeschwüren und zu Übersäuerung 0 1 2
15. Ich werde schnell aggressiv, wenn ich nicht rechtzeitig zu essen bekomme 0 1 2
16. Ich vertrage keine scharf gewürzten Speisen oder aber ich habe übermäßiges Verlangen nach scharfen Gewürzen 0 1 2
17. Mein Durst ist oft unstillbar, und ich trinke gerne Eiskaltes 0 1 2
18. Ich neige zu Durchfall oder dünnem, auch scharfem oder unverdautem Stuhlgang 0 1 2
19. Ich träume öfters von Feuer, Krieg und Kampf 0 1 2
20. Ich leide an Hitze und Schweiß im Schlaf, knirsche mit den Zähnen und werde oft um Mitternacht wach 0 1 2

Pitta-Gesamtpunktzahl ____________

VATA

1. Ich bin öfters unkonzentriert und wirke zerfahren 0 1 2
2. Oft bin ich schreckhaft und überempfindlich 0 1 2
3. Ich kann mir häufig wegen zu vieler verschiedener Gedanken nichts merken, ich bin unentschlossen und unkonzentriert 0 1 2
4. Ich bin öfters unruhig, sorgenvoll, ängstlich und nervös 0 1 2
5. Ich verliere im Gespräch leicht den Faden, neige zu hastigem Sprechen oder stottere 0 1 2
6. Ich bin übermäßig empfindlich auf Berührung, Geräusche und andere Sinneswahrnehmungen 0 1 2
7. Ich leide an Schwindel und Ohrensausen 0 1 2
8. Ich bin zu mager und kann schlecht an Gewicht zunehmen 0 1 2
9. Ich bin oft steif, verspannt und ungelenkig. Meine Gelenke knacksen 0 1 2
10. Ich habe magere Hände, mitunter auch Schmerzen an den Fingergelenken und friere leicht an Händen und Füßen 0 1 2
11. Meine Haare sind trocken, spröde und glanzlos 0 1 2
12. Meine Haut ist rissig, trocken, spröde oder pergamentartig. Sie bekommt vermehrt dunkle, braune oder schwarze Flecken und neigt dazu, sich blau zu verfärben 0 1 2
13. Ich habe Zahnfehlstellungen, ich leide an Karies und Zahnfleischschwund 0 1 2
14. Ich neige dazu, unregelmäßig zu essen 0 1 2
15. Ich leide unter Blähungen und vertrage Speisen, die blähen (wie Lauchgemüse und Rohkost), schlecht. Ich habe ein großes Verlangen nach süßem und warmem, sättigendem Essen 0 1 2
16. Ich neige zu Verstopfung 0 1 2
17. Bei Wetterwechsel, Föhn, Wind, Zugluft oder Kälte leide ich unter Kopfschmerzen, Schlafstörungen, Gelenkbeschwerden oder anderen Störungen 0 1 2
18. Mein Schlaf ist oberflächlich und unruhig, ich werde oft wach und kann erst nach sechs Uhr wieder gut schlafen. Am nächsten Morgen bin ich dann aufgekratzt und zittrig 0 1 2
19. Meine Träume sind angstvoll, ruhelos und handeln von Verfolgung oder vom Fallen aus großer Höhe 0 1 2
20. Ich esse oft zu hastig, kaue zu wenig und habe wenig Genuß am Essen 0 1 2

Vata-Gesamtpunktzahl ____________

Unsere Haut – eine faszinierende Einrichtung der Natur

Unsere Haut ist ein wundervolles Organ mit außergewöhnlichen Eigenschaften und vielfältigen Funktionen im Körper-Geist-System. Die moderne Dermatologie und Kosmetologie kamen in den letzten Jahren zu großartigen Erkenntnissen, doch das Organsystem Haut wird noch beeindruckender, wenn wir es mit dem uralten vedischen Wissen von Gesundheit, Schönheit und Körperpflege beleuchten. Nach ayurvedischer Auffassung ist die Haut ein Spiegel der Seele und ein Abbild aller Funktionen und Organe des Körpers. Das Spiel der Doshas, die sieben ayurvedischen Körpergewebe (Dhatus, S. 36), die Welt unserer Gefühle und Emotionen, unsere Lebensflamme Agni (S. 105) und damit das Stoffwechsel- und Verdauungssystem finden wir bei keinem anderen Organ so unmittelbar offengelegt und sichtbar wie in der Haut. Sie verdient daher unsere besondere Aufmerksamkeit.

Das Spiel der Doshas in der Haut

Die drei energetischen Regulationsprinzipien Vata, Pitta und Kapha charakterisieren nicht nur unser Wesen und unseren Geist und steuern alle körperlichen und geistigen Funktionen, sie durchdringen auch in bemerkenswerter Weise das Organsystem Haut. Für ein grundlegendes und vor allem ganzheitliches Verständnis für die Aufgaben, die die Haut in unserem Organismus einnimmt, ist es deswegen wichtig, sich zuerst mit einigen theoretischen Erklärungen vertraut zu machen. Dieses Verständnis schafft die Voraussetzung für Pflege und Gesunderhaltung der Haut nach den ayurvedischen Regeln.

Aufbau der Haut

Die Haut besteht aus drei Hauptschichten: der Oberhaut (Epidermis), der Lederhaut (Korium) und dem Unterhautzellgewebe (Subkutis).

Als Oberhaut oder Epidermis wird die gefäßlose Außenschicht der Körperhaut bezeichnet. In ihrer Keimschicht werden laufend neue Zellen gebildet, die sich umwandeln, verhornen und somit unsere Körperoberfläche mit einer mehrlagigen Hornschicht ausstatten. Diese Hornschicht stößt täglich bis zu 6 Gramm abgestorbene Zellen ab, ein ständiger Prozeß, durch den sie sich in etwa 28 Tagen vollständig erneuert. Die Funktionen der Keimschicht sind besonders in unseren Ruhephasen aktiv. Vor allem in der besten Schlafphase des Menschen, nämlich noch vor Mitternacht (Pitta-Phase der Nacht, S. 16), verdoppelt sie ihre Zellproduktion.

Die Lederhaut oder Korium ist die mittlere Gefäßschicht der Haut. Sie enthält Blutgefäße, glatte

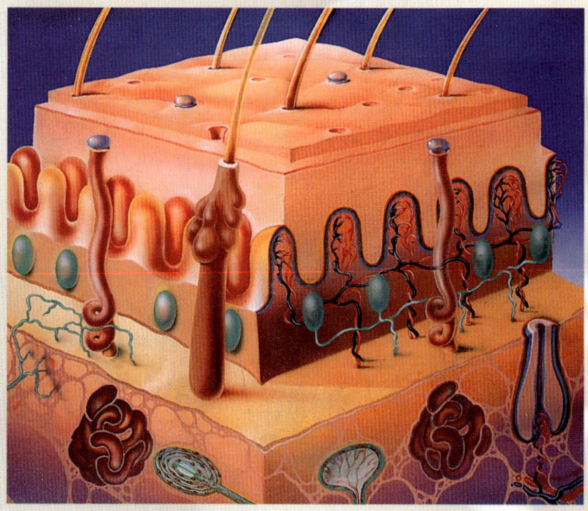

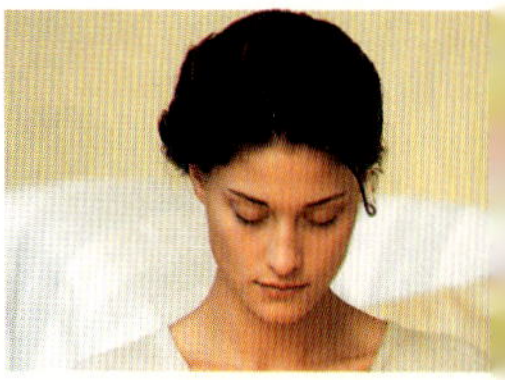

Muskelfasern, verschiedene Drüsen, Nervenfasern und Sinnesorgane, die in ihrem Bindegewebe eingebettet sind. Auch die Farbstoffzellen der Haut, die Melanozyten, die uns eine mehr oder weniger ausgeprägte Bräunung verleihen, sind hier eingelagert. Die Lederhaut ist die gefäßhaltigste Schicht der Haut und deshalb Hauptansatzpunkt von Körpermassagen. Bei Massagebehandlungen werden der Stoffwechsel und die Durchblutung der Haut angeregt und dadurch die Entschlackung, das heißt der Abtransport von Zellstoffen, gefördert. Voraussetzung dafür ist, daß die feinen und gröberen Kanälchen der Haut (Blutgefäße, Poren, Drüsen, im Ayurveda werden diese *Srotas* genannt) nicht mit Ablagerungen verschlackt oder etwa durch emotionale Erregung enggestellt sind. Die Gefäßschicht der Lederhaut dient unserem Körper darüber hinaus als Blutspeicher und kann unter besonderen Umständen 2/5 der gesamten Blutmenge des Körpers aufnehmen (zum Beispiel zur Wärmeableitung nach außen bei Fieber).

Unsere Haut – ein vielschichtiges Wunderwerk

Sinnesorgan: Die Haut ist unser größtes Tast- und Gefühlsorgan. Unzählige Nervenendigungen durchziehen die gesamte Körperoberfläche und ermöglichen uns feinste Wahrnehmungen wie Tasten und Fühlen, das Erleben von Wärme und Kälte, Druck, Schmerz und Liebkosungen.

Schutzschild und Filter: Ein feiner Säuremantel und Fettfilm, die natürliche Hautschuppung und eine natürliche Bakterienflora schützen den Körper vor Fremdstoffen, Bakterien und Viren. Diese Abwehrmechanismen werden durch körpereigene Abwehrzellen, die in der Haut gebildet werden, unterstützt. Schädliche UV-Strahlen werden durch den Hautfarbstoff Melanin sowie durch Fettsubstanzen und Hornschichten gefiltert.

Klimaanlage und Thermostat: Feinste Wärme- und Kältefühler kontrollieren die Körpertemperatur und halten sie konstant bei 37°. Diese Wärmeregulation geschieht durch Verdunsten von Schweiß und die Weit- oder Engstellung der Blutgefäße und der Poren.

Speicher: Das Organsystem Haut ist ein wichtiges Depot für lebenswichtige Stoffe wie Wasser (25% des gesamten Wasserhaushalts des Körpers, durchschnittlich 10 kg), Zucker, Mineralien, Fett und andere Nährstoffe.

Schutzkissen: Die Hornschichten der Epidermis und das Unterhautfettgewebe dämpfen Stöße und Druck ab und schützen vor Reibung.

Apotheke: Bei Bedarf können wichtige Stoffe (das Verjüngungshormon STH, Interleukin – ein Körperabwehrstoff, weibliche und männliche Sexualhormone) in der Haut in großen Mengen gebildet werden.

Spiegel der Seele: Die Haut spiegelt unsere Emotionen wider. Kummer- oder Lachfalten und Grübchen, Erröten und Erblassen, das Zubergestehen der Haare sind sichtbare Spuren, die unsere Gefühle in der Haut hinterlassen.

Austausch und Atmung: Über die Poren scheidet die Haut vielfältige Stoffe (Talg- und Fettsubstanzen, Salze und Mineralien) aus, kann Substanzen resorbieren und übernimmt einen Teil der Körperatmung.

Das Unterhautzellgewebe (Subkutis) schließlich ist reich an Binde- und vor allem an Fettgewebe. Es ist nicht streng gegen die mittlere Hautschicht, die Lederhaut, abgegrenzt, bildet aber gegen diese und gegenüber Muskeln und Knochen, die gleich unter ihr liegen, ein Art Schutzpolster.

Vata, Pitta und Kapha in der Haut

Nach der Lehre des Ayurveda sind die vielfältigen Aufgaben der Haut Ausdruck der drei Doshas, die in einem besonderen Maße in diesem Organsystem wirken. Diese Bioenergien sind in allen Gefäßschichten anzutreffen und lassen sich deswegen nicht streng einer Hautschicht zuordnen. Dennoch kann man ihre Eigenschaften in bestimmten Schichten – ihren Hauptsitzen – vermehrt finden: Während das Bewegungsprinzip Vata vorwiegend im Nervennetz von Ober- und Lederhaut vorkommt, finden sich die Stoffwechselfunktionen von Pitta hauptsächlich in der mittleren Hautschicht, der Lederhaut, die intensiv von Blutgefäßen und Stoffwechselorganen durchzogen ist. Kapha schließlich ist im Binde- und Fettgewebe der Subkutis lokalisiert.

Vata in der Haut

Als größtes menschliches Tast- und Gefühlsorgan ist die Haut besonders empfänglich für *Empfindungen* und *Wahrnehmungen* und somit ein Körperbereich, in dem die Eigenschaften von Vata eine ganz besondere Stellung einnehmen. Die Haut stellt in der Tat das nervenreichste Organ des menschlichen Organismus dar. Unzählige Nervenendigungen durchziehen die gesamte Körperoberfläche und ermöglichen uns eine intensive Wahrnehmung der Umwelt. Verschiedene Sensoren für das Tasten und Fühlen, die Kälte- und Wärmeempfindung oder die Wahrnehmung von Druck oder Schmerz sitzen in der mittleren Hautschicht, der Lederhaut. Von dort aus reichen feinste Nervenendigungen bis in die Oberschicht der Haut, die Epidermis, und stellen sicher, daß Sinnesreize bereits von dieser äußersten Oberfläche des Körpers weitergeleitet werden. Diese subtilen Vata-Organe sind die äußersten Fühlorgane unseres Organismus – und unseres Bewußtseins, durch die wir tastend und fühlend die äußere Welt erleben.

Die Haut ist nicht nur ein feinfühliger Rezeptor für Eindrücke, die von außen an uns dringen, auch der umgekehrte Weg ist möglich. Die *Welt unserer Gefühle* gelangt über das Kommunikationsnetz aus Nervenfasern bis in die Haut und drückt sich hier aus: Wir erröten vor Scham oder Wut, erblassen vor Neid oder Schreck, erschaudern vor Angst oder bekommen eine Gänsehaut bei musikalischen Klängen, die uns wortwörtlich unter die Haut gehen.

Die *Bewegungs- und Transportfunktion* des Vata-Doshas finden wir in verschiedenen Ebenen des gesamten Hautorgans wieder. Die Blutgefäße werden durch das vegetative Nervensystem, also unter dem Einfluß von Vata, enger oder weiter gestellt. Talg, Fett und Schweiß werden in Drüsen, die sich in der Lederhaut und im Unterhautzellgewebe befinden, produziert und dann bedarfsreguliert an die Körperoberfläche gebracht. Umgekehrt werden Stoffe, die äußerlich auf die Haut aufgetragen werden, zum Beispiel Salben, Cremes, Öle und andere Flüssigkeiten, resorbiert und zum Teil in den Körperkreislauf abgegeben. Auch die Atmung der Haut, die immerhin ein Prozent der Gesamtatmung des Körpers beträgt, erfolgt unter dem Einfluß von Vata. Daneben bewegt dieses Dosha die feinen Körperhärchen, die es mit Hilfe feinster glatter Mus-

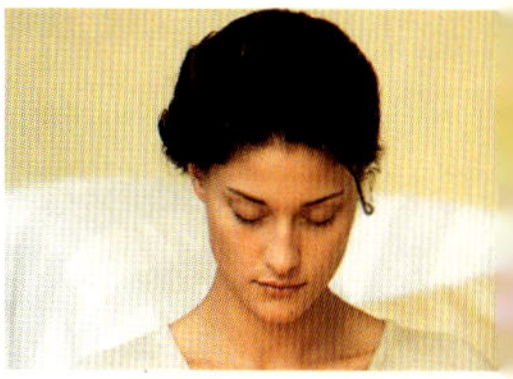

kelzellen (Arrectores pili), die am Haarwurzelbereich ansetzen, aufrichtet. Wenn uns die Haare zu Berge stehen oder wir eine Gänsehaut bekommen, erhält unsere Haut durch dieses besondere Eigenschaft von Vata ihre Lebendigkeit.

Pitta in der Haut

Das Pitta-Dosha steuert den *Stoffwechsel* und den *Wärmehaushalt* in der Haut. Das feurige Prinzip ist auch der Grund dafür, weshalb typische Pitta-Erregungen oft die Durchblutung der Haut verändern und uns zornentbrannt oder vor Begeisterung entflammt aussehen lassen. Menschen mit einem gesunden und ausgeprägten Pitta haben allerdings von Natur aus eine kräftige Durchblutung, einen stärkeren Hautstoffwechsel und eine höhere Körperoberflächentemperatur als Vata- oder Kapha-Typen. Diese Pitta-Eigenschaften sollte man bei der Kosmetik und Pflege der Haut besonders berücksichtigen und die Behandlungen darauf abstimmen.
Die *Schweißbildung*, die *biochemische Umwandlung von Stoffen* in den Hautzellen und dadurch auch deren *Neubildung* unterliegen ebenfalls der Energie von Pitta, das Verwandlung und Transformation als Hauptfunktion inne hat.

Kapha in der Haut

Das *Fett- und Bindegewebe* zwischen den verschiedenen Hautzellen, der *Flüssigkeitshaushalt* der Haut, daneben der Gehalt an *Talg, Schweiß* und *Hautmuskeln* sind Ausdruck des Kapha-Prinzips. Das Unterhautfettgewebe, das ein wichtiges Speichergewebe für Körpernährstoffe darstellt, ist der Hauptsitz des Kapha-Doshas in der Haut. Bei Kapha-Typen ist diese Hautschicht konstitutionell kräftiger ausgebildet. Ihre Haut wirkt im Vergleich zu Vata- oder Pitta-Haut daher insgesamt kräftiger, dicker und widerstandsfähiger. Der größere Fettgewebsanteil und die hohe Talgdrüsenaktivität verleihen Kapha-Haut ihre Öligkeit und ein geschmeidiges Aussehen.

Die verschiedenen Haut-Typen

Das ayurvedische System der Doshas ist Teil einer Lebenslehre, die zu praktischem Handeln auffordert. Wir erhalten bemerkenswert einfache und doch aussagekräftige Kriterien, nach denen wir die Haut in verschiedene Typen einteilen können. In der westlichen Kosmetik unterscheidet man hauptsächlich drei Hauttypen: die trockene Haut, die fette Haut und die Mischhaut. Daneben gibt es Differenzierungen wie trocken-empfindliche, trocken-anspruchsvolle und fette-unreine Haut. Zwar werden auch hier gewisse Analogien zum Gesamterscheinungsbild eines Menschen festgestellt: schlanke Personen neigen eher zu trockener, vollschlanke zu fettiger Haut und sportliche erfreuen sich häufig einer Mischhaut. Allerdings ist diese Zuordnung nur grob und kann im individuellen Fall erheblich von dieser Klassifizierung abweichen.

Mensch, Natur und Kosmos: Ayurvedische Kosmetik

Die ayurvedische Einteilung der Hauttypen bietet dagegen große Vorteile. Sie orientiert sich an einem ganzheitlichen Modell von Mensch, Natur und Kosmos, das alle Einflüsse von außen und von innen und die körperlichen und geistigen Veränderungen des Menschen erfaßt. So bezieht der Ayurveda Wirkungen von Wetter und Klima auf die Doshas im allgemeinen und ihre Auswirkungen in der Haut und die entsprechenden Ver-

änderungen durch die verschiedenen Jahres- und Tageszeiten in seine Schönheitspflege mit ein. Eine weitere wichtige Rolle spielen die tägliche Lebensroutine und schließlich die differenzierten Einflüsse von Ernahrung, Heilkräutern und Gewürzen.
Da nach ayurvedischer Auffassung Körper, Geist und Umwelt eine untrennbare Einheit bilden, wirken die Behandlungen und Pflegerezepturen nicht nur auf die Haut, sondern auf die gesamte Persönlichkeit des Menschen und umgekehrt.

Die Doshas in Harmonie und Spannung

Die körperlichen Kennzeichen, wie sie im folgenden beschrieben werden, gelten zunächst für den jeweils gesunden und reinen Vata-, Pitta- oder Kapha-Typen, für Menschen also, die im gesunden und ausgewogenen Zustand eine Dominanz dieses Doshas aufweisen und deshalb mit den entsprechenden natürlichen Merkmalen dieses Typs ausgestattet sind. Bei Menschen, die in ihrer Anlage zwei oder drei Doshas gleich stark ausgeprägt haben, kombinieren sich die aufgeführten Eigenschaften entsprechend. Ein Pitta-Kapha-Typ zum Beispiel zeigt also in der Haut Charakteristiken von Pitta und Kapha auf.
Wenn dieses natürliche Dosha-Gleichgewicht aus dem Lot gerät, treten Störungen und Krankheitssymptome auf, die sich überall im Organismus und vor allem im Organsystem Haut bemerkbar machen. Doch beachten Sie: Ein entgleistes Dosha, etwa eine übermäßige Erhöhung von Vata, kann bei jedem Konstitutionstypen vorkommen, in unserem Beispiel also auch in der Haut von Pitta- oder Kapha-Personen oder eines Mischtyps aus zwei oder drei Doshas. Das gleiche gilt für Pitta- und Kapha-Störungen.

Die Vata-Haut

Die gesunde Vata-Haut wirkt zart und fein, sie ist empfindsam und reagiert sensibel auf Einflüsse von außen. Der Teint eines Vata-Typs ist bräunlich oder zart rosig. Wenngleich sie mehr als die von Natur aus ölige Haut des Kapha-Typen dazu neigt, ist die ausgeglichene Vata-Haut nicht trocken und rauh, sondern gleicht der feinen und sanften Haut von Babys. Diese ist zwar äußerst zart, aber geschmeidig und geschützt durch einen feinen Film von Ojas (S. 100).
Die sensitive Vata-Persönlichkeit erlebt ihre Umwelt am stärksten über den Tastsinn und über direkten Hautkontakt. Daher empfindet sie Berührungen und Zärtlichkeiten, aber auch Verletzungen sehr intensiv. Diese berühren im Sinne des Wortes ihre Seele. Daher bevorzugen Vata-Personen sanfte und ruhige Körpermassagen. Sie lieben runde, fließende Streichbewegungen und meiden die kraftvollen Knetungen traditioneller westlicher Massagen, die sie sogar als grob und verletzend empfinden können (im Gegensatz zum Kapha-Typ, der kräftige Massagen schätzt). Menschen, bei denen die Wirkungen von Vata dominieren, benötigen bei einer Massage warme und liebkosende Hände und genügend Öl, das ihre sensible Haut pflegt.
Die Sinnesorgane eines Menschen, bei dem das Vata-Dosha die Wahrnehmung beeinflußt, sind sehr anspruchsvoll. Nur die feinsten und ausgewogensten Duftessenzen finden sein Wohlgefallen. Bei den Aroma- oder Massageölen fällt seine Wahl auf warme, süße, weiche Duftnuancen, intensive, aufdringliche oder derbe Düfte werden dagegen als unangenehm empfunden.
Vata-Personen haben aufgeweckte, flinke und lebhafte Augen. Die Mundpartie ist fein geschnitten und ebenfalls sehr bewegt. Die Haare der

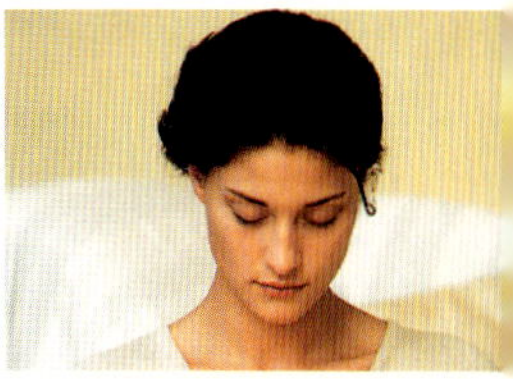

feinfühligen und grazilen Vata-Natur sind ebenso fein und zart wie ihre ganze Konstitution. Das gesunde Haar ist oft lockig, nicht zu dicht und von feinem und seidigem Glanz. Die Nägel sind schlank, biegsam und weich und wirken edel und fein.

Wenn Vata aus dem Gleichgewicht geraten ist

Wenn das Vata-Prinzip aus der Balance gerät, können sich diese Störungen in vielfältigen Symptomen im gesamten Organismus und im geistig-emotionalen Befinden äußern. Einer der ersten Manifestationsorte aber ist die Haut, das als unser größtes Sinnesorgan als Hauptsitz von Vata gilt. Der Einfluß von Vata ist vergleichbar mit einem Wind, der durch alle Kanäle des Körpers bläst und in allen Zellen, Geweben und Organen für Bewegung und Veränderung sorgt. Nimmt dieser Wind stark zu, erwächst er gar zu einem Sturm, wird die Körperoberfläche schnell trokken, rauh und rissig.

Sicher konnten Sie schon an sich selbst beobachten, daß ihr Körper in Phasen starker innerer Anspannung oder Erregung, bei Unruhe und Lampenfieber oder bei großen beruflichen und privaten Belastungen mit einer Veränderung des Fett- und Feuchtigkeitsgehalts der Körperoberfläche reagierte: Sie bekamen einen trockenen Mund und spröde Lippen, die Handflächen schwitzten, während die übrige Haut erstaunlich trocken blieb. Das ist dadurch zu erklären, daß streßbedingte Störungen häufig Folge eines Vata-Überschusses sind. Da der Kapha-Anteil, also die öligen Substanzen der Haut, nicht genügend nachgebildet werden kann, neigt die Körperoberfläche zu Trockenheit. Halten derartige Streßbelastungen längere Zeit an, kann die Haut rissig und faltig werden und sich dunkel verfärben.

Vata-Belastungen gehen oft einher mit Frösteln und Frieren, kalten Händen und Füßen und einer auffallenden allgemeinen Überempfindlichkeit. Die Haut wird wortwörtlich dünn-häutig. Die leiseste Berührung, selbst das Streicheln des liebsten Freundes kann in extremen Vata-Situationen als unangenehm empfunden werden. Der Grund für derartige übersensiblen Reaktionen ist darin zu sehen, daß Vata-Störungen vor allem die mittlere und obere Schicht der Haut betreffen, die von vielfältigen Empfindungsorganen durchzogen sind.

Auch dunkle Flecken und Verfärbungen in der Haut, also auch die sogenannten Altersflecken, sind aus ayurvedischer Sicht die Folge des zunehmenden Vata-Einflusses auf die Melanozytentätigkeit. Diese Pigmentzellen, deren Bildung in der Lederhaut hormonell gesteuert wird, nehmen in der von Vata dominierten Lebensphase des Menschen, die nach den Wechseljahren beginnt, zu. Daneben beeinflussen die Tagesrhythmen (S. 15) den Zustand der Haut. Morgens, in der Kapha-Zeit (6 bis 10 Uhr), ist die Haut meist noch gut durchfettet, nachmittags, in der Vata-Phase des Tages (14 bis 18 Uhr), neigt sie dagegen vermehrt zur Austrocknung. Trockenes und kaltes sowie windiges Wetter sind darüber hinaus besondere Belastungszeiten für Vata.

Zu den typischen Symptomen einer Vata-Störung zählen außerdem rissige Fingerkuppen und spröde, quergerillte Nägel, die leicht brechen oder sich verformen. Die Haare verlieren an Glanz, werden struppig und brechen an den Spitzen. Vormals wellige Haare werden glatt und lassen sich nur schwer in Form bringen. Aus kosmetischer Sicht besonders störend sind dunkle Schatten unter den Augen, trockene, glanzlose Augen und spröde, sich verschmälernde Lippen, die auch oft blaß oder bläulich erscheinen.

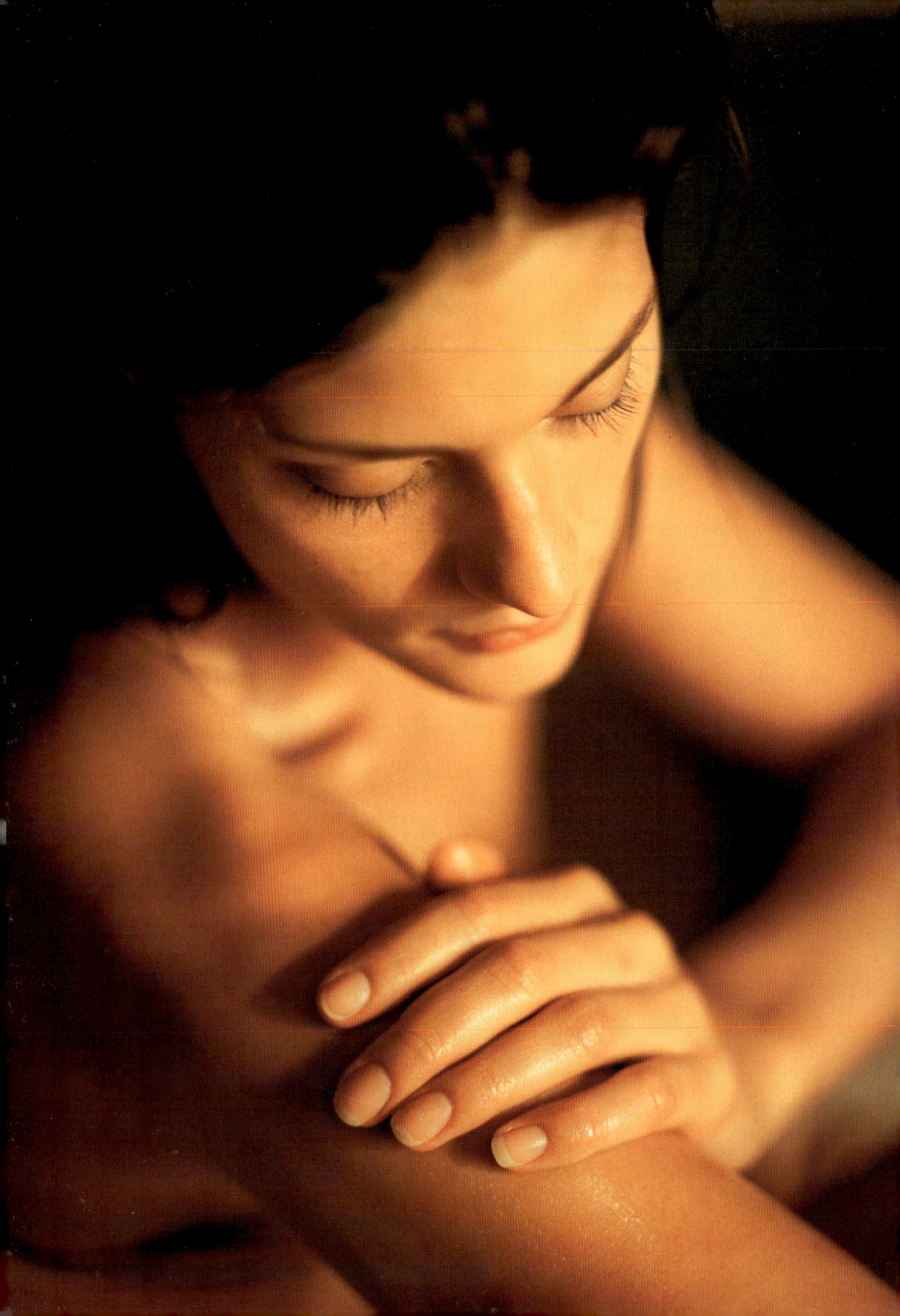

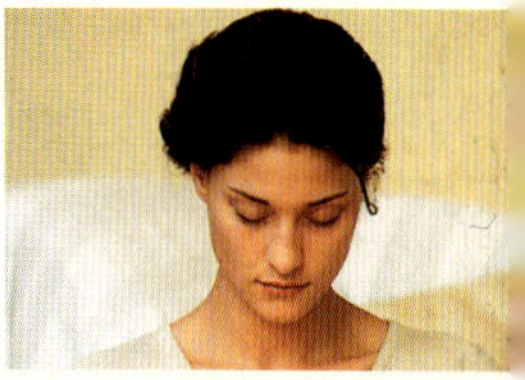

Die Pitta-Haut

Im allgemeinen verfügt der Pitta-Konstitutionstyp über eine kräftig durchblutete Haut, die im ausgeglichenen Zustand in der Regel warm, geschmeidig, weich und angenehm durchfeuchtet ist. Allerdings neigt dieser Hauttyp zu allergischen Reaktionen und zu Sonnenüberempfindlichkeit, weshalb er oft bei hellhäutigen und sommersprossigen Menschen anzutreffen ist. Menschen,

So ermitteln Sie Ihren Haut- und Haartyp

Kreuzen Sie die zutreffenden Haut- und Haarcharakteristika an. Die Spalte mit den meisten Kreuzen entspricht Ihrem Typus. Wenn sich gleich viele Kreuze in zwei Spalten ergeben, handelt es sich um einen Mischtypen.

HAUTTYP	Vata	Pitta	Kapha
Sonnenempfindlich	wenig	stark	nicht
Aussehen	blaß	gut	hell
Feuchtigkeit	trocken	leicht fettig	fettig
Generelles Aussehen	rauh, Tendenz zu Sprödigkeit	Tendenz zu Sommersprossen, Akne	rein glatt und sanft
Kälteempfindlichkeit	stark	wenig	stark
Trockenempfindlichkeit	stark	zeitweise	wenig
Hitzeempfindlichkeit	zeitweise	stark	wenig
Irritationen	manchmal	häufig	selten
Reaktionen auf fetthaltige Cremes etc.	verträglich	zeitweise verträglich	unverträglich
Nägel	langsam wachsend	leicht fettig	schnell wachsend
Lippen	trocken	mittel	feucht
Gesamtpunktzahl			

HAARTYP	Vata	Pitta	Kapha
Charakter	rauh	geschmeidig	geschmeidig
Stärke	dünn	dünn	kräftig
Wachstum	langsam	mittel	schnell
Beschaffenheit	trocken	mittel fettig	fettig
Wurzeln	schwach	mittel	kräftig
Glanz	stumpf	mittel	glänzend
Veränderung durchs Altern	Haar wird dünner	Haar ergraut	wenig Veränderung
Kopfhautempfindlichkeit	mittel	stark	wenig
Gesamtpunktzahl			

die einen gehörigen Schuß dieses Feuerprinzips mitbekommen haben, lieben kalte Waschungen, ein erfrischendes Bad im kühlen See und sportliche Aktivitäten, die immer mit kräftiger Schweißbildung verbunden sind.
Selbst in Zeiten körperlicher oder seelischer Belastungen oder bei leichten gesundheitlichen Störungen verliert der Pitta-Typ kaum sein strahlendes Aussehen. Denn während sich bei Vatas rasch der Teint verändert, sie dunkle Augenringe bekommen und wegen Kreislaufschwäche blau »anlaufen« oder Kaphas bleich und auffällig ruhig werden, behalten Pittas lange ihre gesunde Körperfarbe. Sind sie allerdings emotional erregt, können sie ihr Temperament und ihre Emotionalität nicht verbergen: das Blut schießt ihnen buchstäblich in den Kopf.
Das Haar des gesunden Pitta-Typen ist dünn, weich, seidig glänzend, oft von heller und rötlicher Farbe und neigt zu vorzeitigem Ergrauen. Die Kopfhaut sollte, was für Pitta-Haut generell zu beachten ist, vor allzu starker Sonne geschützt werden. Geheimnisvoll und faszinierend wirken die ausdrucksvollen Augen dieses Dosha-Typen. Pitta, das feurige Prinzip, flackert in jedem Blick und zeugt von Wärme, aber auch von scharfer optischer Wahrnehmungsfähigkeit. So wie der Mund kräftig durchblutet und harmonisch geschwungen ist, sind auch die Nägel von Pitta-Typen rosig durchscheinend, wohlgeformt und weich.

Wenn Pitta aus dem Gleichgewicht geraten ist

Wenn das Körperfeuer Pitta zu stark entfacht ist, entstehen im gesamten Organismus und natürlich auch in der Haut zuviel Hitze. Die häufigsten Symptome, die auftreten, wenn dieses Dosha aus der Balance gerät, sind Entzündungen, Brennen, Hautrötungen und -reizungen, starke Schweißabsonderung, Wärmeempfindlichkeit und Verfärbungen, vor allem gelbe oder rote Male. Auch der Haarstoffwechsel läuft durch einen Pitta-Überschuß sozusagen auf Hochtouren und »brennt« den Haarboden förmlich aus, was Haarausfall zur Folge haben kann.
Doch beachten Sie: Auch Vata- und Kapha-Störungen, eine Schwäche im Verdauungs- oder Hormonstoffwechsel oder Giftsubstanzen können die Ursache für Haarausfall sein.

Die Kapha-Haut

Ausgewogenes Kapha schafft gesunde Polster an den richtigen Stellen und verleiht der Haut Glanz und Festigkeit. Kapha-Menschen haben in der Regel eine sehr widerstandsfähige und unempfindliche Haut, die gut durchfeuchtet, angenehm gefettet und geschmeidig ist.
Ganz im Gegensatz zu Vata, der seinen Körper gerne warm und schützend umhüllt und sanfte Berührungen heftigen Massagen vorzieht, lebt ein gesunder Kapha-Typ erst so richtig auf, wenn er kräftig durchgeknetet wird. Das bringt seinen Stoffwechsel in Schwung, durchwärmt und durchblutet seinen Körper und setzt eine Menge Hormone frei, die sonst aufgrund seines nur schwer aus der Ruhe zu bringenden Naturells eher nur träge produziert werden. Kapha-Haut mag trockene Reibungen, fühlt sich in der Sauna äußerst wohl und kann trockene und heiße Sommertage gut vertragen.
Das wunderschöne Haar eines gesunden Kapha-Typen ist beneidenswert. Es ist kräftig und dicht, geschmeidig und ölig glänzend. Auch die Nägel von Kapha sind, wie seine übrige Natur, kräftig, gut geformt und von eher weißer, aber gesunder Farbe. Seine Augen strahlen Ruhe und Liebenswürdigkeit aus, sind groß und von kräftigen, lan-

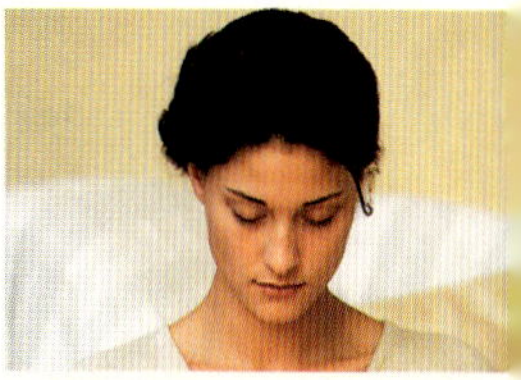

gen Wimpern und dichten Augenbrauen umrandet. Die vollen und weichen Lippen eines Kapha-Menschen verraten viel Sinnlichkeit.

Wenn Kapha aus dem Gleichgewicht geraten ist

Ein Zuviel an Kapha schafft nicht nur Körperübergewicht und zuviel Pölsterchen an unerwünschten Stellen, sondern beeinflußt auch den Fett- und Talgstoffwechsel der Haut. Die Haut wird fettig oder gar teigig, bleich und blaß. Bei extremen Störungen staut sich die Lymphe, und es bilden sich Wasseransammlungen in den Geweben, sogenannte Ödeme. Eine gestörte Kapha-Haut kann man auch fühlen: Sie ist kalt, feucht und sogar etwas klebrig. Ein Ungleichgewicht dieses Doshas findet sich in der Haut an den Stellen, wo Kapha seinen Hauptsitz hat: im Fettgewebe, in den Lymphgefäßen und den Talg- und Schweißdrüsen. Typische Störungen sind daher auch Talgdrüsenabszesse, klebrige Absonderungen, Pustel-Akne, übermäßige Schuppenbildung, Hautpilze oder die Vitiligo, die Weißfleckenkrankheit.

Da Kapha vor allem im Unterhautfettgewebe wirkt, leiden Menschen, bei denen dieses Dosha gestört und vermehrt ist, oft unter zu fettigem Haar, starken Kopfschuppen oder Talgdrüsenstörungen. Auch an den Nägeln gibt es charakteristische Kapha-Veränderungen: Nagelverdickungen, weiße Einlagerungen, Ölfleckenbildungen und Nagelpilz.

Wirkungen der Doshas in der Haut

Hauptsitz
Vata: Oberhaut (Epidermis) und mittlere Hautschicht (Lederhaut oder Korium)
Pitta: mittlere Hautschicht (Lederhaut oder Korium) und Grenze zur Oberhaut (Keimzellschicht)
Kapha: Unterhautzellgewebe (Subkutis) und mittlere Hautschicht (Lederhaut oder Korium)

Funktionen in der Haut
Vata: Wahrnehmungsorgane und Nervenstrukturen, Stofftransport, Bewegungsvorgänge
Pitta: Stoffwechsel, Durchblutung, Zellvermehrung, Wärmebildung und -regulation
Kapha: Flüssigkeiten, Lymphe, Talg- und Fettbildung, Form und Struktur, Grundsubstanz

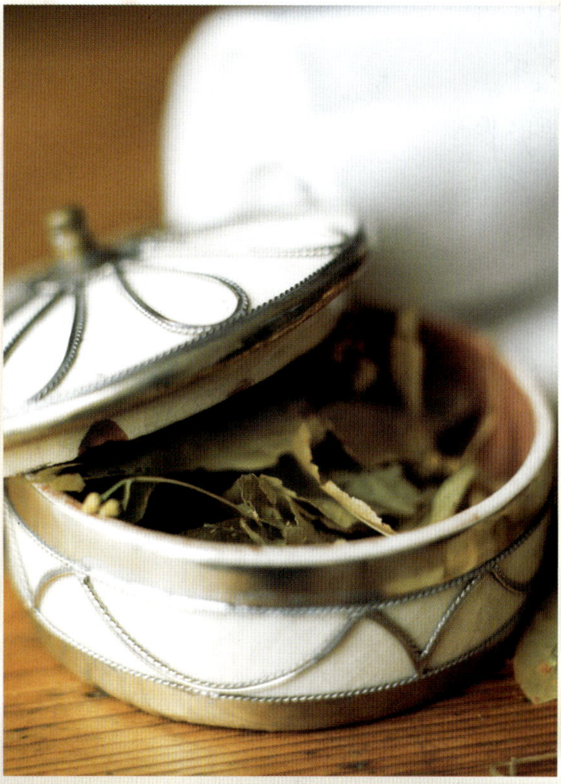

Wann braucht Ihre Haut besondere Pflege?

***Vata-Haut*:** Empfindlich bei trocken-kaltem Wetter, Wind, Wetterwechsel, vor allem im Winter und beim Jahreszeitenübergang.

Meiden Sie Streß, Schlafmangel, unregelmäßigen Lebensrhythmus, zu trockene, kalte, rohe Nahrungsmittel, zuviel Bitteres, Scharfes oder Herbes. *Besondere Pflegemaßnahmen:* Regelmäßig Ölmassagen mit Sesam-, Mandel-, Oliven- oder Vata-Massageöl, Vata-Hautlotionen; ausreichend Ruhe und Schlaf; ausgewogene, leicht verdauliche, aber sättigende Mahlzeiten; Vata-Tee, Vata-Aromaöl, Vata-Churna.

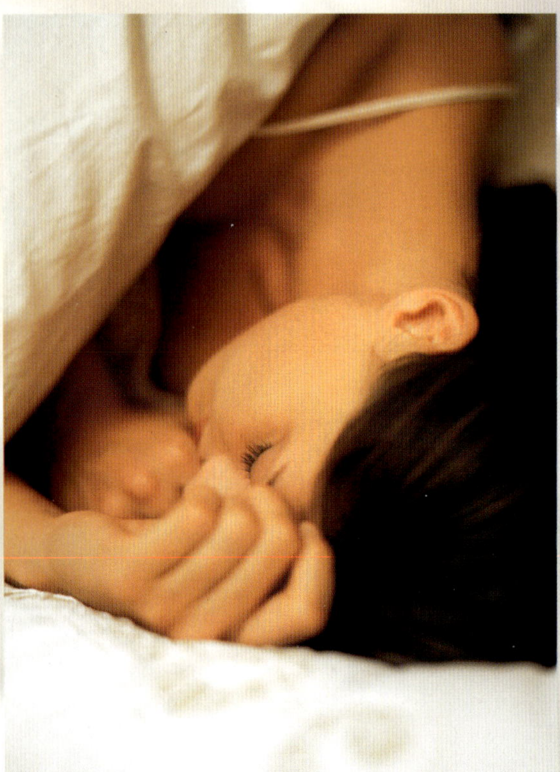

***Pitta-Haut*:** Empfindlich bei heißem Wetter und in der Pubertät, in den Wechseljahren, in der mittleren Lebensphase.

Meiden Sie Ärger, scharfes, heißes, saures oder salziges Essen, Genußmitteln wie Alkohol und Nikotin.
Besondere Pflegemaßnahmen: Ölmassagen mit Kokosöl oder Pitta-Massageöl; kühlend-ausgleichende Nahrungsmittel, zum Beispiel Lassi, Ghee; eine maßvolle Lebenroutine; Pitta-Tee, Pitta-Aromaöl, Pitta-Churna.

Kapha-Haut: Empfindlich bei feucht-kaltem Wetter, im Frühjahr und Herbst, bei depressiver Grundhaltung und in der Kindheit.

Meiden Sie zu schwere, fette oder süße Mahlzeiten, Salziges und Saures, Bewegungsmangel.
Besondere Pflegemaßnahmen: Trockenmassagen, Sauna, regelmäßig Sport und Bewegung; dosiertes Fasten, leicht verdauliche Mahlzeiten, bittere, scharfe und herbe Speisen, vitaminreiches, stoffwechselanregendes Essen; Kapha-Tee, Kapha-Aromaöl, Kapha-Churna.

Mischhaut: Ausgewogener Hauttyp, der auf Veränderungen der Doshas weniger empfindlich reagiert als die reinen Dosha-Typen. Die verschiedenen Vata-, Pitta- oder Kapha-Erscheinungen nach den obigen Angaben behandeln.

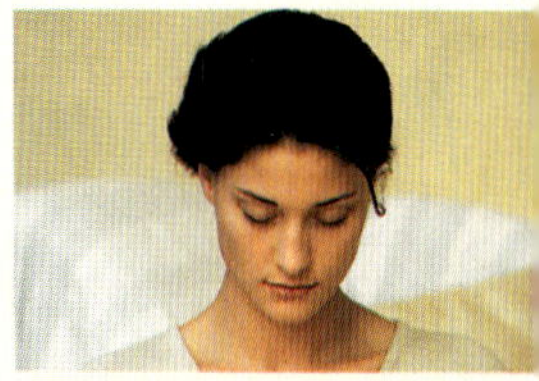

Tips für eine gesunde und schöne Haut

Ernähren Sie sich vollwertig und gesund

Essen ist Herzenssache! Ernähren Sie sich entsprechend Ihrem Dosha-Konstitutionstyp (Empfehlungen S. 106), und vertrauen Sie bei der Auswahl der Nahrungsmittel den Signalen Ihres Körpers. Ihr Organismus versucht intuitiv seine individuelle Energiebalance aufrechtzuerhalten beziehungsweise wieder herzustellen und verlangt aus diesem Grund nach einer bestimmten Geschmacksrichtung und nach einer bestimmten Zusammenstellung der Zutaten. Für eine gesunde Haut ist es besonders wichtig, auf frische und vollwertige Speisen zu achten. Diese sollten nach den ayurvedischen Ernährungsregeln bekömmlich zubereitet werden, möglichst unbelastet sein (zu empfehlen sind deswegen biologisch angebaute Produkte) – und mit Genuß und Freude gegessen werden. Nahrungsmittel, die die Gesundheit und damit die Schönheit der Haut und der Haare unterstützen, sind Sprossen, alle grünen Gemüse und Blattsalate, Kokosnuß und Getreide, vor allem Weizen und Dinkel.

Halten Sie sich an regelmäßige Mahlzeiten

Ein altes Sprichwort besagt: Gutes Essen hält Leib und Seele zusammen. Ein weiser Spruch, der heute mehr denn je gilt und den Sie auch in Zeiten von Hektik und Anspannung beherzigen sollten. Denn nichts stärkt die Nerven so sehr, schützt vor Streß und erhält Ihre Gesundheit, Ausstrahlung und Jugend wie ausgewogenes, in Ruhe eingenommenes Essen. Halten Sie sich dabei an einen regelmäßigen Rhythmus, lassen Sie sich für Ihre Hauptmahlzeit ausreichend Zeit, essen Sie mit Genuß und vor allem zur Mittagszeit. Denn in der Mitte des Tages erreicht unser Verdauungsfeuer Agni (S. 105) die Hochphase seiner Leistungsfähigkeit. Abends empfiehlt die ayurvedische Küche nur noch ein kleines Mahl aus leicht verdaulichen Speisen, beispielsweise Suppen, Gemüse, Reis, Nudeln, Brei, leichtes Brot, im Sommer auch etwas Salat. Obwohl besonders in den Abendstunden davon abgeraten wird, tierisches Eiweiß zu verzehren, belastet Milch den Schlaf nicht negativ. Fleisch, Wurst, Käse, Quark, Joghurt, Fisch und Eier dagegen behindern die Regeneration der Verdauungsorgane und sind unter Umständen die Ursache für Fäulnis- und Gährungsprozesse. Ein häufiges Anzeichen solcher Fehlverdauungsvorgänge ist morgendlicher Appetitmangel, Trägheit, belegte Zunge, Schweregefühl im Körper und Verschleimung.

Trinken Sie zu allen Mahlzeiten und regelmäßig über den Tag verteilt heißes Wasser oder Kräutertees, zum Beispiel den nervenstärkenden und beruhigenden Vata-Tee. Kaffeeliebhaber sollten auf ayurvedischen Kaffee umsteigen, der nicht nur gut schmeckt, sondern den Organismus auf natürliche Weise belebt und Schwung verleiht, ohne zu reizen.

Trinken Sie heißes Wasser

Heißes Wasser, schluckweise über den Tag verteilt getrunken, ist eine einfache und zugleich hilfreiche Methode, den Stoffwechsel in der Haut und somit den Austausch von Körperflüssigkeiten anzuregen und den Teint rein und frisch zu erhalten. Die Heißwasser-Trinkkur (S. 107) för-

dert das allgemeine Wohlbefinden, entschlackt den Körper und zeigt selbst bei Hautkrankheiten schnelle Besserung.
Ihren zusätzlichen Durst können Sie mit Getränken Ihres Geschmacks stillen, meiden Sie jedoch Kaffee und andere koffeinhaltige Getränke, die langfristig die Schönheit der Haut beeinträchtigen.

Nützen Sie die Heilkraft des Morgens

Bereits in den jahrtausendealten vedischen Texten wird der günstige Einfluß der Morgensonne auf die Hautgesundheit betont, eine Empfehlung, die auch in der modernen ayurvedischen Lehre seine Gültigkeit behalten hat. Nehmen Sie an sonnigen Tagen für einige Minuten ein energiereiches Bad in der sanften Morgensonne, und genießen Sie deren wohltuende und lebensspendende Wirkung. Den gleichen Effekt hat ein Morgenspaziergang, der darüber hinaus einen günstigen Einfluß auf Ihr Nervensystem ausübt.
Aus der Sicht des Ayurveda weckt die Natur ihre Geschöpfe mit der Energie Prana, die vor allem in den frühen Morgenstunden, zu der Stunde, in der die Singvögel ihr morgendliches Konzert anstimmen, intensiv vorhanden ist. Unter Prana versteht man eine subtile Nerven- und Atemenergie, die jede Zelle unseres Körpers durchströmt, sie stärkt und nährt und den Stoffwechsel aufrecht erhält. Diese Energie spendet den Tatendrang für den Tag und fördert den Optimismus und die Fröhlichkeit. Diese besondere Phase des Tages wiederholt sich abends, wenn sich die Vögel erneut zu ihrem gemeinsamen Konzert treffen. Diesmal wirkt Prana beruhigend. Es ist so, als würde die Natur morgens ein- und abends ausatmen.

Sorgen Sie für einen geregelten Tag-Nacht-Rhythmus

Zu spätes Schlafengehen, anstrengende Tätigkeiten am Abend, unregelmäßige Essenszeiten und Über- oder Unterforderung im privaten oder beruflichen Bereich bilden die Auslöser für das Gros der Alltagskrankheiten. Nehmen Sie sich daher bewußt mehr Zeit für sich selbst, regeln Sie Ihre privaten und beruflichen Verhältnisse, und planen Sie während des Tages zu Hause oder am Arbeitsplatz feste Pausen und Ruhezeiten ein, die sie auch als solche sinnvoll nützen sollten.
Orientieren Sie sich an den Naturrhythmen und an den Tageszeitzyklen der drei Doshas (S. 15).

Nehmen Sie sich Zeit für Meditation, Entspannung und Gymnastik

Welche Wirkungen regelmäßige Meditation auf unser Körper-Geist-System ausübt, finden Sie in einem späteren Abschnitt ausführlich beschrieben (S. 110). In Verbindung mit einfachen Yoga-Übungen (S. 113) und einer simplen Atemtechnik (S. 112) verfügen Sie über unschätzbar wertvolle Instrumente für Verjüngung und Regeneration der Haut und des gesamten Organismus.

Bauen Sie emotionalen Streß ab

Kommen Sie mit sich und anderen ins Reine! Gehen Sie dabei in kleinen Schritten vor, denn kleine Veränderungen führen auf lange Sicht meist zum sicheren Erfolg. Klären Sie beispielsweise Mißverständnisse in der Beziehung zu Ihrem Lebensgefährten, zu Ihren Kindern, Freunden und Bekannten. Manchmal scheint es, als wären wir in einer unlösbaren Situation gefangen. Werden Sie sich bewußt, daß jedes Problem auch seine

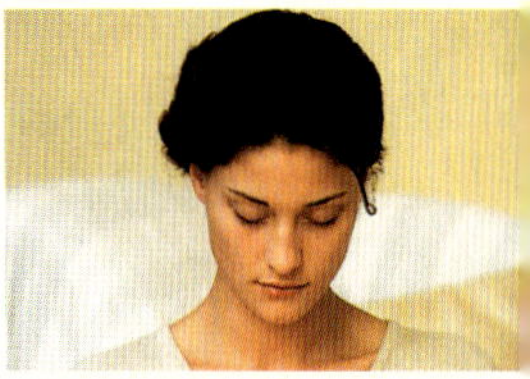

Lösung beinhaltet und daß oft schon eine unvoreingenommene Betrachtung der Situation das Problem verändert. Lassen Sie sich bei einer schwierigen Sache genügend Zeit, holen Sie sich Rat, lassen Sie sich von der Weisheit Ihres innersten Gefühls leiten und vor allem – haben Sie mit sich selbst und mit anderen Geduld.

Lernen Sie die Zeit wertzuschätzen

Altersvorgänge und der Verlauf der Zeit stehen in unmittelbarem Zusammenhang zueinander. Leider herrscht in unserer Gesellschaft oft die Meinung vor, daß Altwerden gleichzeitig und unvermeidlich mit Krankheiten und einer Abnahme von Jugend und Leistungsfähigkeit einhergeht.
Betrachten wir das Phänomen Zeit vor dem Hintergrund der ayurvedischen Lebenslehre, erschließt sich uns ein ganz anderes Bild: Der Verlauf der Zeit ist eine subjektive Wahrnehmung. »Die Menschen werden nur deshalb krank und alt, weil sie ständig andere Menschen sehen, die krank und alt werden«, faßt Adi Shankara, ein berühmter vedischer Gelehrter seine Auffassung vom Alt- und Krankwerden zusammen.
Diese Behauptung konnte mittlerweile in wissenschaftlichen Experimenten bestätigt werden. Hier nur ein Beispiel: Die amerikanische Entwicklungspsychologin Ellen Langer versammelte eine Gruppe über Siebzigjährige in einem abgeschiedenen Kloster und forderte diese auf, sich in ihre Jugendzeit zurückzuversetzen. Unterstützt wurde dieser Langzeitversuch durch eine äußere Umgebung, die die Begebenheiten dieser Zeit wiedergab: Das Mobiliar wurde nach der damaligen Mode ausgesucht, darüber hinaus wurden Musik und Filme aus dieser Zeit gespielt. Bereits nach wenigen Wochen zeigte sich ein erstaunliches Ergebnis: die Versuchspersonen wurden jünger, leistungsfähiger und gesünder, sichtbare Veränderungen, die sich auch in medizinischen Parametern zur Feststellung des biologischen Alters äußerten.
Der Faktor Zeit hat also eine ganz besondere Bedeutung für unser ganzes Sein. Abschließend daher einige Gedanken aus ayurvedischer Sicht zu einem Phänomen, das unser modernes Leben maßgeblich bestimmt: die Zeit – oder genauer die fehlende Zeit – und der damit verbundene Streß. Zeit ist etwas, was man früher noch kannte. Heutzutage ist der Satz »Ich habe keine Zeit« zu einem Synonym geworden für »Ich habe Streß«. Es ist nicht verwunderlich, daß »Zeitmanagement« ein begehrtes Thema von Seminaren, Managementkursen und Erfolgsbüchern geworden ist.
Der Zeit als ein wichtiger Faktor für Gesundheit und Harmonie im Leben wurde bereits vor einigen tausend Jahren in der vedischen Kulturepoche ein wichtiger Stellenwert zugesprochen. Nach Auffassung der vedischen Gelehrten unterliegt die Entwicklung eines Menschen von seiner Zeugung über die Geburt bis in die verschiedenen Lebensphasen den gleichen zeitlichen Gesetzmäßigkeiten, die auch die gesamte Natur und das Universum bestimmen. Ein Schritt folgt aus dem anderen, und die richtige Sequenz der Schritte und Entwicklungsstufen entscheidet über Harmonie oder Disharmonie im Leben und damit über Wohlbefinden oder körperliche und seelische Ungleichgewichte. Unser hektisches Leben zwingt uns jedoch oft dazu, notwendige Reifungs- und Entwicklungsschritte zu überspringen. Die Folgeerscheinungen sind Einseitigkeit, Spannung und Zeitdruck. Voraussetzung für ein harmonisches und gesundes Leben, für Jugendlichkeit und Schönheit ist daher eine neue »alte« Wertschätzung der Naturrhythmen und damit der Gesetze der Zeit.

Dhatus aufbauendes Gewebe

Gesunde Körpergewebe – gesunde Haut

Sieben Strukturmuster in der Haut

Eine der vedischen Weisheiten lautet: In jedem Teil ist die Ganzheit des Lebens erhalten. Das gilt auch und vor allem für unseren Körper. Folgt man diesem Gedanken, ist die Haut ein Spiegel des ganzen Menschen und enthält dementsprechend alle Informationen über den gesamten Organismus.

Auf dieser gedanklichen Basis baut sich ein weiteres grundlegendes Prinzip im ayurvedischen Heilsystem auf: es ist die Lehre von den Dhatus, den sieben verschiedenen Gewebearten unseres Körpers. Hierin werden wir eines der Erfolgsgeheimnisse der ayurvedischen Kosmetologie berühren: wie es gelingt, Schönheit, Gesundheit und Ausstrahlung unserer Haut durch bestimmte Nahrungsmittel, einen typgerechten Lebensrhythmus und Körperpflege zu erhalten.

Die sieben Dhatus – Die Tonleiter unseres Geist-Körper-Systems

Wenn wir den menschlichen Körper vor dem Hintergrund der ayurvedischen Sichtweise durchleuchten, daß alle Lebensbereiche miteinander verbunden sind und sich gegenseitig beeinflussen, entdecken wir sieben gewebliche Grundmuster, die jeweils charakteristische Eigenschaften aufweisen: die Dhatus.

Dhatu bedeutet übersetzt *aufbauendes Gewebe.* Damit ist ihre Aufgabe im Geist-Körper-System umschrieben: Die Dhatus sind für die gemeinsame Struktur unseres Körpers verantwortlich. Sie ermöglichen die Funktion der Organe und Organsysteme und spielen eine wichtige Rolle bei der Entwicklung und Ernährung des Körpers. Nach der Auffassung der ayurvedischen Heilkunde sind gesunde Gewebe mit einem gesunden Körper gleichzusetzen. Umgekehrt heißt dies aber auch, daß durch Dosha-Störungen alle Dhatus unmittelbar betroffen sind und mit Fehlfunktionen reagieren.

Die sieben Körpergewebe gleichen sich in der Art ihrer Zellen, in der Zusammensetzung ihrer Flüssigkeiten und in ihren Funktionen. Wir können dieses Grundmuster mit einem gemeinsamen Schwingungsmuster oder mit einer eigenen charakteristische Frequenz vergleichen, deren individuelle Klangeigenschaften die Tonleiter unseres Geist-Körper-Systems wiedergeben. Gesunde Körpergewebe und damit insgesamt ein gesunder Körper bedeutet demnach, daß diese Eigenfrequenz der Gewebearten harmonisch abgestimmt ist. Ein krankes Organ dagegen wäre auch Ausdruck für gestörte Frequenzen der Körpergewebe.

Eine solche Betrachtungsweise gewinnt vor allem aus psychosomatischer Sicht an Bedeutung. Wie moderne medizinische Forschungen bestätigen, sind Bewußtseinsinhalte in jeder Zelle des Körpers und seiner Strukturen gegenwärtig. So manifestieren sich emotionale Zustände wie Glück und Freude oder Kummer und Trauer durch vielfältige Botenstoffe (sogenannte Neurotransmitter) unmittelbar und zeitgleich in jeder Zelle und somit in den Geweben und Organen unseres Geist-Körper-Systems. Andauernde harmonische und natürlich auch disharmonische Bewußtseinsinhalte wirken auf die Grundschwingung unserer Körpergewebe und verändern ihren Stoffwechsel, ihre Form und Gestalt.

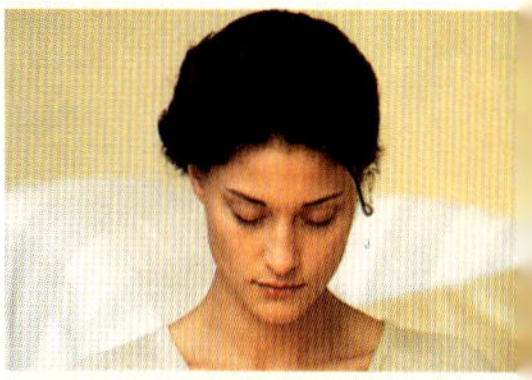

Die sieben Körpergewebe (Dhatus) in der Haut

Rasa: Lymphe, Plasma der Zellen, Schleimhäute, Nährflüssigkeiten der Zellen, Grundsubstanz, Hauptsitz in der Haut
Rakta: Die roten Blutbestandteile
Mamsa: Glatte Muskeln
Meda: Fett, Talg, Hauptsitz im Unterhautfettgewebe
Asthi: Bindegewebe, Stützsubstanzen, Haare und Nägel
Majja: Nervensystem, Nervenzellen
Sukra: Drüsengebilde (Duft-, Schweiß- und Talgdrüsen)

Diese Wechselbeziehung zwischen Körper, Geist und Seele sollte bei den sieben Gewebetypen in der Haut besonders beachtet werden. Denn nach Auffassung des Ayurveda liegen diesen feinstoffliche Schwingungsmuster zugrunde, die eine Schlüsselrolle in diesem Zwischenbereich spielen.

Rasa – Plasma des Lebens

Das Rasa der Haut entspricht allen ihren Nährflüssigkeiten, auch ihrer Lymphe und dem Plasma der Zellen. Neigt die Haut zu Trockenheit, fehlt ihr aus ayurvedischer Sicht ein gesundes Rasa-Körpergewebe. Das Organsystem Haut ist die wichtigste Wirkstätte von Rasa. Fühlt sich dieses Körpergewebe hier wohl, deutet dies darauf hin, daß viele Eigenschaften der Haut im Gleichgewicht sind. Ein gesundes Rasa beeinflußt alle anderen Dhatus positiv. Aus diesem Grund kann es auch als die Grundsubstanz aller Gewebearten bezeichnet werden und spielt somit eine Schlüsselrolle für deren Bildung und Aufbau.

So können Sie Rasa verbessern

Ernährung: Säfte, Tee und Flüssigspeisen

Eine der wichtigsten Maßnahmen, um Rasa aufzubauen und zu stärken, besteht in einer Ernährungsweise, die den Nährstrom dieses Grundkörpergewebes in der Haut verbessert. Dazu gehören vor allem Flüssigkeiten. Trinken Sie bevorzugt warme Getränke, vor allem Vata-Tee (drei bis vier Tassen pro Tag) und frisch gepreßte Obst- und Gemüsesäfte. Auch die Heißwasser-Trinkkur (S. 107) unterstützt Rasa, hat aber mehr reinigende als befeuchtende Wirkung. Sehr günstig wirken sich reine Flüssigkeitstage aus. Diese sollten aber auf Ihre Konstitution und Ihren derzeitigen Dosha-Typ abgestimmt sein:
Vata-Personen sollten nahrhafte Flüssigkeiten wie dünne Breis oder kräftige Suppen, auch dünnflüssige, gut gewürzte, eventuell mit Ghee (S. 152) angereicherte Dhals (Hülsenfrüchte), zu sich nehmen und nicht länger als einen Tag pro Woche fasten. Vatas brauchen an diesen Tagen viel Ruhe und Schonung.
Für *Pitta-Personen* empfehlen sich kühlende Flüssigkeiten, vor allem Lassi (S. 152), süße Säfte aus Sommerfrüchten und mild gewürzte Suppen.
Kapha-Personen können in der Regel bedenkenlos zwei bis drei Tage flüssigfasten. Dabei profitieren sie am meisten von ganz dünnen, stark gewürzten Suppen und heißen Getränken. Kaphas sollten sich an den Fastentagen viel an der frischen Luft bewegen. Die Fastenwirkung kann durch Trockenmassagen und Saunabäder unterstützt werden.
Grundsätzlich gilt: Nahrungsmittel, die das Rasa-Körpergewebe besonders stärken, sind alle flüssigen Speisen und Getränke, vor allem schmackhafte, gut gewürzte Suppen aus Gemüse, Reis oder Hülsenfrüchten, aber auch Milch, Joghurt-

getränke (Lassi, S. 152), Fruchtsäfte, Wasser sowie eingeweichte Trockenfrüchte, besonders Rosinen, Feigen und alles, was appetitanregend und sehr schmackhaft ist und von unserem Verdauungsfeuer (Agni, S. 107) ideal verwandelt werden kann. Eine Köstlichkeit ist Rosinenwasser. Dazu weichen Sie auf ein Glas Wasser eine Handvoll getrockneter und gut gereinigter Rosinen über Nacht ein.

Lebensrhythmus: Frische Luft, körperliche Bewegung und ausreichend Schlaf

Rasa-unterstützend wirken körperliche Aktivitäten im Freien und ausreichend Ruhe und Schlaf. Dadurch erhält die Haut neue Frische und gesunde Ausstrahlung. Nehmen Sie sich Zeit für Yoga-Asanas (S. 113) und die ayurvedischen Ölmassagen (S. 126), die den Lymph- und Plasmafluß der Haut anregen.

Feuchtigkeitscremes und nährende Pflegemittel

Das Rasa der Haut wird vor allem durch befeuchtende und nährende Hautpflegemittel gestärkt.

Rakta – Blut, ein besonderer Saft

Die von vielen Blutgefäßen durchzogene mittlere Schicht der Haut, die Lederhaut, ist der Hauptsitz von Rakta im Hautorgan. Von hier aus steuert dieses Dhatu die Durchblutung der übrigen Zell- und Gewebsschichten.

Ist Rakta gesund, dann ist die Haut gut durchblutet und zeigt eine gesunde rosige Färbung. Hautverfärbungen, Blässe oder Zyanose (Blaufärbung) sowie schlecht durchblutete, unreine Haut mit roten oder bräunlichen Flecken sind dagegen Anzeichen dafür, daß dieses Dhatu zu schwach ausgebildet ist. Auch Funktionsstörungen der Leber, die an der Blutbildung wesentlich beteiligt ist, beeinträchtigen das Rakta-Dhatu. Symptome für Erkrankungen dieses Organs sind eine gelbliche bis gelb-grünliche Färbung der Haut und der Schleimhäute. Rakta ist außerdem eng verbunden mit der Menstruation und den Unterleibsorganen der Frau. Menstruationsstörungen können sich daher auch in der Haut widerspiegeln, sie zum Beispiel verquollen und schlecht durchblutet erscheinen lassen.

So können Sie Rakta verbessern

Ernährung und Heilpflanzen: bitter, süß und kühlend

Für ein gesundes Rakta ist der Leberstoffwechsel von großer Bedeutung. In der ayurvedischen Medizin wird deshalb bei der Behandlung von Hautkrankheiten die Leber oft in die Therapie mit einbezogen. Bitter schmeckende Heilpflanzen und Nahrungsmittel mit bitterem oder süßem Geschmack (beispielsweise Blattsalate), frisches Gemüse und leicht verdauliche, fettarme Speisen, vor allem eine vegetarische Kost »reinigen« die Leber, unterstützen deren Regeneration und fördern somit ein gesundes Rakta auch in der Haut.

Verhaltensmaßnahmen

Das Rakta-Dhatu ist eng mit dem feurigen Prinzip Pitta (S. 14) verbunden. Vermeiden Sie also alles, was dieses Dosha in die Höhe treibt, vor allem Ärger, Zorn und Eifersucht, aber auch verräucherte Luft, Alkohol, scharfe Speisen, große Sonnenhitze und Wärmebäder. Entspannen Sie sich durch Yoga-Übungen (S. 113) und Meditation, und versuchen Sie, Ihren Mitmenschen mit Mitgefühl und Bescheidenheit zu begegnen.

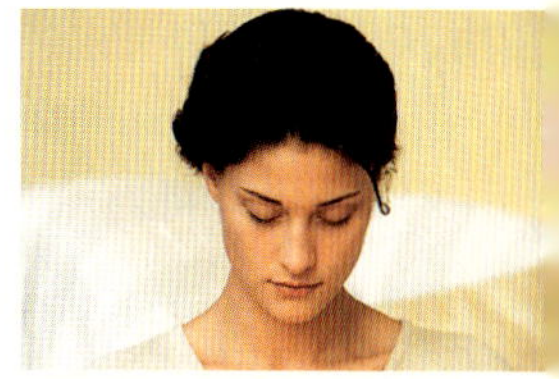

Durchblutungsanregende Massagen und Körperübungen

Der Abtransport von Stoffwechselendprodukten und damit die gesamte Stoffwechselsituation in der Haut wird durch folgende Behandlungen verbessert: ayurvedische Ölmassage (S. 129), Körperübungen, die die feinen Blutgefäße ausdehnen und somit die Durchblutung fördern (Sonnengruß, S. 113), und kosmetische Massagebehandlungen.

Mamsa – Tonus durch Muskeln

Mamsa verkörpert das Muskelgewebe des Körpers. Und eine ausgewogene, gesunde Muskulatur gibt nicht nur unserem Körper ein wünschenswertes Aussehen, sondern verleiht auch dem Organsystem Haut einen jugendlichen und frischen Tonus. Dieses Dhatu findet sich auch direkt in der Haut. Denn wenn wir frösteln oder schaudern oder uns die Haare zu Berge zu stehen, sind unzählige Minimuskeln (Arrektor pili) am Werk, die unsere Haare aufrichten und unserer Haut Lebendigkeit verleihen.

So können Sie Mamsa stärken

Typgerechter Sport

Regelmäßige Gymnastik und sportliche Aktivitäten, die dem individuellen Konstitutionstyp angepaßt sind, stärken die Muskelharmonie und damit Mamsa im Körper und in der Haut.
Körperübungen sind im Maharishi Ayur-Veda sehr wichtig. Darunter wird allerdings kein energieraubendes Training verstanden, sondern Bewegungen, die Geist und Körper ausbalancieren und in Einklang bringen. Ein auf den Ideen des Ayurveda aufgebautes Übungsprogramm beruht also nicht wie viele Sportarten auf dem Prinzip »Ohne Schweiß kein Preis«, sondern macht sich die vitalen Eigenschaften unseres Körpers zunutze. Demzufolge bleibt ein Körper, der im geistig-seelischen Bereich ausgeglichen ist, gesund und leistungsfähig. Sport soll also Freude bereiten und auch während des Trainings das körperliche und seelische Wohlbefinden stärken. (Ein Fitneßprogramm, das auf dieser Grundlage basiert, wurde von Dr. John Douillard, einem amerikanischen Arzt und Leiter einer Ayur-Veda-Klinik für Profi- und Hobbysportler, entwickelt und wird seit Jahren auch bei Weltklasseathleten erfolgreich angewandt. Eine genaue Beschreibung finden Sie in »Ayurveda für jeden Tag«, siehe Literaturverzeichnis S. 159.)
Eine ayurvedische Körperübung, die ganzheitlich auf das Geist-Körper-System wirkt, ist der »Gruß an die Sonne« (S. 113). Der Sonnengruß empfiehlt sich vor allem an streßreichen Tagen, da sich durch die harmonischen Bewegungsabläufe auch der Geist regeneriert.

Ernährung: Eiweißreich

Wie steht es mit dem erhöhten Eiweißbedarf für Ihr »Body-Building«? Vor allem, wenn Sie sich vegetarisch ernähren, was im Ayurveda grundsätzlich empfohlen wird, sollten Sie auf eine ausgewogene und eiweißreiche Kost achten: Milch und Milchprodukte, Lassi (S. 152) und Hülsenfrüchte versorgen den Organismus mit dem Protein, das er zum Muskelaufbau benötigt.

Meda – Schutz und Speicher durch Fettgewebe

Störungen von Meda, dem Fettgewebe im Körper, gehören heutzutage zu den häufigsten gesundheitlichen Problemen. Viele Menschen in-

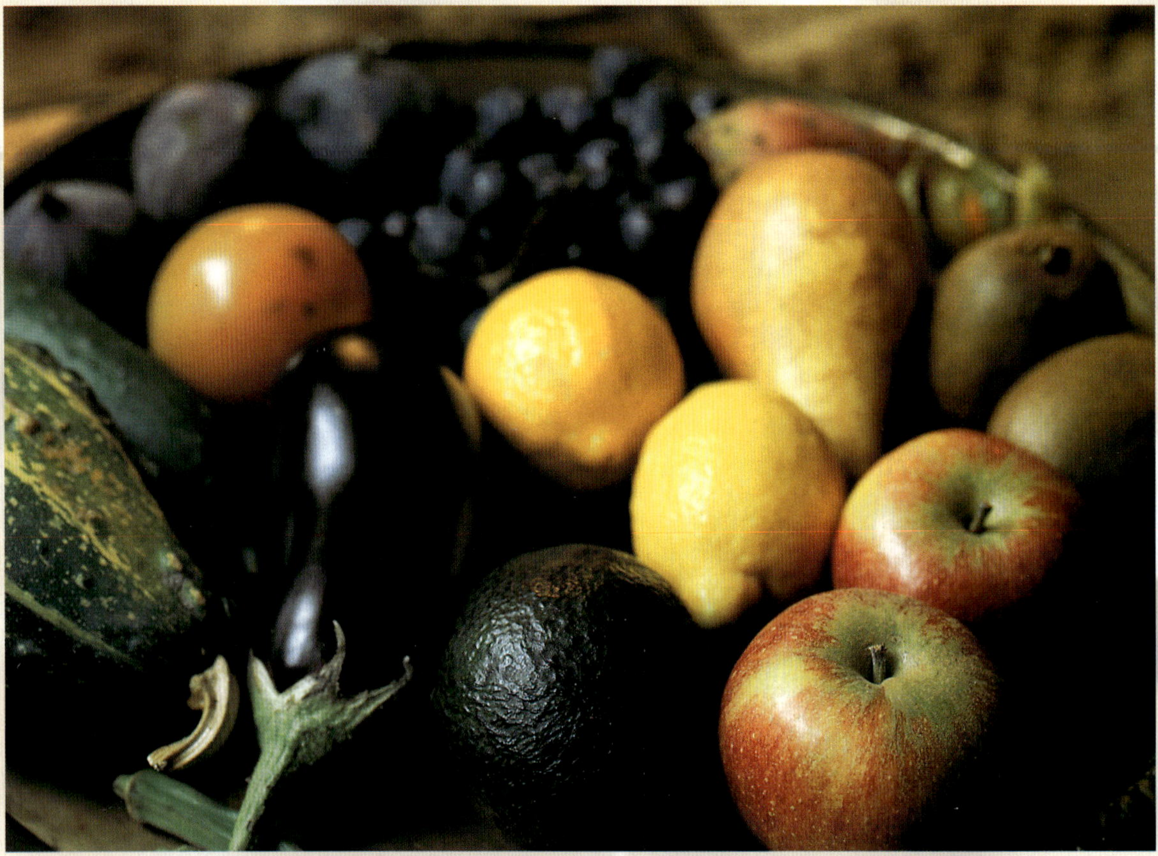

den westlichen Ländern leiden an Übergewicht, zu hohen Blutfetten und an Folgeerkrankungen einer übermäßigen und zu fettreichen Ernährung. Dabei stellt das Meda-Dhatu eine wunderbare Einrichtung der Natur dar und verleiht unserem Körper im ausgewogenen Zustand Jugend, Schönheit, Ausdauer und Leistungsfähigkeit. Denn Fettsubstanzen werden für vielfältige Körper- und Zellfunktionen benötigt:

- Jede Körperzelle enthält Lipidstrukturen. Diese Zellbausteine, die sich auf Fettmolekülen aufbauen, sind das Stützgewebe der Zellen und schützen sie vor Krankheitserregern und aggressiven Fremdsubstanzen.
- Unsere Nerven sind von fetthaltigen Myelinscheiben umgeben, die für die Weiterleitung von Informationen unerläßlich sind und die Integrität der Nervenzellen aufrechterhalten.
- Als Reserve- und Energiespeicher des Körpers ermöglicht uns das Fettgewebe, auch ohne Nahrungszufuhr aktiv sein zu können.
- Eine wichtige Funktion des Fettgewebes besteht in seiner Depotwirkung für aktuell nicht benötigte Stoffe. Daneben ist es eine Abfangstation für schädliche Umweltgifte.
- Fettgewebe und Hormonsystem stehen in enger Wechselbeziehung zueinander. Einerseits sind die Hormondrüsen stark lipidhaltig, dar-

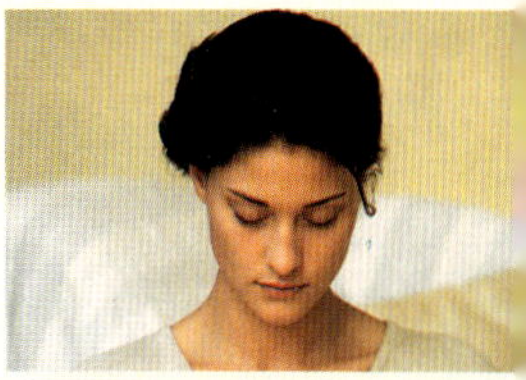

über hinaus beeinflußt eine Änderung des Fettgewebegehalts unseres Körpers auch die Hormonproduktion. Frauen, die in kurzer Zeit stark ab- oder zunehmen, bemerken dies oft daran, daß sich ihr Menstruationszyklus erheblich verändert.

Der Haupsitz des Meda-Dhatus ist vor allem die tiefe, die dritte Hautschicht. In diesem Unterhautzellgewebe erledigt es die oben genannten Aufgaben und wirkt als Schutzpolster gegen Verletzungen und Stöße. Fettige Substanzen findet man außerdem in den Talgdrüsen, deren Sekret als Funktionsfett (Sebum) dazu dient, die Haut einzufetten. Dieses Talgfett schützt die Haut vor dem Austrocknen, vor Strahlenwirkungen, Feuchtigkeit und Kälte und reguliert die Wärmeabgabe und das Abdunsten von Schweiß.

So können Sie Meda stärken

Ernährung: Ghee und pflanzliche Öle

Für ein gesundes Meda-Dhatu stellt eine ausreichende und ausgewogene Versorgung des Organismus mit Fetten eine wichtige Grundlage dar. Bei der Ernährung im Ayurveda nimmt Ghee, das Butterreinfett (S. 152), traditionell einen großen Stellenwert ein. Als Nahrungsmittel versorgt es den Körper mit wertvollen Fettsubstanzen und wichtigen Vitaminen (Vitamin A und E). Doch auch reine Pflanzenöle, wie Oliven- oder Sonnenblumenöl, sind natürliche Quellen für hochwertige Fettsäuren und Lipidmoleküle. (Eine Fülle von Rezepten und Anregungen bietet Ihnen unser Buch »Die köstliche Küche des Ayurveda«, Literaturverzeichnis, S. 159.)

Ayurvedische Ölmassagen

Sanfte Ölmassagen (S. 129) pflegen, schützen und reinigen die Haut und führen ihr wertvollen Fettsubstanzen zu. Diese äußeren Anwendungen regen den Blutkreislauf an, fördern die Entschlakkung und wirken entspannend auf Geist und Körper. Werden die Massagen regelmäßig und richtig eingesetzt, unterstützen sie die natürliche Fettproduktion der Haut, ohne ihr langfristig entgegenzuwirken. Bei Übergewicht empfehlen sich Trockenmassagen (Garshan, S. 52).

Sport und Bewegung

Regelmäßige körperliche Aktivitäten, beispielsweise täglich ein strammer Spaziergang oder typgerechter Sport, harmonisieren den Fettstoffwechsel im Körper und bauen Übergewicht ab. Ayurvedische Gymnastikmethoden wie Yoga-Asanas und der »Gruß an die Sonne« (S. 113) unterstützen die Regulierung sämtlicher Gewebearten und wirken darüber hinaus positiv auf das Geist-Körper-System.

Ayurvedische Reinigungs- und Regenerationskur: Pancha Karma

Entgiftung und Entschlackung des Körpers ist die Voraussetzung für alle weiteren Heilmaßnahmen. Die traditionelle ayurvedische Reinigungstherapie Pancha Karma (S. 126) stellt deswegen die wirksamste Maßnahme bei Störungen des Meda-Dhatus dar. Eine ausgewogene Ernährung und ein gesunder Lebensrhythmus unterstützen die regenerierende Wirkung einer Pancha-Karma-Kur, die dadurch zu einer Körper und Seele umfassenden Schönheitskur wird.

Asthi – das Knochen- und Stützgewebe des Körpers

Das Dhatu Asthi ist ein besonderes Gewebe des Körpers, denn es liefert sozusagen das Gerüst,

die tragenden Mauern und Säulen unseres Körpergebäudes, ohne das wir zu einer formlosen Masse zerfließen würden. Asthi sind die Knochen, Knorpel und die Stützsubstanzen in uns. Die elastischen Fasern, die vernetzenden und stützenden Strukturen in den Zellen, darüber hinaus Nägel und Haare sind die Entsprechungen dieser Gewebeart im Organsystem Haut.
Krankhafte Veränderungen von Asthi äußern sich in gesundheitlichen Störungen wie Osteoporose (Verminderung des Knochengewebes), erste Hinweise zeigen sich in brüchigen Nägeln, glanzlosen, spröden Haaren und einer faltigen und unelastischen Haut. Auch allgemeine körperliche Beschwerden, beispielsweise Gelenk- und Rükkenbeschwerden, allgemeines Steifheitsgefühl oder Knacken der Gelenke sind Auswirkungen eines ungesunden Asthi-Dhatus.
Nach der Auffassung der ayurvedischen Heilkunde kann die Behandlung derartiger Störungen nicht auf einzelne Symptome beschränkt werden, sondern muß ganzheitlich und umfassend angegangen werden. Dazu zählen Therapien, die auf den geistigen und körperlichen Bereich wirken, Ernährungsempfehlungen und die Anwendung wirksamer ayurvedischer Pflanzenheilmittel. Alle Methoden, die ein geschwächtes Asthi ausgleichen, fördern die Funktion aller Körpergewebe und verbessern das Wachstum der Nägel und Haare.

So können Sie Asthi stärken

Ernährung: Milchprodukte, nahrhafte und ölige Speisen

Nährsubstanzen, die die Gewebeart Asthi stärken, sind vor allem in kalziumreichen Nahrungsmitteln enthalten: Karotten, Mandeln, Feigen und Datteln, auch Milch und Lassi (S. 152). Die tägliche Ernährung sollte nahrhaft, ölig und appetitanregend gewürzt sein.

Vitamin D: Durch das Licht der Sonne

Ein gesundes Asthi benötigt Vitamin D. Dieses fettlösliche Vitamin entsteht aus Provitaminen mit Hilfe der UV-Strahlen der Sonne in der mittleren Hautschicht, der Lederhaut.
Im Maharishi Ayur-Veda wird die heilende und pflegende Wirkung der Morgensonne betont. Nach dieser Auffassung versorgen die wohltuenden und milden Sonnenstrahlen am Morgen den Körper und vor allem die Haut mit stärkenden Energien. Dagegen wird davon abgeraten, sich intensiver Sonnenhitze auszusetzen. Denn lange Sonnenbäder sind nicht nur ein Grund für vorzeitige Hautalterung, sondern setzen auch massiv freie Radikale frei, die die körpereigenen Schutzmechanismen überfordern und deswegen äußerst zellschädigend wirken können (S. 125).
Nahrungsmittel, die reichlich Provitamine und Vitamin D enthalten, sind: Milch, Butter und das Butterreinfett Ghee (S. 152).

Tatkraft und Lebensfreude

Viel Bewegung an der frischen Luft, eine optimistische Lebenseinstellung und regelmäßige Körperübungen beleben nicht nur das emotionale Befinden, sondern sind auch wichtige Maßnahmen für ein gesundes Asthi.
Und bitte beachten Sie: Ein geschwächtes Asthi wird häufig durch ein aus der Balance geratenes Vata-Dosha hervorgerufen. Tips, wie Sie Vata-Störungen ausgleichen können, finden Sie auf Seite 27.

Nahrungsergänzungen: Rasayanas

Diese natürlichen Stärkungsmittel aus Heilkräutern und Mineralien, im Ayurveda werden sie als

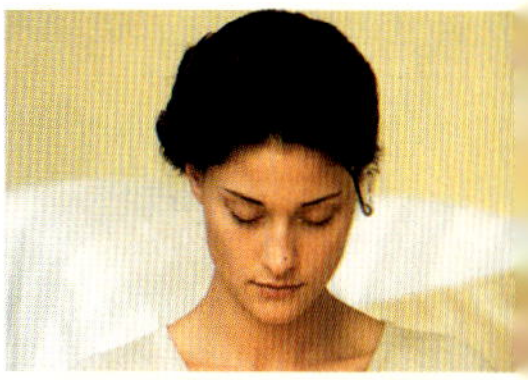

Rasayanas bezeichnet (S. 123), sind hochwirksame Radikalfänger und unterstützen eine Asthi-Therapie. Spezielle Mischungen stärken vor allem die Hautregeneration.

Majja – von Knochen umhüllt

Unter dem Gewebetyp Majja sind das Knochenmark, in dem unsere Blutzellen gebildet werden, und das Zellsystem des Gehirns zu verstehen. Diese lebenswichtigen Gewebesubstanzen sind durch unseren Körperbau bestmöglich geschützt – das charakteristische Kennzeichen dieser beiden Gewebe ist, daß sie völlig von Knochen umhüllt sind – und werden auch bei Versorgungsengpässen so gut wie nur möglich versorgt. Diese Schutzmechanismen sorgen dafür, daß das Majja-Dhatu nur durch schwere Krankheiten und Störungen verändert werden kann. Die feinen und feinsten Fühlorgane an der Körperoberfläche, die Neuronen, verkörpern als Ausläufer des Gehirns Majja in der Haut.

So können Sie Majja gesund erhalten

Geistige Flexibilität durch Gehirntraining

Die Gesunderhaltung dieser lebenswichtigen Gewebestruktur steht im Zentrum aller ayurvedischer Empfehlungen zur Lebens- und Ernährungsweise. Und kein anderes Dhatu wird so stark von geistigen und körperlichen Stimuli bestimmt wie Majja. Wenn wir unser Leben kreativ und lebendig gestalten und bereit sind, neue Erfahrungen aufzunehmen und aus ihnen zu lernen, erhalten wir aus ayurvedischer Sicht unseren Geist jung und gesund. Dafür gibt es eindrucksvolle Belege aus der Altersforschung:

Um fit zu bleiben, braucht unser Nervensystem ständig Reize. Wie Forscher durch modernste wissenschaftliche Untersuchungsmethoden feststellen konnten, sind bereits bei der Geburt alle Nervenzellen ausgebildet. Was sich aber weiterentwickelt und auch positiv beeinflußt werden kann, sind die Schaltstationen und Verbindungsstellen zwischen den einzelnen Nervenbahnen, die Synapsen. Wenn also Pianisten ihre virtuose Fingerfertigkeit trainieren, aktivieren sie gleichzeitig verschiedene Gehirnareale. Dieses Gehirntraining ist, wie vergleichende wissenschaftliche Beobachten bestätigen, die Voraussetzung für geistige Flexibilität bis ins hohe Alter.

Das Bewußtsein erweitern: Transzendentale Meditation

Die Transzendentale Meditation (S. 110) ist eine alte vedische Bewußtseinstechnik, die mit Hilfe von sogenannten Mantras die Schwingungsmuster der Zellen beeinflußt. Ziel dieser wertvollen Entspannungsmethode ist es, Körper und Geist in einen Zustand tiefer Ruhe zu versetzen und so die natürlichen Heilungskräfte des Organismus zu aktivieren. Einen entscheidenden Aspekt hierbei stellen regelmäßige Transzendenzerfahrungen dar. In diesen Augenblicken vollkommener Ruhe regeneriert sich unser Nervensystem und verbessert damit unsere Wahrnehmungsfähigkeit. Regelmäßige Meditationsübungen erweitern somit nicht nur unser Bewußtsein, sondern auch die Sensibilität und Wahrnehmungsfähigkeit der Sinne und damit auch die Empfindungsfähigkeit unserer Haut.

Ernährung: Nervenstärkend

Zur Stärkung von Majja empfehlen sich Nahrungsmittel, die reich an Vitaminen und Mineralstoffen sind, und ölige und fetthaltige Gerichte, vor allem auch Ghee (S. 152), pflanzliche Öle, Milch, Nüsse, Rosinen, Karotten und Datteln.

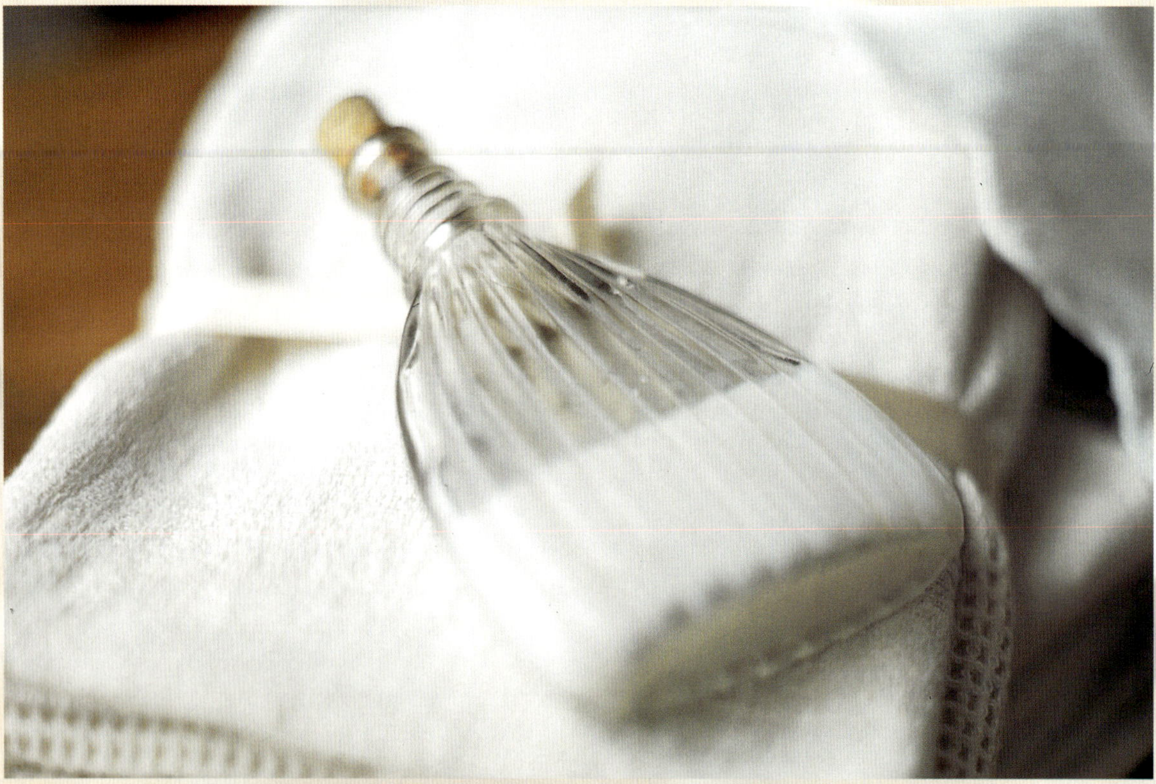

Nervenkraft stärken

Meiden Sie Tätigkeiten, die die Sinne übermäßig belasten, beispielsweise Horrorfilme, überlaute Musik und stundenlange Computerarbeiten. Planen Sie genügend Ruhezeiten ein, und sorgen Sie für ausreichend Schlaf. Verwöhnen Sie sich mit angenehmen Gerüchen, sanften Massagen, und entspannen Sie sich in der freien Natur.

Sukra – Ausstrahlung und Schönheit

Ein für die Erhaltung der Schönheit besonders wichtiges Dhatu wird im Ayurveda Sukra genannt. Es gilt als das feinste und differenzierteste Endprodukt aller Dhatus: Sukra stellt die Keimzellen und Sexualorgane dar und besitzt somit die Fähigkeit, neues Leben zu schaffen. Da Sukra die Gewebeart verkörpert, die als einzige des Organismus nicht dem Alterungsprozeß unterliegt, ist sie im Maharishi Ayur-Veda die wichtigste Quelle für Jugend. Auf geistiger Ebene verkörpert Sukra kreatives Potential, schöpferisches Handeln, Kunst und Poesie und somit die Verwirklichungsenergien des Menschen.

Eine besondere Wechselbeziehung besteht zwischen Sukra und dem feinstofflichen Energieprinzip Ojas (S. 100). Ojas, das der Haut einen gesunden Glanz und Ausstrahlung verleiht, entsteht bei den Stoffwechseltransformationen aller Dhatus, das Schönheitsgewebe Sukra gilt jedoch als die bedeutendste Quelle für diese feine Kör-

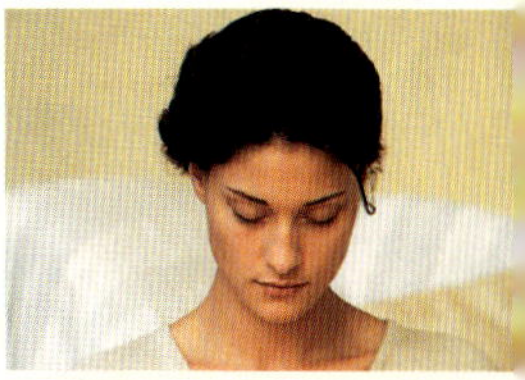

peressenz. Umgekehrt ist Ojas von grundlegender Bedeutung für den Aufbau gesunder Körpergewebe und gilt als ein natürlicher Nektar für Gesundheit und Schönheit.
Sukra steht in enger Verbindung mit Liebe, Erotik und somit mit den Hormonen im Körper. In der Haut regelt es die Östrogenbildung und die Funktion verschiedener Drüsen. Darunter fallen die Talgproduktion, die Hormonumstellungen während der Wechseljahre und die Absonderung von Duftstoffen in der Geschlechtsreife. Ein gesundes Sukra erkennt man am natürlichen und reinen Körperduft, wie er bei Säuglingen und Kleinkindern oft zu bemerken ist. Voraussetzung dafür ist, daß die Doshas in vollkommener Harmonie und somit gesund sind. Unangenehme Körpergerüche entstehen dagegen durch Ausdünstung von Stoffwechselfehlprodukten, Medikamenten oder durch Streßhormone, die bei seelischen und geistigen Belastungen produziert werden.

So können Sie Sukra stärken

Ernährung: Vollwertig und fruchtbar

Ein gesundes Rasa-Dhatu ist Grundlage aller anderen Körpergewebe und damit auch wichtig für die Ernährung von Sukra. Beachten Sie also die Empfehlungen, die diese Grundsubstanz stärken (S. 37). Ghee (S. 152), Milch, Honig, Rosinen, Datteln und Nüsse gelten als besonders Sukra-stärkende Nahrungsmittel.

Schönheit über die Sinne

Öffnen Sie Ihr Bewußtsein für die bezaubernden Eindrücke und Schönheiten der Natur. Umgeben Sie sich mit schönen Dingen, Blumen und Pflanzen, wohltuenden Gerüchen, angenehmen Farben, Schmuck und Edelsteinen. Genießen Sie Musik und Literatur. Auch Gartenarbeit kann eine unerschöpfliche Quelle für Inspiration und Selbstfindung sein.

Seien Sie kreativ

Schöpferische Tätigkeiten fördern das Sukra-Dhatu besonders. Folgen Sie dabei Ihren eigenen Vorlieben und Begabungen, denn Freude und Erfüllung beeinflussen das Bewußtsein und somit diese Gewebeart positiv. Doch Sie müssen nicht unbedingt künstlerisch tätig werden, auch im täglichen zwischenmenschlichen Umgang ergeben sich unbegrenzte Möglichkeiten für Kreativität und die Verwirklichung neuer Ideen.

Liebe verbindet

Die Liebe ist die verbindende Kraft, die das Universum zusammenhält. Dieses vereinigende Element finden wir in unserem Körper in Sukra und Ojas (S. 100) widergespiegelt. Sukra enthält die Kraft der Liebe, und Liebe erzeugt Ojas, die Quelle von Jugend und Schönheit. Die Beziehungen zwischen Menschen, auch auf sexueller Ebene, sollten deshalb von den Qualitäten des Herzens getragen sein. Denn Verbindungen, die von Herzen kommen, können Ojas in den Zellen lebendig machen. Darin liegt ein Geheimnis dafür, warum Verliebte eine besonders glückliche und gesunde Ausstrahlung haben und von einem verzauberten Glanz umgeben sind.

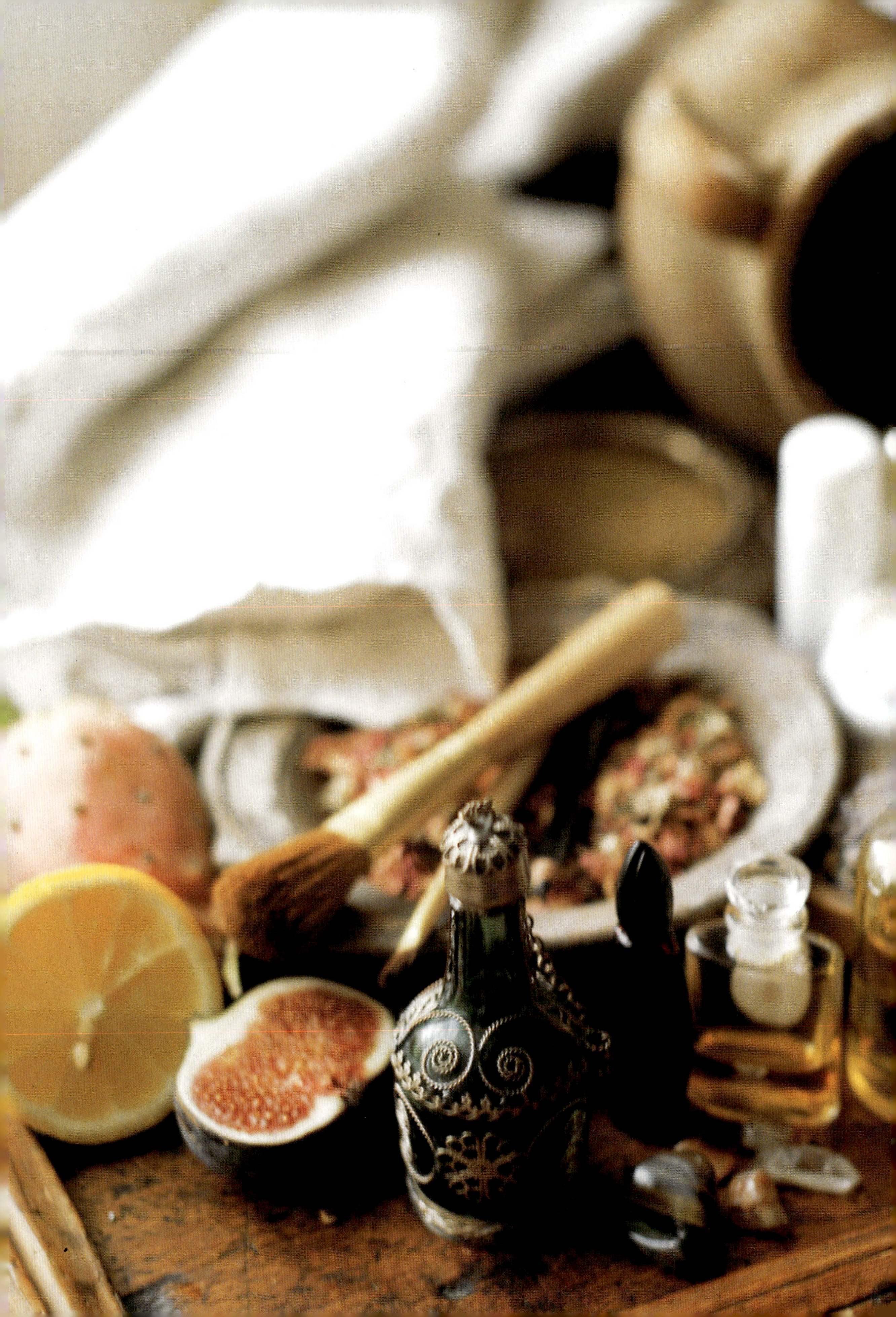

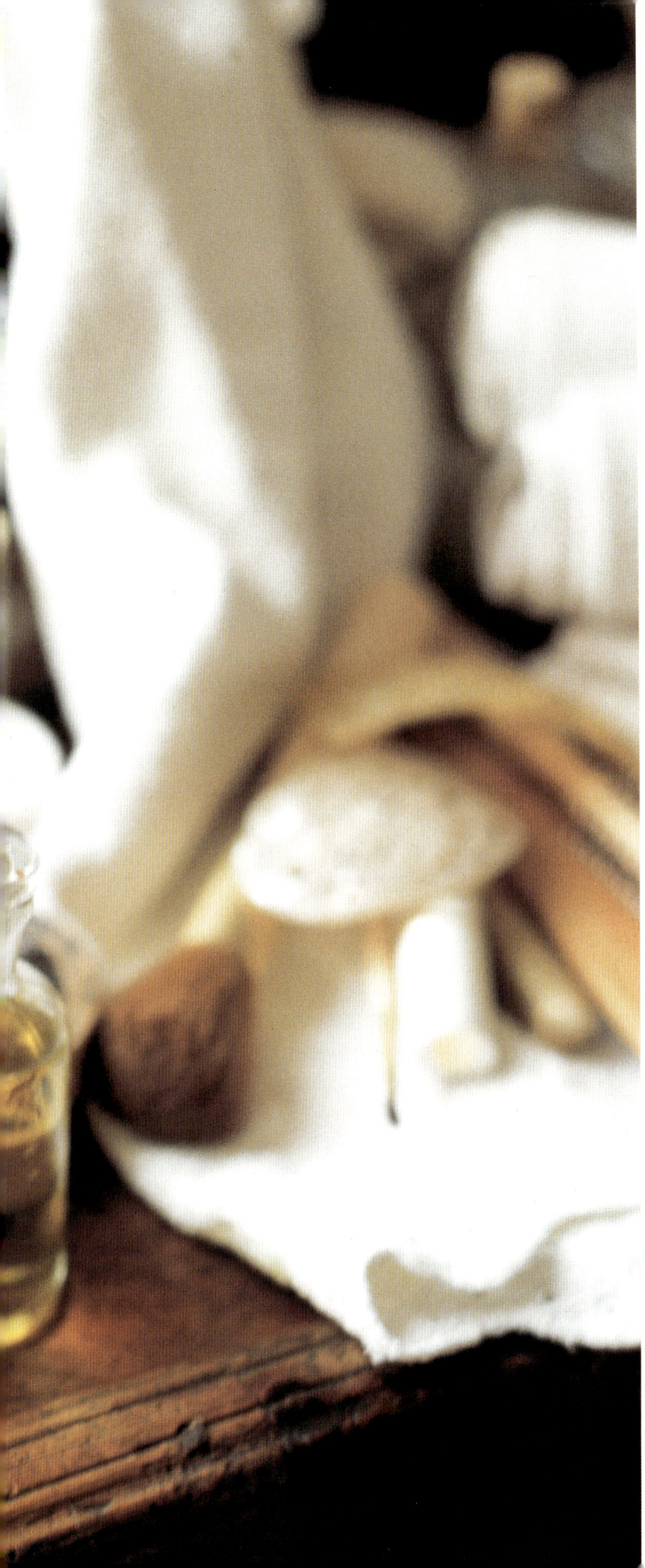

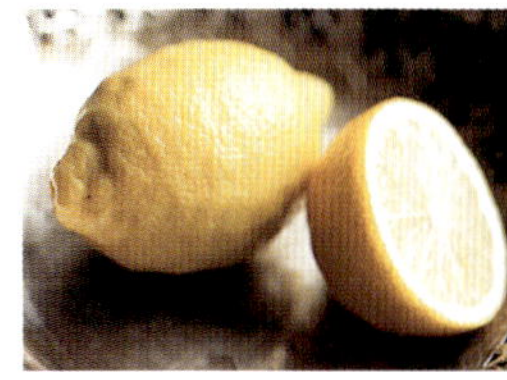

Von Kopf bis Fuß schön

Naturkosmetik zum Selbermachen

In Indien sind einfache, aus natürlichen Rohstoffen hergestellte Pflegemittel und Kosmetika seit vielen Generationen das Beauty-Geheimnis der schönheitsbewußten Frau. Die gedanklichen Grundlagen dieser »Kosmetik aus der Natur« bilden zum großen Teil die jahrtausendealten Überlieferungen der vedische Hochkultur, die in Indien beheimatet war. In einer dieser vedischen Schriften, der Charaka Samhita, deren Niederschrift über 3000 Jahre zurückreicht, sind viele der Schönheitsmittel und Behandlungsmethoden, die bis in unsere Zeit angewandt werden, bereits beschrieben. Es handelt sich dabei um Erfahrungswerte, die ihre Gültigkeit bis heute nicht verloren haben. Im Zuge der Neubelebung und weltweiten Verbreitung der ayurvedischen Heilverfahren machte man sich dieses alte Wissen wieder zunutze und paßte die Anwendungen an die Bedürfnisse der heutigen Zeit an.

Viele der in diesem Buch vorgestellten Schönheitsrezepturen sind vom Gedankengut der vedischen Überlieferungen inspiriert. Die ausgewählten Zitate aus den Sutrasthana-Kapiteln der Charaka Samhita, die den praktischen Anleitungen vorangestellt sind, geben Ihnen einen Eindruck von der Unvergänglichkeit und kulturellen Universalität des zugrundeliegenden Erfahrungsschatzes.

So ganzheitlich wie ihre Wirkung – der Ayurveda betrachtet den Menschen als untrennbare Einheit von Körper, Geist, Verhalten und Umwelt – so vielfältig sind die Mittel auch anzuwenden. Ein Rosenwasser beispielsweise kann als Gesichtswasser oder in Reinigungsmilch für die tägliche Pflege der Haut verwendet werden, aber auch als Augenkompresse, zum Gurgeln oder als Badezusatz. Mit Rosenwasser lassen sich Speisen und Getränke verfeinern, und in Buttermilch wird es zu einer Köstlichkeit der ayurvedischen Küche.

Unsere Rezepturen sind auf den westlichen Hauttyp abgestimmt. Von einigen exotischen Rezeptvarianten abgesehen, basieren die Inhaltsstoffe auf heimischen Pflanzen, Kräutern, Gewürzen, Ölen und Aromen, die im Fachhandel erhältlich sind. Bei dieser kleinen Auswahl aus den vielfältigen Anwendungsmöglichkeiten handelt es sich um Mittel und Methoden, die ebenso einfach zuzubereiten wie anzuwenden sind. Dennoch ist ihre Wirkung oft verblüffend: Eine Gesichtswäsche mit edlem Perlwasser oder eine Haarwäsche mit Safranwasser bringt auf zauberhafte Weise den in uns schlummernden natürlichen Glanz zum Vorschein. Ein nährendes Milchbad verbessert unverkennbar die Ausstrahlung und Geschmeidigkeit der Haut.

Die verschiedenen Anleitungen begleiten sogenannte Sadhanas. Darunter versteht man im Ayurveda sehr bewußt ausgeführte Handlungen oder Verrichtungen, die uns wieder mit der Natur und ihren Gesetzmäßigkeiten verbinden. Sie öffnen das Herz (Sanskrit: *sadha = Herz*), stärken und beleben die Vitalität und erhöhen unsere Ausstrahlung. Typische Sadhanas sind das Betrachten der aufgehenden Sonne oder das Barfußlaufen im taufrischen Gras.

Verstehen Sie die Rezepturen nicht als streng festgelegte Formeln, sondern als Einführung in grundlegende Prinzipien und als Anregung. Wenn Sie auf Ihre Intuition hören und Kreativität entwickeln, entdecken Sie selbst, wobei Sie sich am wohlsten fühlen und was zu Ihrem Typ am besten paßt.

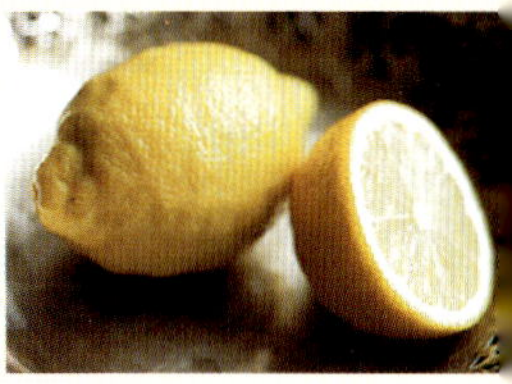

So genießen Sie Ihre Schönheitspflege

Welche wichtige Rolle unser Bewußtsein für unser Wohlbefinden und unser Aussehen spielt, wurde bereits an vielen Stellen angesprochen. Bereiten Sie die Kosmetika also mit Freude zu, und wählen Sie für Ihre Anwendungen eine ruhige, angenehme Atmosphäre. Hören Sie beispielsweise sanfte Musik, oder freuen Sie sich am Duft einer zauberhaften Aromaessenz. Genießen Sie die wohltuende und entspannende Wirkung der Pflegeanwendungen.

Entwickeln Sie ein Gespür für die wechselnden Bedürfnisse Ihres Körpers und Ihrer Haut. Denn wie der Mensch selbst, ändert sich auch der Zustand der Haut von Tag zu Tag, sogar von Stunde zu Stunde. Aus ayurvedischer Sicht ist die Haut der Spiegel der Seele. Hochs und Tiefs des Lebens, Stimmungen und Gefühle beeinflussen ihre natürliche Schönheit ebenso wie Wetter, Klima und Umwelteinflüsse, Ernährung und Lebensgewohnheiten. Im Maharishi Ayur-Veda betrachtet man Schönheitspflege daher auch als eine wunderbare Möglichkeit, zu einem harmonischen Einklang mit sich selbst und der Natur zu finden und entstandene Störungen auszugleichen. Die einfachen und variablen Zubereitungen der Pflegemittel erlauben Ihnen, jeweils die richtige Mischung zu bestimmen. Der Umgang mit den natürlichen Substanzen wird somit Tag für Tag zu einem neuen Erlebnis.

Was Sie beim Herstellen von Pflegemitteln beachten sollten

- Verwenden Sie für Ihre Pflegemittel nur frische und qualitativ hochwertige Zutaten. Leicht verderbliche Kräuter und Pflanzen sollten nur in kleinen Mengen eingekauft und sofort verarbeitet werden.
- Besorgen Sie sich die Pflanzen, Öle und Kräuterextrakte möglichst aus kontrolliertem biologischem Anbau.
- Benutzen Sie zur Hautpflege weiches Wasser, empfehlenswert sind reines Quellwasser oder kohlensäurefreies Mineralwasser. Sehr kalkhaltiges Wasser schadet Ihrer Haut langfristig. Leitungswasser eignet sich nur dann, wenn es quellfrisch ist und nicht mit Chlor versetzt wurde.
- Rühren Sie Ihre Kosmetika stets frisch und nur in der Menge an, die Sie unmittelbar verbrauchen können. Die fertigen Mischungen sollten kühl aufbewahrt werden.

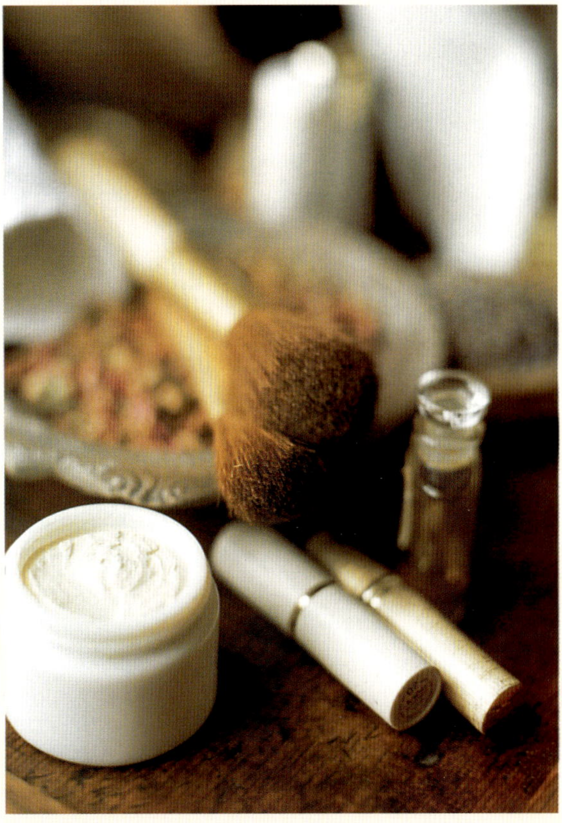

Ayurvedisches Body-Planning

Detailliertes Wissen vom Körper ist notwendig für sein Wohlbefinden. Wenn man die verschiedenen Teile des Körpers kennt, dann kennt man auch die Grundlagen für seine Pflege.
Charaka Samhita, Sarirasthanam, 6, 3

Drei Methoden der Selbstbetrachtung

In der ayurvedischen Diagnostik und somit auch in der Schönheitspflege gibt es drei grundlegende Ansätze, um die körperliche Verfassung zu beurteilen: *Darshana, Sparshana* und *Prashana*. In der Übersetzung bedeuten diese alten Sanskritwörter *Betrachtung, Berührung* und *Befragung* – ein einfaches System also. Wenn Sie nach dieser »dreifachen« Untersuchungsmethode systematisch vorgehen, bekommen Sie mit der Zeit ein gutes Gespür für Ihren Körper und dessen Bedürfnisse und lernen sich selbst aus einem neuen Blickwinkel kennen. Ein weiterer wichtiger Aspekt dieser Betrachtungsweise ist, daß die Selbstheilungskräfte des Körpers wachgerufen werden und somit schlummernde Heilenergien Ihre eigenen Bemühungen unterstützen können.

1. *Betrachten* Sie die Umrisse, Farbe und Form Ihres Körpers von Kopf bis Fuß.
2. Entwickeln Sie Fingerspitzengefühl. *Befühlen* Sie Ihre Haut, Ihre Haare, Gelenke und Glieder. Ist die Oberfläche rauh, ölig oder trocken? Lernen Sie den Rhythmus Ihres Körpers mit dem ayurvedischen Selbstpulsfühlen kennen (S. 118).
3. *Hinterfragen* Sie! Wenn Sie als Pitta-Typ mit Hautausschlag aufwachen, könnte das daran liegen, daß Sie ein extrem scharfes Chilligericht gegessen haben!

Bis Sie mit dieser Methode vertraut sind, kann Ihnen ein persönliches Schönheits-Tagebuch eine wertvolle Hilfe dafür sein, Ihre Forschritte zu erkennen. Erstellen Sie eine »Ist«- und eine »Soll«-Spalte, in denen Sie Ihre Ergebnisse und Eindrücke festhalten.

Geben Sie den Ton an

Nachdem Sie die Verfassung Ihres Körpers kennengelernt und bewertet haben, setzen Sie sich Ihre Ziele, und gehen Sie mit Schwung ans Werk. Bleiben Sie realistisch, und geben Sie Ihrem Körper klare Befehle. Wenn Sie beispielsweise abnehmen wollen, dann zweifeln Sie nicht daran, daß Sie es auch schaffen werden. Wählen Sie eine Diät, die zu Ihrem Typ paßt, und unterstützen Sie die Entschlackung mit der Heißwasser-Trinkkur (S. 107). Essen Sie mittags Ihre Hauptmahlzeit und morgens und abends nur leichte Kost. Bewegen Sie sich ausreichend, und nutzen Sie die Heilkraft aromatischer Öle. Bei einer gewichtsreduzierenden Diät empfiehlt sich das Meda-Aromaöl, das die Doshas harmonisiert. Wollen Sie dagegen zunehmen, kultivieren Sie einen Lebensstil, der Sie wortwörtlich er*füllt.* Achten Sie auf ein gut funktionierendes Verdauungssystem. (Viele weitere praktische und bewährte Tips dafür, wie Sie Ihr Idealgewicht erreichen können, finden Sie in unserem Buch »Ayurveda für jeden Tag«, Literaturverzeichnis S. 159.)
Werden Sie sich bewußt, daß Sie selbst für Ihren Körper verantwortlich sind und ihn auch formen können. Geben Sie ihm regelrecht den Ton an! Sie werden erstaunt sein, wie Ihr Körper mit Freude auf Ihre geistigen Wünsche eingeht.

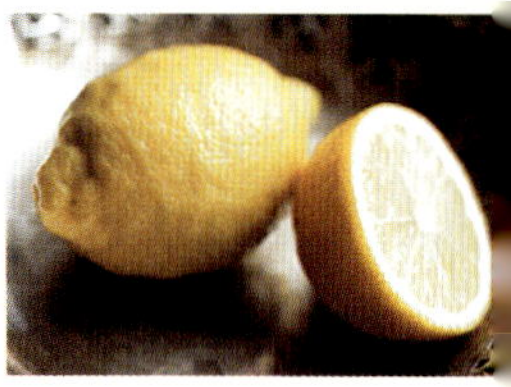

Die tiefe Kraft der Reinigung

Die Körperreinigung ist ein Grundbedürfnis des Menschen. In allen Kulturen der Menschheitsgeschichte gab (und gibt) es Waschrituale und -zeremonien, beispielsweise vor Gebeten, bei religiösen Feierlichkeiten oder Vermählungen. Die Reinigung mit Wasser stellte nur eine Form dar, sie wurde allerdings als die kraftvollste Möglichkeit gesehen, den Menschen mit der Natur und dem Universum zu verbinden.
Bei den folgenden Reinigungsanwendungen wird nicht nur Wasser mit verschiedenen Zusätzen verwendet, sondern auch Öle für spezielle ayurvedische Massagen, Seide für Trockenreibungen oder Milch, Honig, Blüten- und Heilkräuterzusätze sowie Edelsteine für Bäder und Waschungen.

Abhyanga – Ölmassage

Ölmassage ist außergewöhnlich gut für die Haut; man sollte sie regelmäßig anwenden. Sie pflegt und schützt den Körper vor den Folgen von Verletzung und Überanstrengung und verleiht ihm ein sanftes, flexibles, starkes und anziehendes Äußeres. Regelmäßige Ölmassage wirkt dem Altern entgegen.
Charaka Samhita, Sutrasthana, 5, 85–89

Die Ganzkörpermassage (Abhyanga) mit pflanzlichen Ölen ist eine wunderbare Verwöhnbehandlung, die Sie sich so oft wie möglich gönnen sollten. Es wird empfohlen, Sie möglichst morgens vor dem Duschen durchzuführen und sie in Ruhe zu genießen.
Diese einfache Selbstmassage hat viele wohltuende Heilwirkungen, die Sie sehr bald schätzen werden: Regelmäßige Ölmassagen regen den Kreislauf an, beruhigen das Nervensystem und kräftigen die Muskulatur. Sie stärken die Verdauungskraft, harmonisieren die Doshas und schaffen somit ein anhaltendes geistiges und körperliches Wohlbefinden. Die inneren Organe werden über spezielle Reflexzonen in der Haut angeregt, die Hormonproduktion der Haut wird stimuliert. Ihre Haut wird Ihnen die Massage besonders danken: Sie wird geschmeidig, glättet sich, bewahrt ihren jugendlichen Tonus und wird vor Sonne, Wind und Umweltbelastungen geschützt. Wie Sie ein ayurvedisches Abhyanga richtig anwenden, erfahren Sie auf Seite 129. Nachfolgend finden Sie ein Rezept für ein besonders duftendes und wohltuendes Abhyanga-Öl.

Abhyanga-Blütenöl

für alle Hauttypen

1/2 bis 1 Handvoll Lavendelblüten
(alternativ Rosen- oder Jasminblüten)
2 Tassen Mandel- oder Sesamöl

Die Blüten in ein großes Glas oder in ein Keramikgefäß geben und mit angewärmtem Öl übergießen. Die Mischung an einem warmen Ort mindestens eine Woche ruhen lassen. Danach das Öl abseihen. Um einen intensiveren Duft zu erzielen, kann das gesäuberte Öl nochmals mit Blüten versetzt werden.
Pflanzenöle sind reich an Substanzen, die das Immunsystem stärken und den Alterungsprozeß verzögern können. Wählen Sie für Ihr persönliches Öl den Blütenduft, der Ihnen am besten gefällt. Der Duft von Rosen, Jasmin, Lavendel oder anderen Pflanzen, die in Ihrem Garten blühen, wird im Öl für Monate konserviert.

Anstatt Blüten anzusetzen, können auch einige Tropfen eines Aromaöls in das Öl gemischt werden: 1/8 Tasse Öl werden mit 8 bis 10 Tropfen Essenz angereichert. Aus Indien sind sehr geheimnisvolle und betörende Aroma- und Blütenöle bekannt.

Wählen Sie Ihr Öl

Als Grundöl kommen mehrere Ölsorten in Betracht. Entnehmen Sie bitte der folgenden Tabelle, welches Massage- und welches Aromaöl für Ihren Konstitutionstyp geeignet ist.

	Massageöle	*Aromaöle*
Vata	Sesam	Rose, Jasmin
	Mandel	Lavendel, Flieder
	Jojoba	Ylang Ylang
	Vata-Massageöl	Vata-Aromaöl
Pitta	Kokos	Rose, Sandelholz
	Ghee	Lavendel, Zitrone
	Sonnenblumen	Basilikum
	Pitta-Massageöl	Pitta-Aromaöl
Kapha	Sesam, Mais	Salbei, Minze
	Kapha-Massageöl	Eukalyptus
		Bergamotte
		Myrrhe
		Kapha-Aromaöl

Garshan

Massage mit Rohseidenhandschuhen

Als Garshan bezeichnet man im Ayurveda eine hautschonende Trockenmassage mit Handschuhen aus Rohseide. Die sanften Auf- und Abwärtsstreichungen wirken stark kreislaufanregend und bringen deswegen Morgenmuffel schnell auf Trab. Da Garshan die Stoffwechseltätigkeit in der Haut aktiviert, ist sie besonders für Menschen geeignet, die unter fettiger Haut, Übergewicht und Cellulite leiden.
Die Vorgehensweise bei der Garshan-Trockenmassage ist die gleiche wie bei der Abhyanga-Ölmassage (S. 129), also vom Kopf bis zu den Füßen streichen. Die Massage sollte morgens nach dem Aufstehen etwa vier Minuten durchgeführt werden. Anschließend empfiehlt sich ein zehnminütiges Vollbad oder eine heiße Dusche, um die Ausschwemmung von Schlack- und Giftstoffen zu unterstützen.

Schönheitsbäder

Ein Bad reinigt, wirkt aphrodisierend, schenkt neues Leben, beseitigt Müdigkeit, vitalisiert und ist ein gutes Mittel, um Ojas zu fördern.
Charaka Samhita, Sutrasthana, 5, 94

Badeschätze der Natur

Unsere Natur bietet eine Vielfalt an Bademöglichkeiten. Denken Sie an einen ruhigen Bergsee, an einen reißenden Bach oder an einen tosenden Wasserfall, und stellen Sie sich Ihre Eindrücke, den Geruch und das Gefühl auf der Haut vor, die Sie bei so einem Naturerlebnis empfinden. Ein erfrischendes Bad in den kräftigen Wellen eines Meeres mit dem typischen Salzgeruch wirkt auf uns vollkommen anders als ein heilendes Moorbad, ein wärmendes Bad in der Sonne oder ein kühlendes Bad im Vollmond. So verschieden die Badeerlebnisse sind, so ist ihnen doch eines gemein: Sie bringen uns unmittelbar mit der Natur und damit mit unserem Ursprung in Verbindung.
Versetzen Sie sich in Gedanken in einen Ort mit dampfenden Heilquellen, der von majestäti-

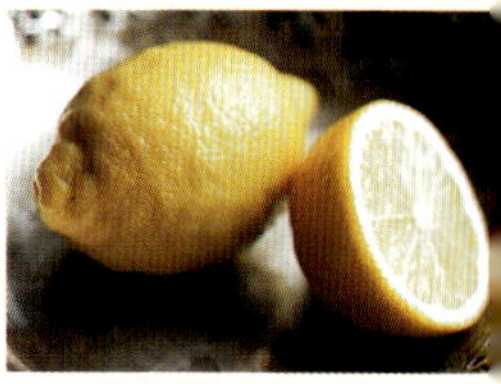

schen, schneebedeckten Berggipfeln des Himalaya umringt ist. Denken Sie sich in dieses Bild hinein. Das harmonische Zusammenspiel der Elemente Luft, Raum, Erde, Wasser und Feuer versetzt uns in einen Zustand unbeschreiblicher Ruhe und Entspannung. Die Stille und der Zauber, die von dieser gewaltigen Kulisse ausgehen, scheinen die Zeit zum Stillstand zu bringen.

Exotische Düfte und Blütenessenzen

Die Verwendung von Duftessenzen und Blumengirlanden erzeugen Wohlgerüche, Langlebigkeit, zauberhafte Anziehungskraft, nähren und stärken die Persönlichkeit.
Charaka Samhita, Sutrasthana, 5, 96

Die Baderituale des Ostens sind berühmt. Exotische Düfte und Blütenessenzen, aromatische Kräuter und Badezusätze, kostbare Öle und Salben schaffen eine verzaubernde Atmosphäre wie aus Tausendundeiner Nacht. Baden wird zu einer Zeremonie der körperlichen und geistigen Entspannung.
Die Vorbereitung eines solchen Badevergnügens erfordert einiges Geschick, Wissen und Können. Wichtig ist neben der Auswahl der richtigen Badezusätze auch die Einrichtung der Badestätte. Sie sollte ein Ort der Ruhe und Besinnung sein. Denn ein entspannendes Ganzkörperbad dient nicht nur zur Reinigung, sondern auch zur spirituellen Erneuerung. Baden ist in vielen ganzheitlichen Lebenslehren – und so auch im Ayurveda – auch Ausdruck für das Fließen frischer Lebensenergien und eine Rückverbindung über das Element Wasser mit der Natur.

Richtiges Baden für jeden Typ

Ein gut durchgeführtes Baderitual wirkt harmonisierend auf die Grundkräfte, die Doshas, und hat somit einen starken Einfluß auf Gesundheit, Wohlbefinden und Schönheit.
Wärmende Bäder, ob mit Wasser oder in der Sonne, sind für Vata-Konstitutionen heilsam. Pitta-Typen bevorzugen eher kühlende Waschungen, die ihr inneres Feuer ausgleichen. Ein Bad mit Pfefferminze oder in den kühlenden Strahlen des Vollmondes kann das hitzige Pitta-Temperament besänftigen. Kapha-Typen lieben nicht nur die Wärme eines wohltemperierten Bades, sondern schwelgen auch gern in kostbaren Parfüms, Ölen und Essenzen.
Wohlduftende Badezusätze verhelfen aber nicht nur dazu, daß ein Körperbad zu einem sinnlichen Erlebnis wird, sondern können auch trockener Vata-Haut eine seidene Geschmeidigkeit geben, unreine oder entzündete Pitta-Haut heilen oder in einem trägen Kapha-Kreislauf die Lebensgeister wieder wach rufen. Bei empfindlicher Haut ist es empfehlenswert, sich vor dem Baden einzuölen

Romantisches Rosenblütenbad
für alle Hauttypen

1–2 Handvoll süßduftende Rosenblütenblätter
1 Stück Seide (etwa 15 × 15 cm)
1 Goldkordel
1–2 Tropfen Rosenblüten-Essenz
(nach Belieben)

Aus dem Seidenstück ein Säckchen formen, die Blütenblätter hineinlegen und das Ende mit der Kordel zubinden. Das Rosensäckchen unter das fließende Wasser oder direkt ins Badewasser legen. Die Rosenblüten-Essenz wird direkt ins Badewasser gegeben.
Der Duft der Rose schafft eine Atmosphäre von Luxus und Romantik, die Sie alle Alltagssorgen vergessen läßt, öffnet das Herz und wirkt beruhi-

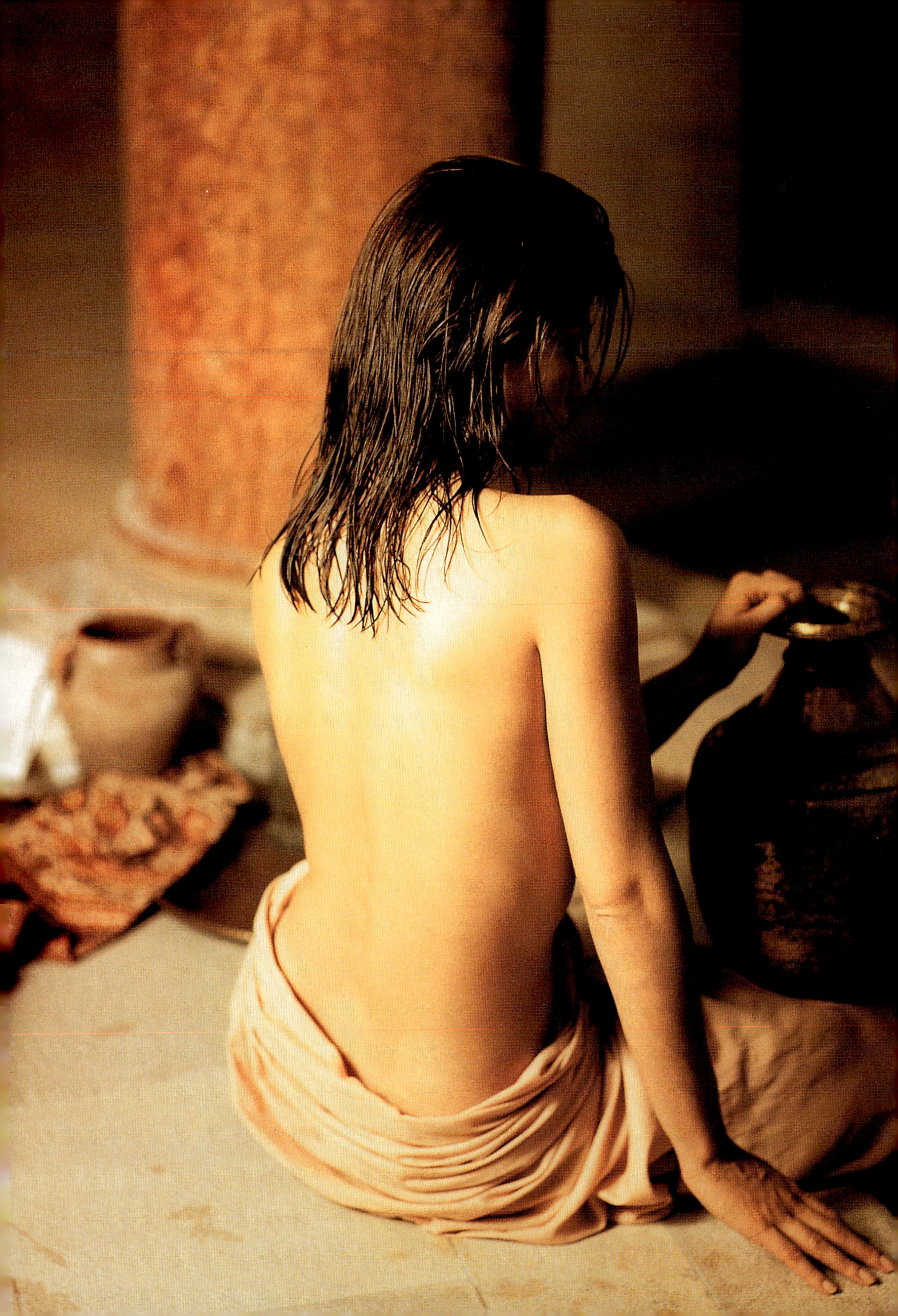

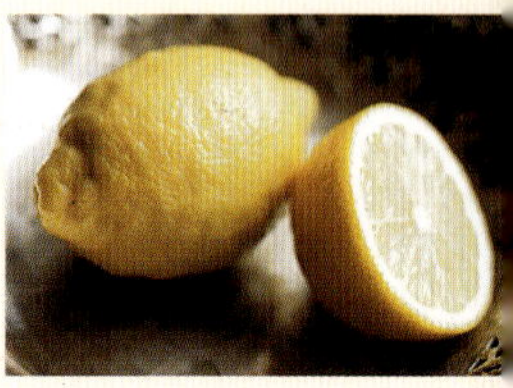

gend auf das Nervensystem. Ein Rosenblütenbad verwöhnt die Haut mit den harmonisierenden Substanzen der Rose und macht sie glatt und geschmeidig.
Die Rose ist ein Symbol für die Liebe. In Persien, wo alte vedische Gebräuche zum Teil noch lebendig sind, wird die Braut beim Hochzeitszeremoniell zum Teil auch heute noch mit einer Gondel in himmlisch duftendem Rosenwasser zu ihrem Gemahl geführt.

Beauty-Sleep-Bad mit Milch und Honig

für alle Hauttypen

1 bis 2 Tassen Milch (für Vata Sahne)
1 Tasse Bergblütenhonig
einige Tropfen eines beliebigen ätherischen Öls

Milch und Honig und einige Tropfen eines Lieblingsaromaöls mischen, besonders zu empfehlen sind Rose oder Jasmin oder ein spezifisches Dosha-Aromaöl. Die zubereitete Bademilch im warmen Badewasser gut verteilen.
Dieses Bad aus Milch und Honig ist ein absolutes Verwöhnbad und regeneriert den gesamten Körper. Die Haut erhält einen strahlenden, jugendlichen Glanz, wird zart und geschmeidig.
Genießen Sie diesen Badeluxus bei klassischer Musik und Kerzenlicht. Stellen Sie einen wunderschönen Blumenstrauß in Ihr Blickfeld. Ruhen Sie sich nach dem Baden mindestens 30 Minuten aus, und verwöhnen Sie sich mit einer Tasse köstlicher warmer Mandelmilch mit Kardamom und Anis. Wenn Sie schlafengehen, fallen Sie mühelos in einen tiefen und erholsamen Schönheitsschlaf.

Lavendel-Bad

für Vata

1 Handvoll Lavendelblüten
1 Tasse Hafermehl
1 Stück Rohseide (etwa 20 × 20 cm)
1 Kordel

Aus dem Stück Rohseide ein Säckchen formen, die Lavendelblüten und das Hafermehl hineingeben und die Enden mit der Kordel zubinden. Das Säckchen in das Badewasser legen.
Die Lavendel-Hafer-Kombination schafft einen Hauch von Wärme, Gemütlichkeit und Frische. Hafer klärt die Haut und beruhigt die Nerven, Lavendel wirkt entspannend, reinigend und deodorierend. Dieses Bad ist vor allem für Vata-Typen ein Genuß.
Das Seidensäckchen kann auch zur Hautreinigung verwendet werden. Reiben Sie damit sanft über Ihre Haut.

Chrysanthemenblüten-Bad

für Pitta

5 bis 7 Chrysanthemenblüten

Die Blüten direkt in das Badewasser geben und auf der Wasseroberfläche schwimmen lassen.
Dieses aparte Blütenbad wirkt angenehm kühlend. Gönnen Sie sich dieses harmonisierende Bad vor allem an heißen Sommertagen. Der frische Blütenzauber unterstreicht darüber hinaus die Schönheit und Anmut. Chrysanthemen sind süß und bitter und beeinflussen deswegen das Pitta-Dosha sehr günstig.
Die Sanskritbezeichnung für Chrysantheme ist *Sevanti*, die *verdienstvolle Hingabe.*

Duftende Kashmirbadedecke

Après-Bad

1 große Kashmirdecke
Satinseide in einer passenden Farbe
dünne Seide für die Blütentaschen
Perlen, Seidenbänder
Rosen-, Lavendel- oder Jasminblüten
Nähseide

Die dünne Seide in etwa 15 Zentimeter große quadratische Stoffstücke zerschneiden und jeweils zwei an drei Seiten zusammennähen. An der offenen Seite die Blüten einfüllen und die Blütentaschen zunähen. Nähen Sie so viele Säckchen, wie Sie auf der Decke anbringen wollen.
Aus der Satinseide zwei etwa 15 Zentimeter breite Streifen in Länge der Kashmirdecke schneiden und die Seidenstreifen an einer Kante der Decke jeweils innen und außen so annähen, daß eine Naht vorerst noch offen bleibt. Unter diesen Seidenaufsatz die bereits angefertigten Blütentaschen im Abstand von 10 bis 15 Zentimetern mit großen Stichen an der Decke festnähen. Abschließend die noch offenen Seiten zunähen. An den Stellen, an denen die Blütentaschen eingenäht wurden, kann die Naht durch einen Perlenknopf oder durch Seidenbänder ersetzt werden. So lassen sich die Duftsäckchen vor der Reinigung leicht entnehmen.
Diese aufwendige, aber kunstvolle Luxusdecke ist eine Herausforderung für begabte Handarbeitsmeisterinnen. Doch der Aufwand lohnt sich. Hüllen Sie sich nach einem Körperbad in die Kashmirdecke, und genießen Sie das Gefühl von Luxus, Schutz und tiefer Geborgenheit. Die zauberhaften Blütendüfte lassen Sie in tiefe Entspannung gleiten. Kostbare Kashmirwolle stammt meist aus Nordindien und ist ausgesprochen weich und angenehm wärmend.

Kurpackungen

Wenn Sie Ihrer Haut etwas Gutes tun und sie dabei bestens pflegen wollen, sollten Sie sich gelegentlich eine Ganzkörper-Kurpackung gönnen. Die großzügig aufgetragenen Pasten versorgen die Haut optimal mit Nährstoffen, Vitaminen, Mineralien und Spurenelementen, sie wird geschmeidiger und bekommt einen wunderbaren Glanz.
Bei den vorgestellten Rezepturen bereitet man aus pürierten Früchten, gemahlenen Nüssen, Mehl und verschiedenen anderen Zutaten wie Milch, Öl oder Ghee eine geschmeidige Paste zu. Diese Mischung wird auf die feuchte oder (nach dem Abhyanga) geölte Haut am ganzen Körper großzügig aufgetragen. Für das Gesicht empfehlen sich auch die feineren Fruchtmasken. Die Packung sollte 10 bis 15 Minuten einwirken. Danach wird sie mit reichlich warmem Wasser in der Dusche oder Badewanne entfernt.
Wir stellen Ihnen einige Kombipackungen mit Anwendungen für Gesicht und Körper vor, die Sie gleichzeitig anwenden können.

Ayurvedische Schönheitspackungen

fürs Gesicht oder den ganzen Körper

Mengen jeweils nach Bedarf. Nach Belieben mit etwas Wasser verdünnen und die Zutaten zu einer geschmeidigen Paste verrühren.

für Vata
Körper:
2 Tassen Kichererbsenmehl
2 Äpfel
(wenn möglich aus biologischem Anbau)
1/2 Tasse Sesamöl

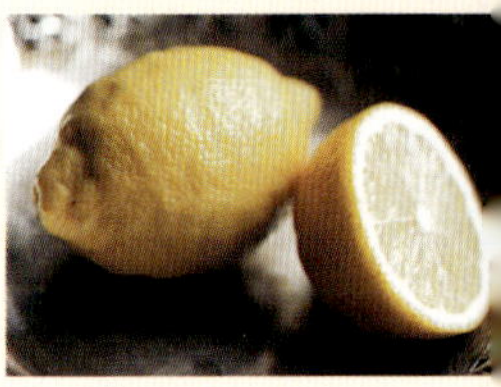

Gesicht:
1 Banane
1/4 Tasse Milch oder Sahne

für Pitta
Körper:
2 Tassen Gerstenmehl
1/2 Tasse Ghee
Gesicht:
1 Banane, 1 1/2 TL Ghee

für Kapha
Körper:
2 1/2 Tassen Gerstenmehl
1/2 Tasse Weizenmehl
2 Karotten
1 Tasse Sesamöl
Gesicht:
1 Kiwi, 1/2 Karotte

Mangopackung

für Vata und Pitta

1 1/2 große, reife Mangos
6 EL süße Mandeln, gemahlen
1 TL Bergblütenhonig (nach Belieben)
6 EL süße Sahne oder Buttermilch

Diese exotische Mischung enthält eine Fülle von Nähr- und Wirkstoffen. Eine süße, reife Mango strafft und glättet die Haut und verleiht ihr einen gesunden, frischen Teint – Ihr Körper strahlt mit neuer Vitalität. Mangofrüchte wirken beruhigend auf die Nerven und stimulieren den Stoffwechsel. Vata und Pitta werden ausgeglichen.
Probieren Sie die Mangopackung auch für die Haare aus (allerdings ohne Mandeln!). Müde oder matte Haare bekommen durch die gesundheitsfördernden Eigenschaften der Mangofrucht neuen Schwung und einen zauberhaften Glanz.

Joghurtpackung

für Pitta

2 Tassen Joghurt
1/4 TL Rohrzucker
1 EL Weizenkleie oder Reismehl
1 Schuß Kokosöl
Himalaya-Zedern-Aromaöl

Diese kühlende Joghurtpackung beruhigt besonders Pitta-Haut. Die Anwendung empfiehlt sich außerdem an heißen Sommertagen. Durch den Joghurt wird die Haut spürbar belebt, sie bekommt Feuchtigkeit und Frische und wird von innen und außen revitalisiert.

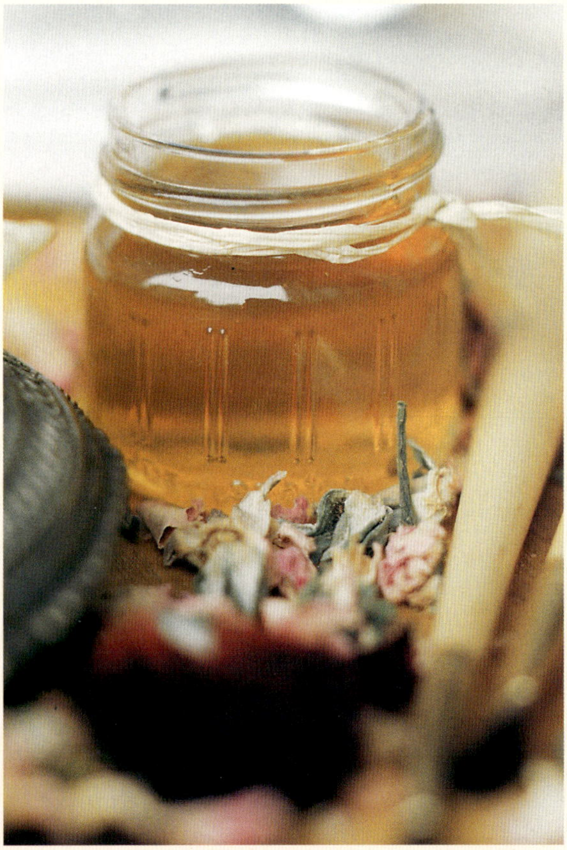

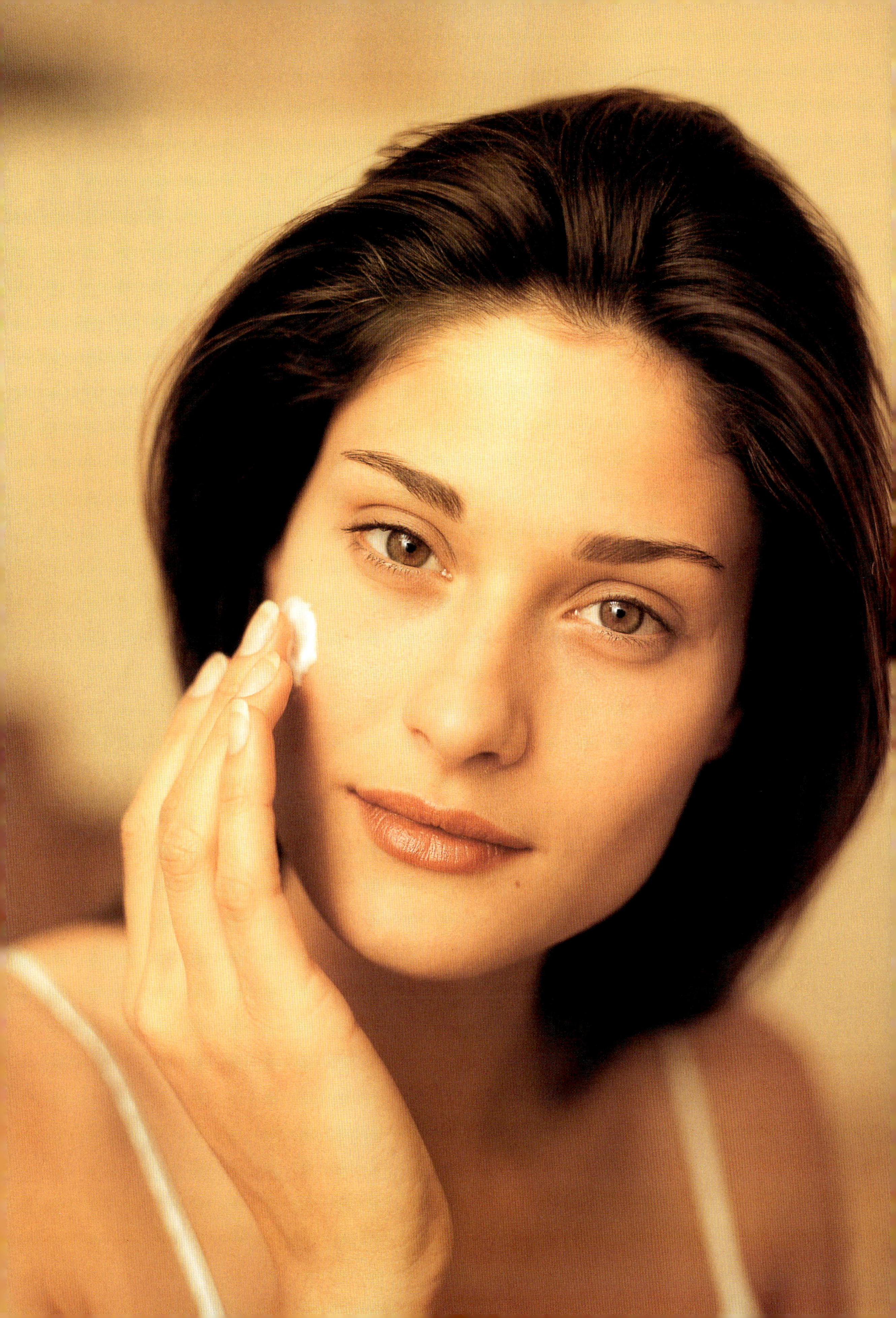

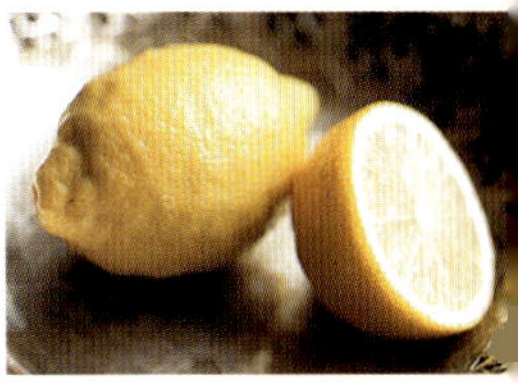

Die hohe Kunst der Gesichtspflege

Die Gesichtshaut ist weit stärker als die übrige Haut Wetter-, Klima- und Umweltbelastungen ausgesetzt und steht zudem stets im Blickpunkt. Unzählige Geheimtips ranken sich um die richtigen Mittel zur Erhaltung ihrer Jugendlichkeit, Schönheit und Ausstrahlung. Es ist also nicht verwunderlich, daß ihrer Pflege auch in diesem ayurvedischen Schönheitsbuch ein besonderes Augenmerk gilt.

Um die Geschmeidigkeit der Gesichtshaut und ihren frischen Teint zu erhalten, ist vor allem regelmäßige Pflege notwendig. Das Gesicht sollte täglich gereinigt, massiert und die Haut mit Nährstoffen versorgt werden. Nicht zu vergessen sind eine gesunde, nahrhafte Ernährung und das richtige »feeling«, das heißt ein Gefühl für Jugendlichkeit und Schönheit und eine fröhliche Grundstimmung, das letztendlich die beste »seelische« Kosmetik darstellt und die Haut von innen heraus strahlen läßt.

In diesem Zusammenhang empfiehlt die ayurvedische Schönheitslehre spezielle Sadhanas, die den gesamten Organismus wiederbeleben und somit Körper, Geist und Seele harmonisieren. Zu diesen bewährten Schönheitsmitteln zählen Spaziergänge im Regen. Die in der Luft enthaltenen feinen Prana-Stoffe (S. 112) regen auf sanfte Weise die Zellatmung der Haut an.

Neben solchen einfachen Mitteln gibt es auch etwas anspruchsvollere. Im Ayurveda kennt man nicht nur Wasser zur Reinigung und Pflege des Gesichts, sondern auch Milch, Buttermilch und Joghurt, Pflanzenöle sowie Obst- und Gemüsesäfte, auch kostbare Perl- und Edelsteinwasser gehören zum Repertoire der gehobenen ayurvedischen Gesichtspflegemittel.

Lernen Sie mit den verschiedenen Reinigungs- und Pflegemöglichkeiten zu experimentieren. Ihr Körper wird Ihnen dankbar sein, wenn Sie herausfinden, welche Mittel Ihnen am besten tun. Trockene Vata-Haut mag sich mit Quellwasser und einer Ölmassage bei der Morgentoilette entspannt fühlen. Eine Pitta-Haut wird eher durch frisch gepreßten Gurkensaft beruhigt. Milch mit Rosenwasser und Honig könnte das Geheimnis der einen oder anderen Kapha-Frau gewesen sein, die wegen ihrer Schönheit zu Weltruhm gelangt ist. Die Zeit, die Sie in Ihre Gesichtspflege investieren, wird auf jeden Fall Früchte tragen. Bei regelmäßiger Pflege verschönt und strafft sich die Haut, der Teint wird jugendlich, sanft und weich. Sie fühlen sich frisch und können den Tag mit neuer Vitalität, klarem Geist und gestärktem Selbstbewußtsein meistern.

Arbeiten Sie bei Ihrer Gesichtskosmetik viel mit Ihren Fingerspitzen. Dies ist nicht nur die einfachste und natürlichste, sondern auch die wirkungsvollste und erlebnisreichste Möglichkeit, in Kontakt mit der Haut und mit sich selbst zu kommen.

In den Fingerspitzen sitzen Tausende feiner Fühl- und Tastorgane. Wenn Sie damit aufmerksam über Ihre Haut streichen und sie sanft massieren, erhalten Sie ein exaktes Bild über den Zustand Ihrer Haut, das Ihnen kein noch so gutes Gesichtstuch oder feiner Schwamm liefern kann. Sie bemerken, wo sich Ihre Haut glatt und wo sie sich rissig und spröde anfühlt. Sie spüren die kleinsten Talgansammlungen und Unreinheiten. Andererseits haben Sie über Ihre Fingerspitzen auch die Möglichkeit, auf Ihre Haut einzuwirken, sie in Ihrem Sinne zu verändern und zu beleben.

Gesichtsreinigung

Mit Kräutern, Fruchtsäften oder auch mit Honig versetzte Reinigungswasser und Reinigungsmilch sind seit Jahrtausenden bekannte Schönheits- und Pflegemittel. Alte Überlieferungen rühmen darüber hinaus die unzähligen Wirkungen von mit Gold, Edelsteinen oder Perlen veredeltem Wasser. Reinigungswasser schöpfen Sie mit den Handinnenflächen aus einer Schale und benetzen damit mehrfach Ihr Gesicht. Die Milch wird mit den Fingerspitzen auf die Gesichtshaut aufgetragen.

Ein weiteres Mittel zur Hautreinigung, das vor allem in Verbindung mit einer Gesichtsmassage sehr tief wirkt, sind hochwertige Öle. Pflanzenöle finden in der ayurvedischen Naturkosmetik breite Verwendung, Mandel-, Jojoba-, Rosen- und Jasminöl sind nur einige aus der vielfältigen Palette. Öle führen der Haut die notwendigen Fettbestandteile zu, die sie vor dem Austrocknen schützen, und können nach Belieben mit Kräuteressenzen, Duft- oder Aromastoffen angereichert werden.

Versuchen Sie auch einmal eine Reinigung mit Rosenblütenblättern. Fühlen Sie, wie samtig weich sich ein Rosenblatt auf Ihrer Haut anfühlt. Ihre Haut wird sanft massiert und es umgibt Sie der zauberhafte Duft der Rose.

Reiswasser

für alle Hauttypen

1 Tasse Basmatireis, 1/2 l Wasser

Den Reis in ein Sieb geben, das Wasser darüber schütten und in einem Gefäß auffangen.

Basmatireis ist ein sehr feiner, langkörniger Reis mit einem besonderen, leicht nußartigen Geschmack. *Basmati* bedeutet soviel wie *König des Duftes* und gilt als der König unter den Reissorten. In Nordindien, wo Basmatireis hauptsächlich angebaut wird, kennt man auch heute noch die wohltuende und reinigende Wirkung des bei der ersten Reiswäsche anfallenden Wassers. Reiswasser enthält wertvolle Substanzen, Mineralien, Spurenelemente und Vitamine. Regelmäßig angewandt verleiht es der Haut einen edlen, mattzarten, wie Perlmutt schimmernden Teint.

Reiswasser ist auch für die Haare ein bewährtes Schönheitsmittel und verleiht ihnen Geschmeidigkeit und schöne Lichteffekte.

Wo die Wolken das Meer berühren,
erstarren die Regentropfen und
gleiten in die Tiefe der Ozeane.
Alter indischer Vers

Perlwasser

für Pitta

5 bis 6 Perlen
1 Glas Wasser
1 Schuß Rosenwasser

Die Perlen in ein mit Wasser gefülltes Glas legen, über Nacht stehen lassen. Anschließend etwas Rosenwasser dazugeben.

Die beste Wirkung wird erzielt, wenn das Perlwasser bei Vollmond zubereitet wird: Das Perlwasser in einer Vollmondnacht ins Freie stellen und am Tag darauf verwenden. Nehmen Sie nur Perlen mit einem schönen, weichen Schimmer und einer makellosen Oberfläche.

Perlen tragen die kühlende Energie der Elemente Wasser, Luft und Erde in sich und sind eines der besten Mittel zur Reduzierung von Pitta. Darüber hinaus ist Perlwasser besonders gut geeignet für strapazierte, gerötete und entzündete Haut sowie bei erweiterten Äderchen.

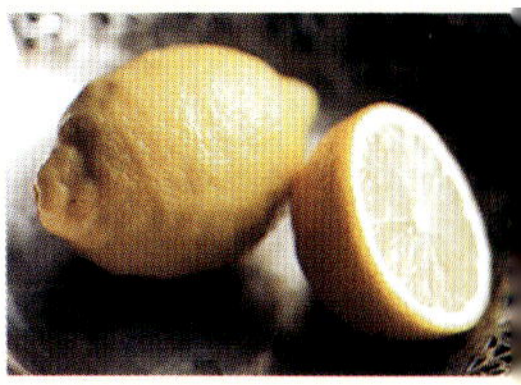

Goldwasser

für Vata und Kapha

1 l Wasser
ein Goldstück, einen Goldring oder
eine Goldkette

Das Goldstück in einen Topf mit kochendem Wasser geben, das Wasser bei kleiner Flamme auf die Hälfte heruntersieden lassen.
Goldwasser erhöht die geistige Stabilität und verbessert die Herzensqualitäten. Außerdem erzeugt es ein Wärmegefühl in der Haut. Für Pitta-Typen ist deshalb Silberwasser wegen seiner kühlenden Eigenschaften besser geeignet. Es wir nach demselben Verfahren wie Goldwasser hergestellt.

Lilienwurzelmilch

für Vata- und Pitta-Haut

2 EL Lilienwurzel-Puder
3 Tassen Wasser
1/4 EL Bergblüten- oder Thymianhonig
3 EL Rosenwasser oder Perlwasser
Rosenblüten-, Neroli- oder Iris-Aromaöl

Das Wasser 5 Minuten kochen, dann die Hitze zurücknehmen, den Lilienwurzel-Puder hineingeben und auf kleinster Flamme im zugedeckten Topf etwa 1/2 Stunde sieden. Anschließend mindestens 3 Stunden ruhen lassen. Durch ein Tuch filtern, zuletzt den Honig darin auflösen, mit Rosenwasser verfeinern und nach Belieben einige Tropfen Aromaöl dazugeben. Lilienwurzelmilch wirkt äußerst erfrischend, fördert die Durchblutung, glättet die Haut und führt ihr Feuchtigkeit zu. Die Lilie galt im Altertum als Schönheitselexier ersten Ranges. In der vedischen Hochkultur genoß sie als Symbol der Würde und Weisheit eine ebenso hohe Verehrung wie der Lotus.

Gebirgshonigmilch

für alle Hauttypen

1/4 TL Bergblütenhonig
2 EL Milch
1 Schuß Rosenwasser

Milch in einem Topf auf dem Herd oder im Wasserbad leicht erwärmen, etwas abkühlen lassen, dann den Honig darin auflösen und zum Schluß das Rosenwasser dazugeben.
Die Gebirgshonigmilch glättet und strafft müde und trockene Haut und sorgt für einen gesunden, strahlenden Teint.
Milch und Honig waren schon in der Antike als Schönheitsmittel äußerst beliebt. Von Kleopatra ist überliefert, daß sie für ihre Bäder Milch und Honig üppig verwendete.

Abschmink- und Reinigungslotion

für empfindliche Haut

2 EL Buttermilch
alternativ 2 bis 3 EL Milch
oder 2 bis 3 EL Aloe-Vera-Gel

Buttermilch, Milch und Aloe-Vera-Gel sind Abschmink- und Reinigungsmittel, die die Haut auf natürliche Art schonen. Für empfindliche Haut mit erweiterten Äderchen hat sich vor allem Buttermilch als beruhigend und heilend erwiesen.

Ayurvedische Schönheitsbuttermilch

1 Tasse Joghurt
(aus nicht homogenisierter Milch)
1 Tasse Wasser

Joghurt und Wasser vermengen und den Joghurtlassi mit einem Rührstab solange schlagen, bis sich eine butterähnliche Schicht auf der Oberfläche bildet. Diese fette Schicht abgeschöpfen und die verbleibende Flüssigkeit zur Gesichtsreinigung verwenden.

Reinigen mit Öl

Eine Gesichtsreinigung mit Öl pflegt und nährt die Haut bereits bei der Anwendung. Denn während das Öl sanft in die Haut einmassiert wird, nimmt es tiefsitzenden Schmutz, Staub und Schadstoffe besonders gut auf und versorgt die Haut zusätzlich mit notwendigen Fettbestandteilen, die sie vor dem Austrocknen schützen.
Die Technik für die Gesichtsmassage ist auf Seite 130 beschrieben, die für Ihren Typ passenden Öle finden Sie auf Seite 52. Mit einem Ubatana kann überschüssiges Öl auch ohne Seife leicht entfernt werden.

Ubatanas – seifenlose Reinigung für die tägliche Gesichtspflege

Eine Besonderheit der ayurvedischen Kosmetik sind die sogenannten Ubatanas (aus dem Hindi). Sie bestehen aus zermahlenen Hülsenfrüchten oder Getreidemehl, die mit etwas Flüssigkeit, mit Kräutern und Aromastoffen zu einer Paste verarbeitet werden. Hülsenfrüchte und alle Getreidesorten sind reich an Pflanzeneiweiß, Mineralstoffen, Spurenelementen und Vitaminen.
Ubatanas eignen sich für die tägliche Gesichtspflege, sie können aber auch als Gesichtsmasken aufgetragen werden. Diese Kleiepasten reinigen die Haut sehr gründlich, ohne ihre Schutzschicht anzugreifen. Sie verleihen dem Gesicht ein zart schimmerndes Aussehen, regenerieren die Haut, werden als äußerst angenehm empfunden und sind darüber hinaus leicht herzustellen.

Ihr ganz persönliches Ubatana

Ubatanas sollten täglich frisch angerührt werden. Im Grundrezept kommen 3 EL Ubatana-Puder auf 2 bis 3 EL Wasser und 1/4 TL Öl. Die einzelnen Zutaten können beliebig variiert werden: Suchen Sie sich aus der Vielfalt an Hülsenfrucht- und Getreidesorten diejenige aus, die Ihnen am angenehmsten ist und am besten zu Ihrem Hauttyp paßt. Kräuter- und Aromabeimischungen können die Wirkung und den Duft des Ubatanas verfeinern. Orientieren Sie sich an der folgenden Tabelle, um aus den richtigen Zutaten Ihr persönliches Ubatana zu kreieren. Selbstverständlich stellen wir Ihnen auch einige spezielle Rezepte vor.

Welche Zutaten für welchen Typ?

	Vata	*Pitta*	*Kapha*
Getreidemehl			
Gerste, fein		×	×
Hafer	×	×	×
Mais			×
Reis		×	×
Weizen	×	×	×
Hülsenfrüchtemehl			
Kichererbsen	×	×	×
Mungbohnen	×	×	×
Azukibohnen	×		
Flüssigkeiten			
Aloe Vera	×	×	×
Buttermilch		×	×
Joghurt	×	×	×
Milch	×	×	
Sahne	×		
Quellwasser	×	×	×

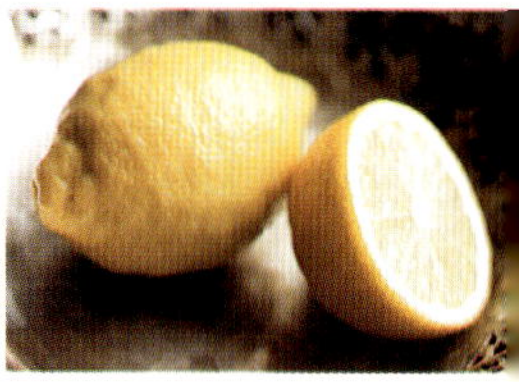

Das fertige Ubatana wird mit den Fingerspitzen mit kreisenden Bewegungen in die Haut einmassiert. Nach einer kurzen Einwirkzeit wird die Paste mit lauwarmem Wasser wieder abgewaschen und die Haut mit einem Tuch abgetupft.

Unser Tip

Das Ubatana-Pulver kann für etwa zwei Wochen im voraus gemahlen werden. Bewahren Sie das trockene Pulver in einem geschlossenen Gefäß an einem kühlen Ort auf. Für die morgendliche Gesichtspflege entnehmen Sie nur soviel Pulver, wie Sie benötigen, und rühren es mit den weiteren Zutaten an. Achten Sie darauf, daß das Gefäß immer gut verschlossen ist.

Mandel-Ubatana

für Vata und anspruchsvolle Haut

2 EL süße Mandeln, feingemahlen
1/4 TL Ghee (nach Belieben)
Milch oder Sahne zum Anrühren
etwas Rosenwasser
Mandelöl (nach Belieben)

Alle Zutaten zu einer cremigen Paste verrühren und diese mit kreisenden Bewegungen etwa eine Minute lang sanft in die Haut einmassieren. Ein Schuß Mandelöl unter die Creme gemischt gibt dem Ubatana mehr Sämigkeit.
Dieses edle Ubatana versorgt anspruchsvolle Haut mit den pflegenden Essenzen der Mandel und der Milch. Das Rosenwasser verleiht der Gesichtshaut den ganzen Tag einen dezenten feinen Duft.
Für die zu Trockenheit neigende Vata-Haut empfiehlt sich, das Ubatana mit etwas Ghee anzureichern oder das Gesicht vor der Anwendung mit Ghee einzucremen.

Bergblütenhonig-Ubatana

für alle Hauttypen

1/2 TL Bergblütenhonig
2 EL Kichererbsenmehl
Wasser zum Anrühren

Das Kichererbsenmehl mit dem Honig und Wasser verrühren, bis eine geschmeidige Masse entsteht.
Das Bergblütenhonig-Ubatana reinigt die Haut gründlich und versorgt sie mit Feuchtigkeit. Die Haut wird glatt und geschmeidig, die Zellen werden regeneriert. Über die Heilwirkungen des Honigs erfahren Sie auf Seite 71.

Mais-Buttermilch-Ubatana

für Pitta- und Kapha-Haut

3 EL weißes Maismehl
1 EL Buttermilch
1 EL Honig
1/2 TL Salbei, getrocknet
1/2 TL Lindenblüten, getrocknet
1 Schuß Zitronensaft

Salbei und Lindenblüten mit 1/2 Tasse heißem Wasser überbrühen und im Sud zehn Minuten ziehen lassen, danach abseihen und weiter abkühlen lassen. Maismehl, Buttermilch und Honig zu einem glatten Brei verarbeiten. Einen Teelöffel vom Aufguß dazugeben und mit Zitronensaft verfeinern.
Das Mais-Buttermilch-Ubatana wirkt adstringierend und beseitigt überschüssiges Öl von der Hautoberfläche. Müde Haut bekommt wieder ein frisches Aussehen: Die Wirksubstanzen dringen tief in die Haut ein und tragen dazu bei, daß sich die Poren verkleinern. Lindenblüten und Zitrone hellen den Teint auf.

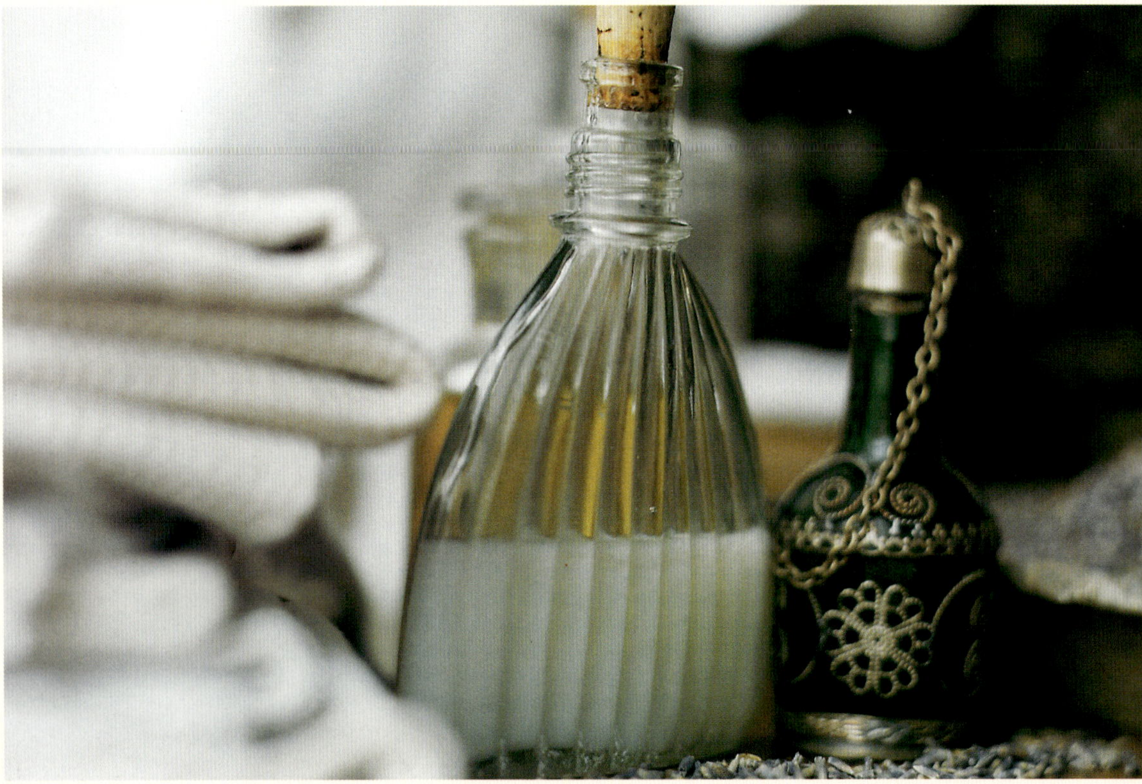

Gartenkräuter-Sonnenblumen-Ubatana

für alle Hauttypen

½ Tasse gemahlene Sonnenblumenkerne
4 EL süße Mandeln, feingemahlen
1 TL Ghee
als Anrührflüssigkeit für Vata: Sahne
für Pitta: Rosenwasser
für Kapha: frisches Wasser

Direkt vor der Anwendung alle Zutaten zu einer cremigen Paste verrühren und sanft in die Haut einmassieren.

Dieses Ubatana-Rezept bietet Ihnen unendlich viele Variationsmöglichkeiten. Rühren Sie das Pulver beispielsweise mit Lavendel- oder Orangenblütenwasser an, oder arbeiten Sie vorsichtig gehackte frische Pfefferminze für Vata, Koriander oder Brunnenkresse für Pitta und Kapha in Ihr Ubatana ein. Mit frisch gepflückten Kräutern wirken die zellregenerierenden Kräfte der Sonne direkt bei der Gesichtsreinigung.

Honig-Hafer-Ubatana

für Pitta-Haut

1–2 EL getrockneter Salbei
7 EL Wasser
3 EL Hafermehl
½ TL Wasser
1 EL Salbeihonig
1 Schuß Zitronensaft
1 Tropfen Salbei-Aromaöl (nach Belieben)

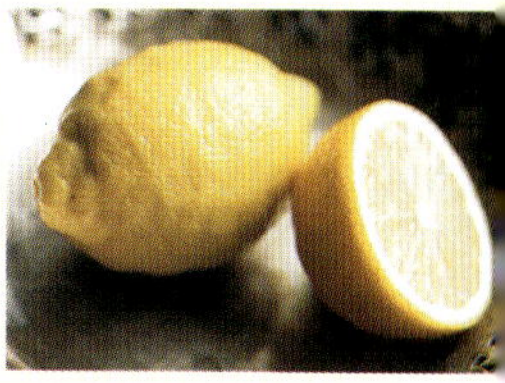

Getrockneten Salbei mit heißem Wasser übergießen und im Wasser etwa zehn Minuten ziehen lassen, dann abseihen und weiter abkühlen lassen. Aus Hafermehl und Salbeihonig eine streichfähige Paste mischen und 4–5 EL von dem Salbeisud unterrühren. Zum Schluß eventuell mit einem Schuß Zitronensaft und dem Salbei-Aromaöl verfeinern.
Der restliche Salbeiaufguß kann nach der Ubatana-Anwendung als adstringierendes Tonikum verwendet werden. Nach der Reinigung wenn nötig zwei Tröpfchen Ghee auf Wangen, Stirn und Kinn verteilen. Ghee wirkt angenehm kühlend und reizlindernd.
Das Salbeihonig-Ubatana ist besonders bei Akne und entzündeter Haut zu empfehlen. Wegen seiner stark zusammenziehenden Wirkung eignet sich das Ubatana auch für ölige Haut.

Ein Seidensäckchen für ein Ubatana

Anstatt das Ubatana mit den Fingern auf das Gesicht aufzutragen, können Sie die trockenen Mischungen auch mit Hilfe eines Seidensäckchens in die Haut einmassieren. Man benötigt dazu ein etwa 15×15 Zentimeter großes Stück Stoff aus reiner Seide, gibt ein Ubatana-Pulver nach Wahl hinein und bindet die Stoffenden mit einem Seidenfaden oder einer Baumwollkordel zu einem Säckchen zusammen. Das Seidensäckchen wird mit heißem Wasser übergossen und behutsam ausgewrungen, wobei eine milchartige Flüssigkeit herausfließt. Führen Sie das Seidensäckchen mit kreisenden Bewegungen über Ihr Gesicht. Die Wirkstoffe dringen bei dieser sanften Massage tief in die Haut ein.
Seide gilt seit jeher als einer der kostbarsten Naturstoffe der Welt. Kaiser und Kaiserinnen verwendeten Seidenstoffe für edle Gewänder, in der vedischen Hochkultur wußte man die Vorzüge der Seide auch für die Pflege der Haut zu nutzen. In den letzten Jahren wurde Seide von der modernen Kosmetikindustrie wiederentdeckt.

Dampfbäder – eine gute Vorbereitung für eine Gesichtsmaske

Dampfbäder zählen zu den ältesten Methoden, um die Haut tief und gründlich zu reinigen. Durch die Feuchtigkeit und Wärme einer Dampfanwendung werden die trockenen, äußeren Hautschichten weicher und lösen sich leichter ab. Die Durchblutung der Haut wird angeregt, die Poren der Haut geweitet, Schmutz- und Schadstoffe können leichter an die Oberfläche der Haut dringen und dort ausgeschwitzt werden. Zurück bleibt ein frischer, porentief gereinigter Teint.
Dampfbäder stellen eine optimale Vorbereitung für eine anschließende Gesichtsmaske dar. Denn durch die Weitung der Hautoberfläche können nährende Substanzen von der Haut besser aufgenommen werden – die Maske wirkt intensiver.

Grundrezept

Für ein Dampfbad bringt man Wasser in einem Topf zum Kochen, fügt eine Kräutermischung nach Wahl hinzu und läßt den Sud im zugedeckten Topf drei bis fünf Minuten ziehen. Anschließend können noch einige Tropfen eines ätherischen Öls zugesetzt werden.
Für die Dampfbehandlung wählt man eine Anordnung, in der man sich bequem über den Topf mit dem heißen Sud beugen kann. Der Abstand des Gesichts von der heißen Flüssigkeitsoberfläche sollte 30 bis 40 Zentimeter betragen. Damit der Dampf nicht entweicht, deckt man ein

großes Handtuch über den Kopf, das auch den Topf noch mit einschließt. Drei bis fünf Minuten sind für eine Dampfbehandlung ausreichend, auf keinen Fall sollte sie länger als zehn Minuten dauern. Die Augen werden vor der großen Wärmeeinstrahlung mit einem Tuch geschützt.

Nach einem Dampfbad empfiehlt sich eine typgerechte Gesichtsmaske. Sofern der Kräuteraufguß nur wenig ätherische Öle enthält, kann er später zur Entfernung der Gesichtsmaske verwendet werden.

Eine Dampfbehandlung ist besonders bei fettiger und unreiner Haut zu empfehlen. Bei trockener und reifer Haut sollte man höchstens alle drei Wochen ein Dampfbad nehmen, vorher die Haut mit Öl massieren und anschließend auf eine gute Feuchtigkeitszufuhr achten, um der Hautaustrocknung durch die Wärmeeinwirkung vorzubeugen. Wohlgenährte Kapha-Haut verträgt eine wöchentliche Dampfbehandlung in der Regel ohne Probleme. Pitta dagegen liebt heiße Dampfbäder weniger. Eine kühle Kompresse hat eine ähnliche Wirkung und schont die empfindliche, schnell überhitzte Pitta-Haut.

Süßholz-Dampfbad
für Vata und Pitta

1 EL Süßholz
1 EL Minze, getrocknet
1 EL Fenchelsamen, zermörsert
2 EL Bergtee-Blätter oder Vata-Tee

Süßholz ist ein bekanntes Schönheits- und Heilmittel. Dieses Dampfbad beruhigt die Haut und öffnet die Poren. Die Haut wird so für die Weiterbehandlung mit einer Maske gut vorbereitet. Pitta-Typen verwenden diese Süßholzmischung als lauwarme oder kühle Kompresse.

Aroma-Dampfbad
für Kapha-Haut

2 EL Fenchelsamen
1 EL Minze
1 EL Holunderblüten
1/2 l Wasser

Diese aromatische Kräuter- und Blütenmischung öffnet die Poren und schafft Toxine an die Oberfläche der Haut.

Kompressen – eine Alternative zum Dampfbad

Auch Kompressen bereiten die Haut gut auf eine anschließende Maske vor und stellen somit eine bewährte Alternative zum Dampfbad dar. Kompressen weiten die Poren und lassen die äußeren, trockenen Hautschichten leicht aufquellen. Durch die feuchte Wärme wird die Heilwirkung der Kräuter besonders intensiv entfaltet. Die Haut wird weich, geschmeidig und empfänglich für weitere Anwendungen.

So wird's gemacht:

Einen Aufguß aus heißem Wasser und ausgewählten Kräutern zubereiten, die Kräuter darin drei bis fünf Minuten ziehen lassen. Baumwoll- oder Frotteetücher mit dem warmen Aufguß tränken und auf das gereinigte Gesicht legen, Augen und Nase bleiben frei.

Kompressen können auch nur an besonders pflegebedürftigen Stellen aufgelegt werden. Die Einwirkzeit beträgt etwa fünf Minuten.

Achtung bei Pitta

Bei geröteter Haut oder geplatzten Äderchen (Pitta-Typ) sollte man keine heißen Kompressen auflegen, die zu weiteren Reizungen führen kön-

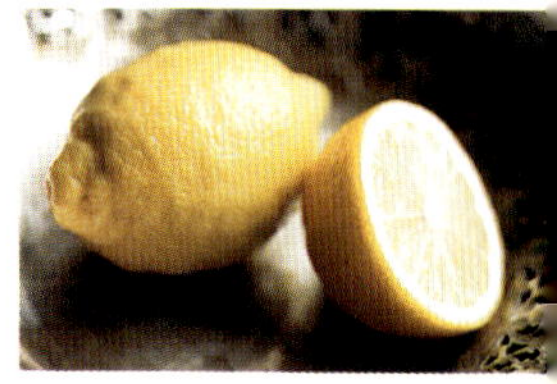

nen. Im allgemeinen sind für die Pitta-Haut kühle, erfrischende Kompressen vorzuziehen, die das feurige Prinzip dieses Doshas ausgleichen.

Neroli-Kompresse
für Vata

1/2 l Wasser
1 bis 2 Tropfen Neroli-Aromaöl

Die Neroli-Kompresse ist besonders für die reife, trockene und anspruchsvolle Haut zu empfehlen. Neroli regt die Zellregeneration an.

Rosenblüten-Kompresse
für Pitta

1/4 l Wasser
1 TL getrocknete Rosenblüten
1/8 TL Bergblütenhonig

Den Honig im handwarmen Wasser auflösen, die Rosenblüten dem Honigwasser zusetzen und ziehen lassen. Kühl aufgetragen wirkt diese duftende Mischung auf die Haut beruhigend und reizlindernd.

Salbei-Kompresse
für Kapha,
bei vergrößerten Poren und Hautunreinheiten

1/4 l Wasser
1 TL getrocknetes Salbeikraut

Kühl aufgetragen wirkt diese Kompresse gerade auf die empfindliche Pitta-Haut entzündungshemmend, die Poren werden verkleinert. Die heiße Kompresse dagegen entfaltet die erhitzenden Eigenschaften des Salbei und ist deshalb für Kapha gut geeignet. Salbei wirkt adstringierend und antibakteriell.

Fruchtmasken – beliebte Schönmacher

Fruchtmasken waren bereits in der antiken Kosmetik bekannt und zählen auch heutzutage zu den Schönheitsmitteln par excellence. Sie nähren die Gesichtshaut, geben ihr Feuchtigkeit und schützen sie vor schädlichen Umwelteinflüssen. Fruchtmasken bestehen aus Obst, Gemüse, Samen oder Nüssen, die mit Flüssigkeiten wie Wasser, Milch, Joghurt, Öl oder Ghee angerührt werden. Durch Zugabe von Kräutern kann eine spezielle Heilwirkung erzielt werden. Honig oder Zitrone verfeinern die Maske, ätherische Öle verleihen ihr einen angenehmen Duft und eine wohltuende Wirkung. Als Einwirkzeit werden 10 bis 20 Minuten empfohlen. Die Dauer richtet sich vor allem nach der Konsistenz der Maske: Eine leichte Maske kann länger auf der Haut bleiben als eine eher zähflüssige, die schnell eintrocknet.

Einige Tips

- Masken sollten nur auf die gut gereinigte und geölte Haut aufgetragen werden. Die Augen bleiben frei.
- Die Wirkung einer Fruchtmaske wird durch ein vorheriges Dampfbad oder eine Kompressen-Behandlung intensiviert. Mit dem Aufguß kann die Maske anschließend abgewaschen werden. Hat man keinen Sud zur Verfügung, verwendet man reichlich lauwarmes Wasser. Zur Beruhigung der Haut empfiehlt es sich, nach einer Fruchtmaske ein Tonikum oder Öl aufzutragen.
- Pitta-Haut liebt kühlende Masken, allenfalls Masken in Hauttemperatur. Vata- und Kapha-Haut bevorzugen warme Masken, bei denen die Haut angenehm mit Wärme durchströmt wird.

Maharani-Lotusblüten-Maske

eine Fruchtmaske für besondere Tage

6 Safranfäden (Keshar)
3 EL gemahlene Lotussamen (Kanwal)
1/4 TL Blütenhonig (Madhu), 1 TL Ghee
2 bis 3 Tropfen Rosentau-Essenz

Die Safranfäden in 3 EL kochendem Wasser ansetzen und über Nacht einweichen. Danach mit den anderen Zutaten solange verrühren, bis eine geschmeidige Creme entsteht.

Die Maharani-Maske enthält die ganze Weisheit und den Zauber des Lotus. Seine leicht Kapha-vermehrenden Eigenschaften werden durch die adstringierende Wirkung des Honigs und die sanfte Wärme des Safrans dezent ausgeglichen. Das Rezept stammt von einer hochangesehenen indischen Familie, in der natürliche Schönheitsrezepturen seit Generationen gepflegt werden.

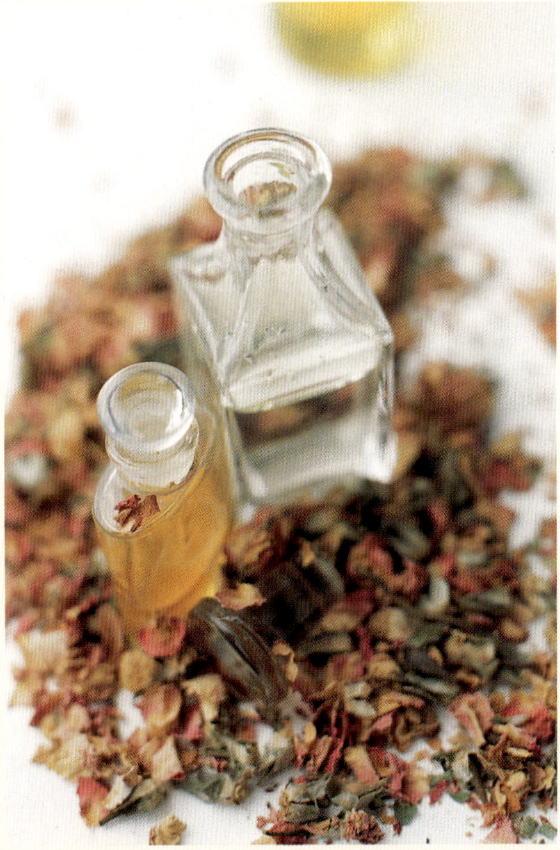

Die Wirkungen der einzelnen Zutaten

Lotus unterstützt die natürlichen Funktionen der Haut, nährt und pflegt sie. Wie im Westen die Lilie, so gilt der Lotus im Osten als Symbol für Reinheit, Weisheit und Göttlichkeit.

Die Lotusblüte wird in zahlreichen Mythen und Darstellungen genannt: In der indischen Mythologie wird Brahma, der höchste Gott und Schöpfer des Universums, als Lotusgeborener gepriesen. Lakshmi, die Göttin des inneren Wohlstandes und äußeren Reichtums, wird auf einem tausendblättrigen Lotusblatt stehend dargestellt. Auch Saraswati, die Göttin der Schönheit, Reinheit und höchsten spirituellen Entfaltung und Gattin des Brahma, wird mit einer Lotusblüte in der Hand abgebildet.

Safran stimuliert die Aufnahmefähigkeit der oberen wie der tiefergelegenen Hautschichten und wirkt somit ausgleichend auf alle Doshas. Er verleiht der Haut einen gesunden Teint.

Für die Heilwirkung des *Honigs* spielt es eine große Rolle, von welchen Blüten und aus welcher Gegend er stammt. Salbeiblütenhonig aus einem tiefergelegenen Flußtal unterscheidet sich in seiner Konsistenz und Wirkung beispielsweise völlig von einem Blütenhonig aus dem Gebirge. Honig sollte kalt geschleudert gewonnen und nie über 35 Grad erhitzt werden. In Kombination mit Heilpflanzen unterstützt Honig deren Wirkung. In der ayurvedischen Naturheilkunde gilt er als *Anupanam*, das bedeutet *Transportmittel.*

Ghee (S. 152) hat eine besondere Reinigungskraft, wirkt beruhigend und pflegt die Haut.

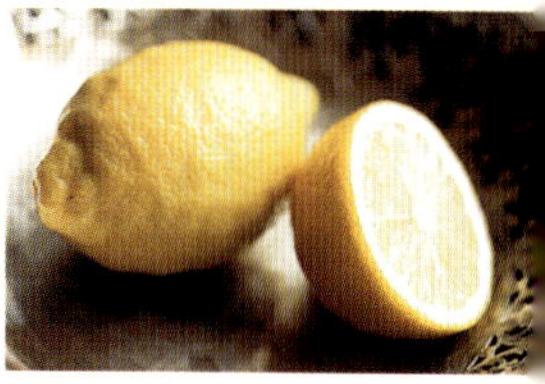

Sukasa

Glättende und klärende Gurkenpackung

1/4 Gurke, Baumwollgaze

Die Gurke waschen, enthäuten und pürieren. Fruchtfleisch und Saft auf die Haut auftragen und die Masse mit der Baumwollgaze festhalten. Die Gurke hat regenerierende Eigenschaften und verleiht der Haut einen schönen jugendlichen Tonus. *Sukasa* ist die Sanskritbezeichnung für *Gurke*.

Verjüngungspackung

für jugendliche Frische

1 Handvoll grüne Trauben
1 Schuß Rosamosqueta-Öl (Hagebuttenkernöl)
1 Schuß Rosenwasser
1 Tropfen Lavendelessenz (nach Belieben)

Die Trauben in heißes Wasser legen, danach enthäuten und pürieren. Die restlichen Zutaten vorsichtig untermischen. Die Maske mit einem Gazetuch fixieren. Trauben regen die Zellregeneration an und wirken verjüngend auf die Haut. Die Packung ist vor allem für die ältere, anspruchsvolle Haut zu empfehlen.

Aprikosencreme-Packung

gegen rauhe Haut

4 Aprikosen (frisch oder getrocknet)
1 EL Sahne
1 EL Papaya-Fruchtmark

Die Aprikosen pürieren, die Aprikosenmasse mit Sahne und dem Fruchtmark vermischen. (Getrocknete Aprikosen zuvor einige Stunden in Wasser einweichen.)
Aprikosen und Papaya beinhalten Substanzen, die die Haut weich und geschmeidig machen. Die Packung ist für normale Haut zu empfehlen.

Pudina

Buttermilch-Minze-Packung
gegen fleckige Haut

2 EL frische Minzblätter
2 EL Buttermilch
1 Schuß Zitronensaft

Die Minzblätter pürieren und zusammen mit der Buttermilch durch ein Sieb streichen, den Zitronensaft untermischen und gut verrühren.
Buttermilch und Minze wirken bleichend und sorgen in Kombination mit Minze für einen gleichmäßigen Teint.

Garjar

Karotten-Honig-Variationspackung

3 El Karottenmus
2 EL Buttermilch
2 EL Ghee
1 EL Bergblütenhonig
1 bis 2 Tropfen Papaya-Aromaöl

Alle Zutaten zu einer geschmeidigen Creme verarbeiten und auf die mit Mandelöl vormassierte Haut auftragen.
Durch die Maske wird die Haut seidenweich und erhält ein frisches, gesundes Aussehen.

Mandelcreme-Feuchtigkeitspackung

3 EL süße Mandeln,
enthäutet und fein gemahlen
1 1/2 EL Milch oder Sahne
1/4 TL Bergblütenhonig
1 Schuß süßes Mandelöl

Alle Zutaten zu einer geschmeidigen Creme verarbeiten und diese auf das Gesicht auftragen.
Diese Kombination aus Mandeln, Milch und Honig fördert den Feuchtigkeitsrückhalt der Haut.

Shatpushpa

Fenchelmaske für normale Haut

1 EL Bergblütenhonig
2 EL Fenchel-Pulver
2 EL Joghurt
1 – 2 Tropfen Fenchel-Aromaöl

Das Fenchel-Pulver mit den übrigen Zutaten zu einer geschmeidigen Creme verrühren.
Die Maske regt die Zellatmung an und wirkt verjüngend auf die Haut. Vata-Typen mit besonders trockener Haut sollten ihr Gesicht vorher mit süßem Mandelöl massieren.

Tropische Karambolamaske

Vitaminreiche Erfrischungsmaske

1 Karambola (Sternfrucht)
1 Schuß Mandelöl
1 Prise Kardamom, 1 Prise Anis

Die Sternfrucht waschen, enthäuten, pürieren und anschließend gut mit dem Öl und den Gewürzen vermischen. Die Karambolamaske versorgt die Gesichtshaut mit vielen lebensnotwendigen Vitaminen und wirkt angenehm erfrischend.

Ayurvedische Gewürzmaske

Kühlende und erfrischende Maske

1 EL Buttermilch oder Biojoghurt
1/2 EL Fenchel, gemahlen
1/2 EL Koriander, gemahlen
1/2 EL Bockshornklee-Samen, gemahlen
2 bis 3 EL weißes Sandelholz, gemahlen
1 Schuß Rosenwasser
nach Belieben Aromaöl
Ghee

Buttermilch, Fenchel, Koriander, Bockshornklee und Sandelholz fein mahlen und mit dem Rosenwasser zu einer geschmeidigen Paste vermischen. Abschließend nach Belieben 1/2 TL eines Lieblingsöls oder Ghee darunterrühren.
Die Maske regt die Regeneration der Hautzellen an, macht die Haut weich und geschmeidig und wirkt kühlend und verjüngend auf den Teint.

Kakifruchtmaske

Feuchtigkeitsspendend und belebend

1 reife Kakifrucht
1 EL Sahne oder Joghurt
1/2 TL Kardamon
1 Schuß Rosen- oder Orangenblütenwasser

Die Kakifrucht pürieren und mit der Sahne, dem Kardamon und dem Rosenwasser zu einer Paste verrühren. Eventuell mit Mandelmehl andicken.
Die Kakifruchtmaske führt der Haut Feuchtigkeit zu und wirkt äußerst erfrischend und belebend.

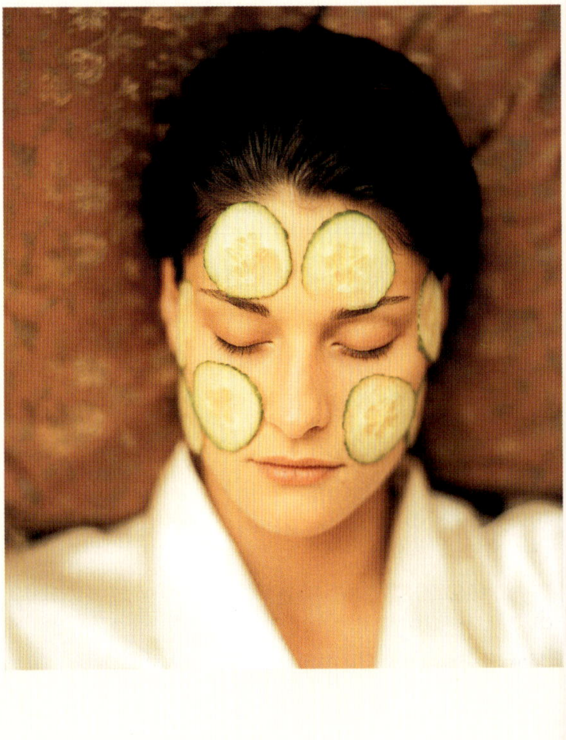

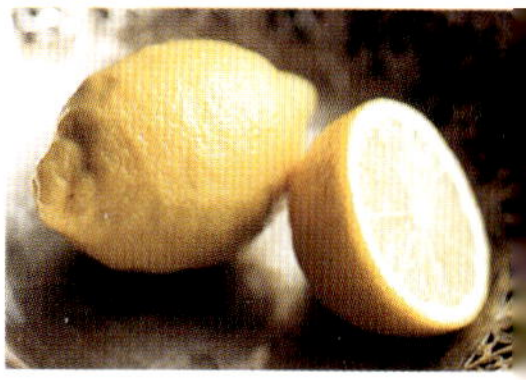

Bananen-Avocado-Maske

für Geschmeidigkeit und Glanz der Haut

1/2 Banane
1/4 Avocado
1 Prise Kardamom
1 EL Joghurt oder Sahne

Banane und Avocado pürieren und mit den übrigen Zutaten zu einer Creme verrühren. Nach Belieben mit Mandelmehl andicken.
Bananen und Avocado verleihen der Haut Glanz und Geschmeidigkeit. Die Maske ist vor allem bei trockener Haut zu empfehlen.

Petersilienmaske

gegen erweiterte Äderchen

2 EL frische Petersilie
2 EL Joghurt oder Buttermilch
1/4 TL Rosenwasser
1 Tropfen Kamille-Aromaöl (nach Belieben)

Die Zutaten im Mixer zerkleinern und gut verrühren. Nach der Anwendung die Haut mit Rosenwasser tonisieren.
Petersilie wirkt adstringierend und läßt geplatzte Äderchen schwächer erscheinen.

Ananas-Papaya-Maske

für Vata und Pitta

1 EL Joghurt
1/2 EL frisch gepreßter Ananassaft
1 Papayafrucht
1 TL Bergblütenhonig

Die Papayafrucht pürieren und mit dem Joghurt, dem Ananassaft und dem Honig zu einer geschmeidigen Paste verrühren. Vor der Anwendung zwei bis drei Minuten ruhen lassen.
Ananas und Papaya enthalten Substanzen, die die Haut besonders weich und geschmeidig machen und das Hautbild allgemein verbessern. Ananassaft hellt darüber hinaus Pigmentansammlungen auf. Die Papayafrucht fördert die Zellaktivität und ist deswegen für trockene Vata-Haut besonders empfehlenswert.

Wie die Bienen den Honig von den Früchten
und Blumen sammeln, bilden die Organe
des Menschen Ojas durch ihre Aktivität.
Charaka Samhita, Sharirasthanam 17, 73–75

Madhu

erlesene Heilhonig-Packung

für Vata:
Bergblütenhonig aus dem Taigetosgebirge
für Pitta:
Salbeihonig von der Insel Mani
für Kapha:
Bergtannen-Kastanienhonig oder
Thymianhonig aus dem
Parnongebirge

Honig direkt auf die frisch gereinigte Haut auftragen. Trockene Haut sollte vorher mit süßem Mandelöl massiert werden. Der Honig kann auch mit etwas Rosenblütenwasser verdünnt werden.

Heilwirkung des Honigs

Die traditionsreiche vedische Imkerkunst genießt ein hohes Ansehen. Auch heute noch werden in Indien erlesene Heilkräuter und Blumen angepflanzt, um ganz spezielle Honigsorten mit einer besonderen Heilwirkung zu erzielen.
Sehr zu empfehlen sind auch die delikaten, naturreinen Honigsorten von der Peleponnes, in denen die heilenden Kräfte der dort wachsenden Heilkräuter versammelt sind. Die Wirkung der Bergblüten, des Salbeis oder der Bergtannen, der

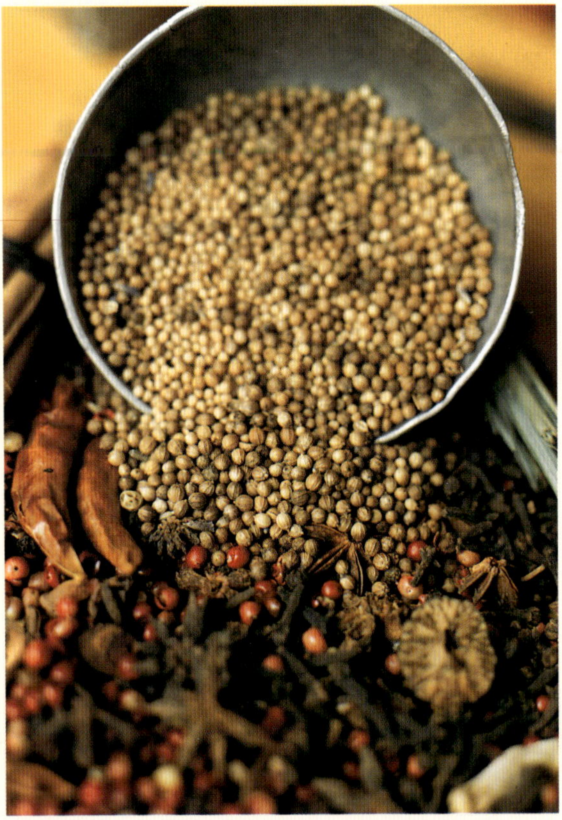

Kastanien und des Thymians dringt tief in die Haut ein und regeneriert sie auf sanfte Weise. Sie spüren unmittelbar die Reinheit des Honigs und seinen reinigenden und stärkenden Einfluß.

Hagebutten-Maske
für alle Hauttypen

10 bis 12 frische Hagebutten
Buttermilch, Joghurt oder Sahne
(je nach Konstitution)
Rosamosqueta-Öl (Hagebuttenkernöl)

Die Hagebutten mit einem Mörser zerdrücken und mit der Buttermilch und dem Öl zu einer feinen Paste verarbeiten.

Hagebutte ist ein bewährtes Mittel, um Flecken auf der Haut abzuschwächen. Rosamosqueta-Öl wirkt glättend auf die Haut und ist ein uraltes Mittel gegen Narben. Es ist auch ein hervorragender Feuchtigkeitsspender und deswegen für die tägliche Pflege anspruchsvoller Haut geeignet.

Zitronengras-Joghurt-Maske
für Kapha-Haut

1 TL Zitronengras, getrocknet
1 TL Salbeiblätter, getrocknet
7 EL Wasser
1 TL Joghurt oder Buttermilch
1 TL Blütenhonig
3–4 EL Reis-, Gersten- oder Maismehl

Zitronengras und Salbeiblätter mit heißem Wasser überbrühen und zehn Minuten ziehen lassen, danach durch ein Sieb gießen. Maismehl, Joghurt und Honig mischen und mit soviel Kräuterwasser wie nötig zu einer streichfähigen Masse verrühren.

Cilantro-Maske
für Pitta

2 EL frische Korianderblätter
1 bis 2 EL Joghurt
1/8 TL Salbeihonig

Die Korianderblätter pürieren und mit Joghurt und Honig zu einer cremigen Paste vermischen. Die Cilantro-Maske wirkt stark kühlend und ist besonders für empfindliche Haut zu empfehlen. Geplatzte Äderchen werden durch die adstringierenden Eigenschaften des Korianders weniger sichtbar.

Koriander (sanskrit *Dhanyaka*) ist ein wichtiges Gewürz in der ayurvedischen Heillehre und kühlt vor allem ein Übergewicht an Pitta.

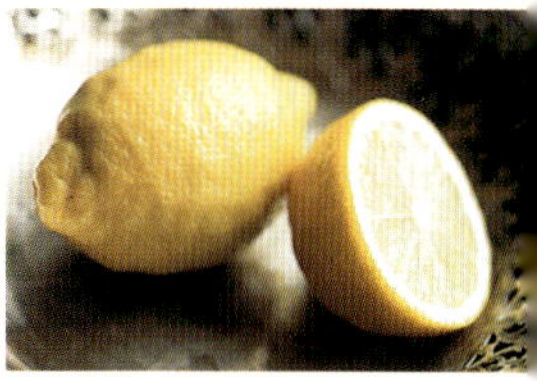

Maske mit Salbeighee

für Pitta-Haut

1 TL Salbeikraut
1/2 Tasse Ghee

Ghee in einem Topf bei kleiner Flamme flüssig werden lassen. Salbeikraut mit dem heißen Ghee übergießen und zugedeckt etwa eine Stunde ziehen lassen. Das Ghee auf die gereinigte Gesichtshaut auftragen.

Fruchtmasken in vielen Variationen

Bei der Zubereitung von Fruchtmasken sind Ihrer Phantasie und Ihrem Können keine Grenzen gesetzt. Daneben ermöglichen Ihnen Variationen der Rezepturen, die Bedürfnisse Ihrer Haut besser kennenzulernen. Weitere Vorschläge für Fruchtmasken finden Sie im Kapitel über Körperpflege unter Kombirezepte (Seite 56). Und hier weitere Anregungen für typgerechte Gesichtsmasken:

Für Vata: Pfirsich, Sahne und Mandelöl oder Avocado, Sahne und Mandelöl

Für Pitta: grüne Melone, Gurke oder Neembaumblätter, Ghee und Gelbwurzel

Für Kapha: frische Korianderblätter, Joghurt und Aloe-Vera-Gel oder Karottenmus, Gerstenmehl und Schwarzkümmelöl

Die Zutaten werden falls nötig püriert und anschließend gut miteinander vermischt. Zur Stabilisierung der Masse kann man eine Prise Kichererbsen- oder Mungbohnenmehl untermengen.

Tonisierung der Haut

Tonika erfrischen und vitalisieren die Gesichtshaut. Sie schließen die Poren und beruhigen die Haut.
Tonika werden mit den Fingerspitzen oder mit einem Wattebausch sanft auf die Gesichtshaut getupft. Sehr dünnflüssige Tonika können Sie auch aus einer Sprühflasche auf die Haut sprühen.

Lotuswurzel-Tonikum

für alle Hauttypen

1 Lotuswurzel
1/2 l Wasser
1 bis 2 Tropfen Lotus-Aromaöl

Die Lotuswurzel über Nacht in Wasser einweichen. Die Wurzel aus dem Wasser nehmen und das Wasser mit etwas Lotus-Aromaöl anreichern. Dieses exotisch duftende Tonikum wirkt beruhigend auf die Haut. Die Lotus- oder Kamala-Blüte ist eine traditionelle ayurvedische Heilpflanze.

Aqua Sambuci

Holunderblütenmilch
für Pitta und Kapha

4 EL getrocknete Holunderblüten
2 EL Buttermilch oder Joghurt
1/4 l Wasser

Die Holunderblüten in kochendes Wasser geben und zehn Minuten ziehen lassen, anschließend abseihen. Den Sud mit der Buttermilch oder dem Joghurt verrühren.
Das Holunderblüten-Tonikum entfernt Hautflecken und hellt den Teint auf. Es wirkt hautberuhigend und feuchtigkeitsspendend. Besonders zu empfehlen ist es bei Akne und anderen entzündeten Pitta-Ungleichgewichten in der Haut.

Bienenhonig-Tonikum

für alle Hauttypen

1 TL Bienenhonig
3 EL Wasser
1 EL Rosenwasser
1 Tropfen Rosentau- oder Minz-Aromaöl

Den Bienenhonig in das lauwarme Wasser einrühren, anschließend das Rosen- und das Minzöl dazugeben. Das Bienenhonig-Tonikum verkleinert die Poren und wirkt leicht adstringierend. Die Haut bekommt einen zarten, gesunden Glanz. Für die Zubereitung dieses Tonikums steht Ihnen die ganze Palette erlesener Honigsorten zur Verfügung. Besonders zu empfehlen sind die hochwertigen, naturreinen Honigsorten der Bergregionen Lakoniens (Bergblüten-, Bergtannen- oder Thymianhonig).

Zitronen-Lindenblüten-Tonikum

für Pitta und Kapha

1 TL Lindenblüten
1 TL getrocknete Salbeiblätter
1/2 Tasse Wasser
1/8 TL Salbeihonig
1 Schuß frisch gepreßter Zitronensaft

Lindenblüten und Salbeiblätter mit heißem Wasser überbrühen, zehn Minuten ziehen lassen und abseihen. In die vollständig abgekühlte Flüssigkeit den Honig und den Zitronensaft einrühren. (Wenn Honig und Zitronensaft erhitzt werden, können sie ihre Heilkraft nicht voll entfalten.) Das Zitronen-Lindenblüten-Tonikum ist besonders bei vergrößerten Hautporen und unreiner Haut zu empfehlen. Es wirkt adstringierend, antiseptisch und erfrischend.

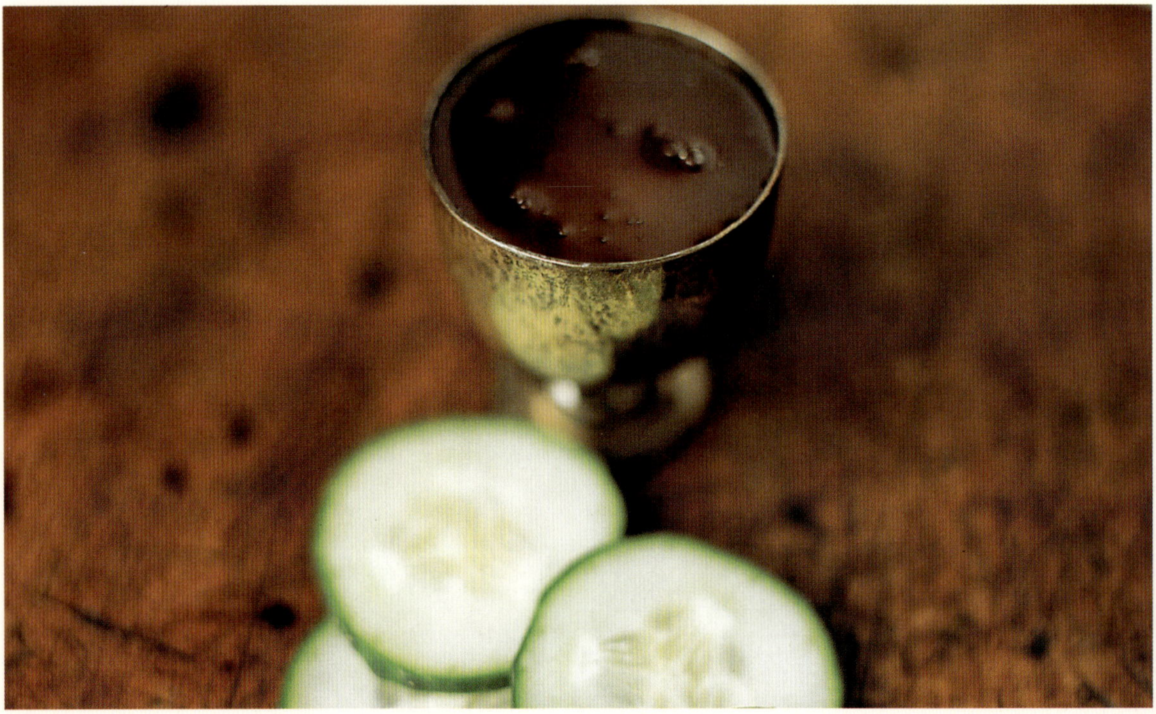

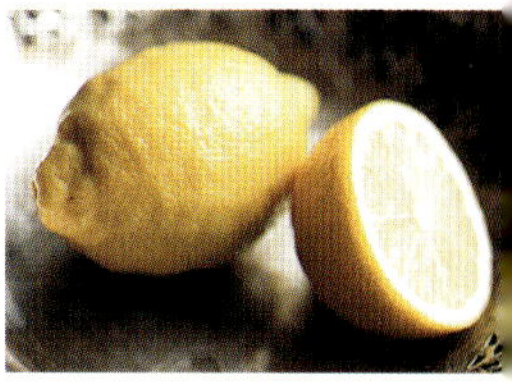

Natürliche Haarpflege

Die Haare sind nicht nur ein Schutz für die Kopfhaut, sondern auch ein natürlicher Schmuck des Menschen. Im Ayurveda gelten die Haare als Krone der Persönlichkeit. Und auch bei uns betrachtet man volles, kräftiges Haar als Zierde und Merkmal von Schönheit, dessen Erhaltung und Pflege man viel Aufmerksamkeit schenkt.
Spezielle ayurvedische Anwendungen wie Massagen mit erlesenen Ölen, natürliche Haarshampoos, Kräuterspülungen, Kurpackungen und Tönungen tragen zur Verbesserung der Haarstruktur bei und geben ihm einen zauberhaften, natürlichen Glanz.

Kopfmassage

Wer regelmäßig seinen Kopf mit Sesamöl behandelt, leidet nicht an Kopfschmerz, Haarausfall und vorzeitigem Ergrauen der Haare. Der Kopf und die Stirn werden besonders gestärkt. Sein Haar wird schwarz, lang, mit tiefer Wurzel. Seine Sinnesorgane funktionieren gut; die Haut im Gesicht wird leuchtend: indem man Sesamöl auf den Kopf bringt, fördert man gesunden Schlaf und Glücklichsein.
Charaka Sutrasthanam 5, 81–83

Ein altes vedisches Sprichwort heißt: »Die Qualität der Haare hängt von der Fruchtbarkeit des Bodens ab, auf dem sie wachsen.« Auf diesem Grundsatz beruht die ayurvedische Haarpflege und empfiehlt regelmäßige Kopfmassagen. Denn eine Massage des Kopfes mit Sesamöl für Vata- und Kapha-Typen, mit Kokosöl für Pitta-Typen oder mit einem der typspezifischen ayurvedischen Haaröle fördert die Durchblutung der Kopfhaut und kräftigt dadurch das Haar. Auch bei den Ölanwendungen des Pancha Karma (S. 126), die die Haare mit einbeziehen, läßt sich bereits nach wenigen Tagen eine deutliche Verbesserung an der Haarstruktur feststellen. Die Haare werden geschmeidiger und bekommen eine schöne Leuchtkraft. Wie man bei einer Kopfmassage mit Öl vorgeht, erfahren Sie auf Seite 130. Überschüssiges Öl läßt sich mühelos mit einem selbstgemachten Trockenshampoo entfernen.

Wachstumsfördernde und fettreduzierende Öle

Besonders kräftigend auf das Haar wirkt Bringarajöl (*Bringaraj = Herrscher der Haare*), dessen haarwuchsfördernden Eigenschaften bereits seit Tausenden von Jahren in der ayurvedischen Naturheilkunde geschätzt werden. Auch die Amalakifrucht regt, innerlich angewendet, das Haarwachstum an. Sie ist in höherer Konzentration in Amrit Kalash (S. 125) enthalten.
Wenn Sie zu fettigen Haaren neigen, sollten Sie Neembaumöl zur Kopfmassage verwenden. Dieses wird im Ayurveda generell zur Regulierung der Talgproduktion eingesetzt und wird auch bei Akne und anderen Hautproblemen empfohlen.
Den starken Geruch des Neembaumöls können Sie durch ein bis zwei Tropfen eines wohlriechenden Aromaöls, wie zum Beispiel Lavendelöl, ausgleichen.

Die Haarwäsche

Ursprüngliche und natürliche Haarpflegemittel, die in Indien auch heute noch verwendet werden, sind außer Regen- und weichem Quellwasser feine Pflanzen- und Kräuterpulver oder Öle.

Sie reinigen, nähren und schützen das Haar und verleihen ihm einen zartschimmernden Glanz. Das Wort *Shampoo*, worunter wir die stark schäumenden Seifenshampoos verstehen, wurde übrigens von den Briten aus dem Hindi übernommen, wo es *kneten* oder auch *Kopfmassage* bedeutet.

Die Pflege der Haare ist nährend,
aphrodisierend, lebensunterstützend und
verleiht Sauberkeit und Schönheit.
Charaka Samhita, Sutrasthana 5, 99

Iris-Shampoo

erfrischendes Trockenshampoo

40g Iriswurzel, getrocknet und fein gemahlen
100g Reismehl oder -puder
1 bis 2 Tropfen Lavendel- oder Irisessenz

Alle Substanzen in ein abschließbares Gefäß geben und gut durchschütteln.
Das Trockenshampoo auf das trockene Haar auftragen, einige Minuten einwirken lassen und durch kräftiges Bürsten wieder entfernen.
Die Iris ist nach der Göttin des Regenbogens benannt. Mit ihrer überirdischen Schönheit steht sie als Botin zwischen Himmel und Erde über einer Regenbogenstraße.

Chandana-Shampoo

für Männer mit dynamischer Pitta-Konstitution

1/2 TL weißes Mais- oder Kichererbsenmehl
1 TL Sandelholzpuder
7 Tropfen Sandelholzessenz

Die Trockenzutaten verrühren, Sandelholzessenz dazugeben und gut durchmischen.
Das Trockenshampoo auf das Haar auftragen, einige Minuten einwirken lassen und kräftig wieder ausbürsten. Dieses angenehm duftende Trockenshampoo eignet sich hervorragend, um übermäßiges Pitta auszugleichen. Sandelholz (sanskrit *Rakta-Chandanam*) beruhigt den Geist und stabilisiert das innere Gleichgewicht. Es trägt zur Harmonisierung der feinen Körperenergien des Mannes und zu gesteigerter Klarheit und Zielstrebigkeit bei.

Öl-Shampoo

für alle Haartypen

2 1/2 EL naturreines, zum Typ passendes Öl
(Tabelle S. 52)
3 bis 4 EL Mungbohnenpuder
oder eines anderen typspezifischen Mehlpuders
(Tabelle S. 62)

Die Kopfhaut zuerst einige Minuten mit etwas Öl massieren, anschließend die Haare mit warmem Wasser ausspülen.
Mungbohnenpuder (oder ein anderes Mehlpuder) mit dem restlichen Öl zu einer geschmeidigen Paste verrühen, bei Bedarf etwas warmes Wasser dazugeben. Das feuchte Haar mit der Paste shampoonieren.

Haarduftwasser

Frisch gewaschenes Haar bekommt durch die Behandlung mit zarten Aromaessenzen nicht nur einen betörenden Duft, sondern auch mehr Fülle. Geben Sie einen Tropfen Aromaöl in ein Glas Wasser, benetzten Sie darin die Finger, und streichen Sie sich damit durchs Haar.
In Indien sind Lavendel- und Rosenholzwasser als Duftessenzen vor allem bei Frauen sehr beliebt. Doch es gibt noch viele andere Duftnoten, denen jeweils eine besondere Wirkung nachgesagt wird: Maiglöckchenduft bringt Glück, Zitrone wirkt erfrischend, Jasmin weckt die Le-

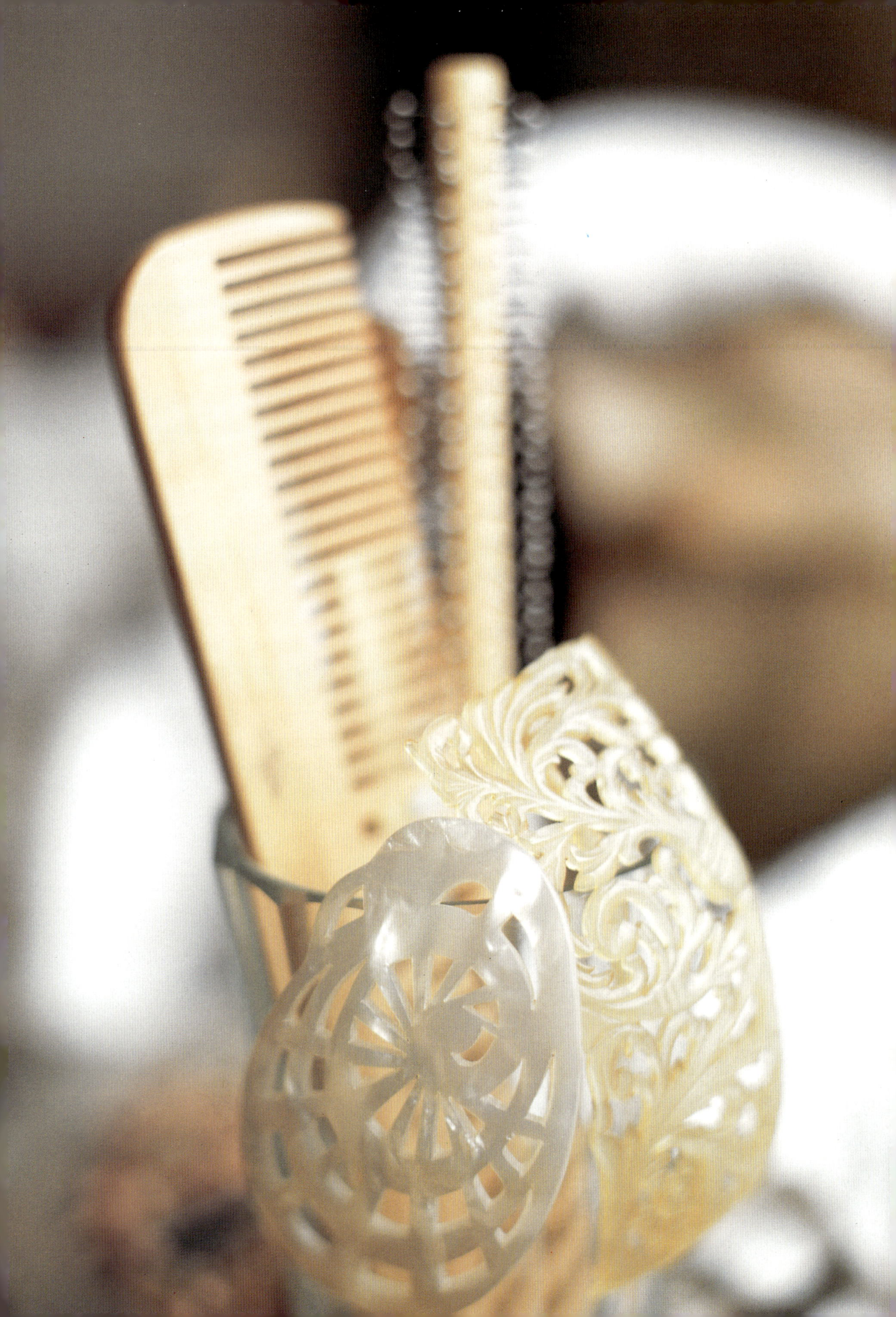

bensgeister, Iris heilt die Seele und Weihrauch inspiriert und öffnet den Geist. Beliebte männliche Düfte sind Sandelholz, Rosenholz, Tulsi und Weihrauch.

Haarkuren und -spülungen

Eine Kurpackung oder eine Spülung nach der Haarwäsche beruhigt und nährt die Kopfhaut und verbessert die Haarstruktur. Ungleichgewichte wie Schuppen, Juckreiz, Trockenheit oder zu viel Fett werden ausgeglichen.

Brunnenkresse-Spülung
für Kapha-Haar

1 bis 2 Handvoll frische Brunnenkresse
4 Tassen Wasser

Das Wasser zum Kochen bringen, darin die Kresse 15 bis 20 Minuten ziehen lassen. Anschließend abseihen. Die Spülung mehrmals über das frisch gewaschene Haar gießen, dabei das Wasser jeweils in einer Schale wieder auffangen.
Die Brunnenkresse-Spülung ist für das schnell fettende Haar der Kapha-Typen sehr zu empfehlen.

Kumari-Kurpackung
für trockene Haare

1 reife Avocadofrucht
1–2 EL Aloe-Vera-Gel
1/3 TL frisch gepreßter Zitronensaft

Das Avocadofleisch zerdrücken und mit den übrigen Zutaten vermixen. Die Paste mit einem großen Pinsel auf das frisch gewaschene Haar auftragen und etwa 20 Minuten einwirken lassen. Danach mit warmem Wasser oder einer Zitronenlösung ausspülen. Die Packung macht das Haar weich und geschmeidig.

Die *Aloe* (sanskrit *Kumari*) ist in der Wüste beheimatet und birgt ein tiefes Wissen über die Speicherfähigkeit von Flüssigkeit. Wie kaum eine andere Pflanze ist die Aloe deshalb geeignet, der Haut und dem Haar Feuchtigkeit zu spenden.

Keshar-Spülung
für alle Haartypen

3 Tassen reines Quellwasser oder Milch
7 bis 9 echte Safranfäden

Wasser (alternativ Milch) zum Kochen bringen und in ein angewärmtes Glas füllen, die Safranfäden dazugeben und mindestens eine Stunde ziehen lassen. Die Spülung mehrmals über das frisch gewaschene Haar gießen, dabei das Wasser jeweils in einer Schale wieder auffangen. Anschließend mit klarem Wasser nachspülen. Vata und Pitta verwenden für die Spülung Milch, Kapha edles Quellwasser. Je länger die Safranfäden ziehen, desto goldener wird die Farbe.
Safrananwendungen glätten die Haare und verleihen ihnen einen besonders schönen, glänzenden Ton. Safran (sanskrit *Naga-Keshara*) wird im Ayurveda eine Reihe von Heilenergien zugesprochen: Er wirkt auf alle drei Doshas ausgleichend, fördert die Durchblutung der Kopfhaut und kann sogar Vata-Kopfschmerzen lindern.

Yastimadhu-Spülung
für Vata-Haar

20 g Süßholz, fein gemahlen
6 Tassen Milch

Gemahlenes Süßholz in der Milch etwa 30 Minuten in einem Edelstahltopf köcheln. Nach dem Abkühlen die Mischung abseihen und nach Belieben ein bis zwei Tropfen Rosmarin-, Lavendel- oder Rosen-Aromaöl dazugeben. Die Spülung

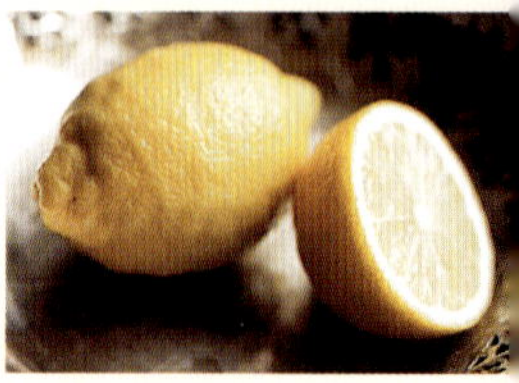

mehrmals über das frisch gewaschene Haar gießen, dabei die Milch jeweils in einer Schale wieder auffangen.
Sprödes, krauses Haar wird durch die Vata-reduzierenden Eigenschaften der Süßholz-Spülung glatt und geschmeidig.

Tönungen – das schöne Spiel mit Pflanzenfarben

Eine milde, haarschonende Tönung mit Pflanzenfarben belebt den natürlichen Haarton. Das Licht wird besser reflektiert, wodurch das Haar einen ungewöhnlichen Schimmer erhält.
Über die Einwirkzeit kann die Intensität der Färbung beeinflußt werden. Die Tönung mit Pflanzenfarben wird somit auch immer zu einem faszinierenden Erlebnis. Duftzusätze unterstreichen die individuelle Note.
Im Gegensatz zu den oft aggressiven chemischen Haarfarben greifen die Pflanzenextrakte die Haarstruktur nicht an.

Suryablond

1. Schritt: 30 g Kamillenblüten
400 ml Wasser

Die Kamillenblüten etwa 20 Minuten im leicht sprudelnden Wasser kochen. Vom Herd nehmen und weitere 20 Minuten ziehen lassen, danach die Blüten abseihen. Das Kamillenwasser mehrmals über das frisch gereinigte Haar gießen, dabei das Wasser jeweils in einer Schale wieder auffangen.

2. Schritt: frisch gepreßter Zitronensaft
1 1/2 Tassen Wasser

Zitronensaft und Wasser vermischen und damit das Haar spülen.

3. Schritt: Die Haare
in der Sonne trocknen

Bei blondem Haar bringt jede der drei Schritte des Bleichvorgangs neue strahlendgoldene Farbnuancen zum Vorschein. Die Mischung ist nach Surya, dem Sanskritwort für Sonne benannt. Die Sonneneinstrahlung bleicht die Haare aus und erhöht dadurch den Bleicheffekt der vorgehenden Behandlungen mit Kamille und Zitrone.

Walnuß-Tönung

1 Handvoll zerkleinerte Walnußschalen
1 l Wasser

Die Nußschalen zwischen 30 bis 40 Minuten in sprudelndem Wasser sotten, dann abseihen und das Wasser kalt stellen. Die Haare mehrmals mit dem Sud waschen und abschließend mit warmem Wasser ausspülen. Walnußschalen sind wie Indigo, Zypresse oder auch Kaffee altbekannte und in Indien auch heute noch weitverbreitete Mittel, um die Haare dunkel zu tönen.

Kupferne Tönung

2 Handvoll Sandelholz, rot
1/2 l Wasser
1/4 TL Rosenwasser

Sandelholz etwa 20 Minuten im Wasser sieden, dann abkühlen und abseihen. Die Haare mehrmals damit übergießen und abschließend mit warmem Zitronenwasser ausspülen.
Die Sandelholz-Tönung unterstreicht den natürlichen Rotton eines Haares und verleiht ihm einen leicht rötlich schimmernden Glanz. Daneben verbessert Sandelholz die Haarstruktur und macht das Haar leichter kämmbar. Es kühlt und harmonisiert Pitta-Ungleichgewichte.

Lippenpflege

Der Ursprung des Lächelns ist die Mitte des Körpers, der Nabel des Lebens.
Vedisches Sprichwort

Nach Auffassung des Ayurveda können einige Charakterzüge des Menschen an der Form der Lippen abgelesen werden. So sind volle, wohlgeformte Lippen typisch für Kapha. Sie verraten Sinnlichkeit und die Vorliebe für Genuß. Schmale Lippen kennzeichnen Vata, und ein scharf geschnittener Mund deutet auf einen Pitta-Typen hin. Sind Ober- und Unterlippe sehr unterschiedlich geformt, ist dies aus ayurvedischer Sicht ein Hinweis auf eine von Gegensätzen geprägte Persönlichkeit.
Auch wenn man an der Form der Lippen nicht viel verändern kann, so kann man sie doch pflegen. Gepflegte Lippen heben das Selbstbewußtsein und verbessern das Erscheinungsbild. Die Mittel sind oft einfach. Spröde und rissige Lippen lassen sich mit einem natürlichen Lippenbalsam vermeiden. Aber auch Sadhanas bringen Freude in Ihre Seele und ein Lächeln auf Ihre Lippen.

Lippenbalsam

2 TL Bienenwachs
5 TL Ghee
1 TL Blütenhonig

Bienenwachs zusammen mit dem Ghee in einem Topf auf kleiner Flamme oder im Wasserbad schmelzen und danach abkühlen lassen. Bei einer Temperatur von etwa 30 Grad den Honig unterrühren. Nach Belieben zwei bis drei Tropfen eines Lieblingsaromaöls oder ein paar Tropfen Zitrone dazugeben.

Kuß der Muse – Zehn Sadhanas für freudige Lippen

1. Seien Sie offen für die Sprache der Natur.
2. Sprechen Sie wahrhaft, aber süß.
3. Rezitieren Sie Ihr Lieblingsgedicht.
4. Singen Sie zusammen mit anderen Menschen klangvolle Lieder.
5. Lächeln Sie sich und anderen offen zu.
6. Essen Sie Sachen, die Sie mögen.
7. Reiben Sie Ihre Lippen regelmäßig mit Ghee oder Honig ein.
8. Üben Sie die Sanskritvokale oder die Vokale Ihrer Muttersprache.
9. Schweigen Sie in tiefster Meditation. Genießen Sie die Stille.
10. Lassen Sie sich von der Muse küssen: Seien Sie kreativ, und erfreuen Sie sich an Ihrer Arbeit.

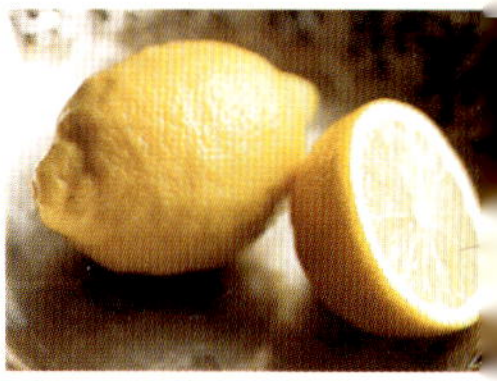

Zahnpflege

*Man sollte einen Zahnreinigungszweig benützen, dessen oberer Teil aufgerauht ist und der entweder adstringierend, scharf oder bitter im Geschmack ist…
Er reinigt die Zähne sofort.*
Charaka Samhita, Sutrasthana 5, 71–72

Zahnbürsten der Natur

Bereits vor Tausenden von Jahren ersannen sich die Menschen einfache, aber wirkungsvolle Mittel, die Zähne zu reinigen und den Mund zu pflegen. Meist benutzte man frisch gebrochene Baumzweige. Zweige von Akazien, Betelnußpalmen und des Neembaums eigneten sich dabei besonders gut als Naturzahnbürsten, ebenso Salvadora Persica, den man in England sogar als »tooth brush tree«, also Zahnbürstenbaum, bezeichnet hat.
Die Zweige wurden an einem Ende durch Kauen wie eine Zahnbürste kunstvoll ausgefranst. Da jeder Zweig nur einmal verwendet wurde, hatte man also immer eine frische Einweg-Zahnbürste. Die in der Baumrinde enthaltenen Gerb- und Bitterstoffe reinigten und wirkten antiseptisch.

Salbeiblatt-Zahnmassage

Reiben Sie Ihre Zähne nach dem Zähneputzen regelmäßig mit einem frischen Salbeiblatt ein, massieren Sie auch das Zahnfleisch damit. Wenn Sie wollen, können Sie etwas Salbeihonig auf das Blatt träufeln.
Die Zahnmassage fördert die Durchblutung des Zahnfleischs, wirkt erfrischend und hinterläßt einen angenehmen, frischen Geschmack im Mund. Die antibakterielle Wirkung des Salbei sorgt außerdem für eine gesunde Mundflora.

Zauberweiß

Flecken und Verfärbungen an den Zähnen können mit ungespritzten Zitronenschalen behandelt werden. Schön weiß werden die Zähne, wenn Sie frisch gepflückte Walderdbeeren einmassieren.

Zahnpuder

Kräuter und Früchte mit bitteren, herben oder scharfen Geschmacksrichtungen eignen sich für die Zahnreinigung am besten. Dazu gehören Gewürznelken, Lorbeerblätter, Thymian, Pfeffer, Salbei, Pfefferminze, Basilikum, Petersilie und Fenchel. Zahnpuder ist einfach herzustellen und stellt eine interessante Alternative zu den bei uns üblichen schäumenden Zahnpasten dar.

So wird's gemacht:

Getrocknete Blätter mit einem Mörser zerkleinern und durch ein feines Sieb streichen. Gewürze fein mahlen, alternativ können auch hochwertige Fertiggewürze verwendet werden. Die Zusammenstellung richtet sich ganz nach Ihrem Geschmack, mit ein paar Tropfen Aromaöl kann der Puder zusätzlich verfeinert werden. Zahnpuder kann auf Vorrat für etwa 14 Tage zubereitet werden.

Rajastani-Zahnpuder

*5 Teile Milchzucker
2 Teile Pfeffer, gemahlen, 1 Teil Stein- oder Meersalz, 1 TL Gelbwurz, gemahlen
2 bis 4 Tropfen Minzöl*

Die Zutaten mischen, durch ein feines Sieb streichen und verschlossen aufbewahren.

Gewürz-Zahnpuder

1/2 TL Gewürznelken
1/2 TL Ingwer, 1 TL Fenchel
1 Prise schwarzer Pfeffer
1 Prise Kardamom
(alle Gewürze getrocknet und fein gemahlen)
1 bis 2 Tropfen Minzöl

Diese Mischung wird durch Ingwer und Pfeffer ziemlich pikant. Nelke wirkt antiseptisch und Fenchel erfrischend.

Shiva-Zahnpuder

speziell für den Mann

1 EL Salbeigewürzpulver
1/2 EL Stein- oder Meersalz
(Menge nach Belieben variierbar)

Salbei ist wegen seiner herben Geschmacksrichtung vor allem bei Männern beliebt.

Sesam-Leckerbissen

Zur Pflege der Zähne bietet die ayurvedische Küche sogar einige Spezialitäten zum Naschen. Vor allem Sesam kräftigt Zahnfleisch und Zähne.

50 g helle Sesamsamen
1 TL Honig, 1 EL Ghee
1/2 TL Anis
Kardamon
Rosenwasser

Die Sesamsamen leicht anrösten und zermörsern und mit den übrigen Zutaten zu einer Paste verrühren. Die Paste schmeckt mit Rosenblütenmarmelade zu Chapatis (ungesäuerte Fladenbrote) oder Toast.

Zu feinen Pralinen wird die Paste, wenn man sie zu kleinen Bällchen formt und in gemahlenen Mandeln wendet. Hübsch verpackt sind die Sesam-Leckerbissen ein nettes Geschenk.

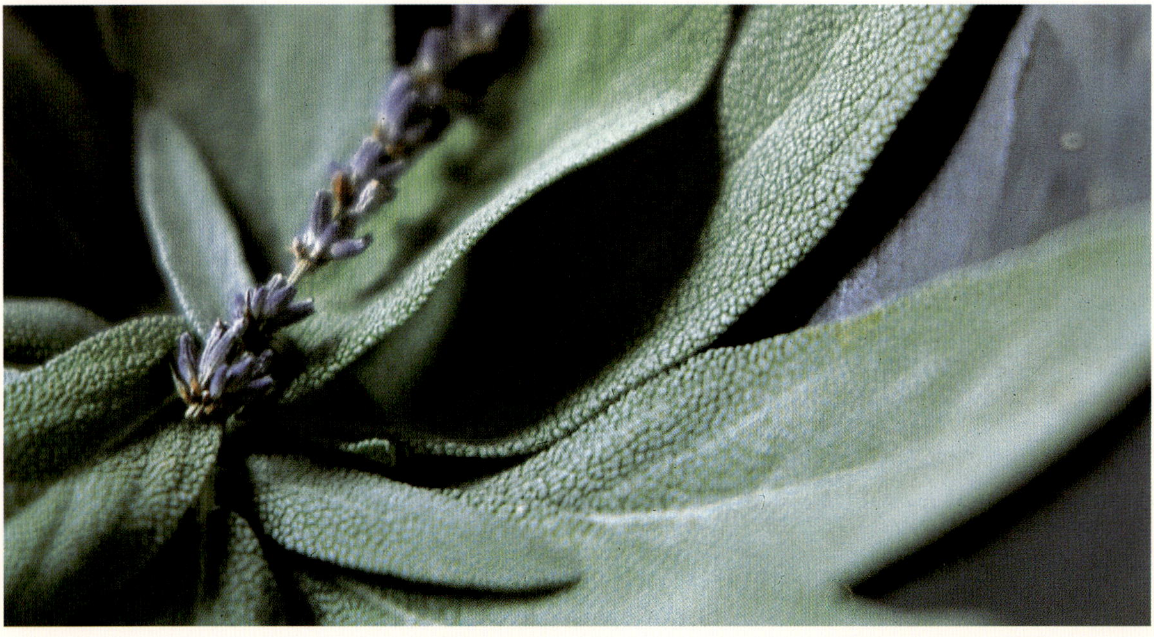

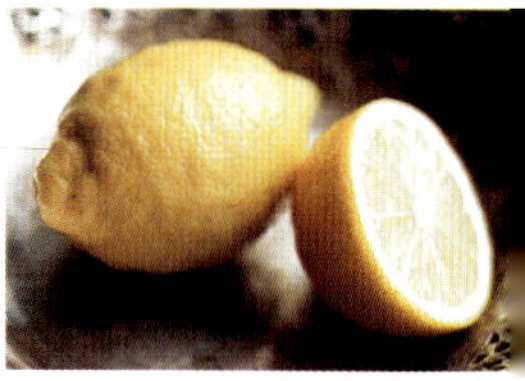

Mundpflege für einen guten Atem

Wer Klarheit, guten Geschmack und reinen Atem im Mund wünscht, der sollte die Früchte von Muskat, Kardamom, Nelken, ein Betelblatt und Kampherextrakt kauen.
Charaka Samhita, 5, 76–77

Integrieren Sie in Ihre Morgentoilette eine Mundspülung oder Munddusche, der Ayurveda nennt sie Gandusha. Für eine ayurvedische Gandusha verwendet man gereiftes Sesamöl. Sesamöl erhöht die Widerstandskraft gegen Bakterien und Viren im Mund- und Rachenraum, schützt vor Schleimhautentzündungen und Pilzerkrankungen.
Auch eine Kräuterspülung desinfiziert den Mundraum, erfrischt und stärkt den Atem. Erleben Sie die erfrischende Wirkung einer zart duftenden Rosenwasserspülung oder einer aromatischen Kräuterspülung mit Minze, Thymian oder Petersilie. Empfehlenswert ist die Munddusche im Anschluß an das Zähneputzen. Die Spülung kann auch zum Gurgeln verwendet werden.

Ayurvedische Gandusha

Die Mundspülung mit Öl verleiht Stärke in Kiefer und Stimme, formt das Gesicht, verbessert das Geschmacksempfinden und den Genuß am Essen. Es verhindert Trockenheit von Hals und Lippen, schützt die Zähne vor Karies und kräftigt ihre Wurzeln.
Charaka Samhita, Sutrasthana, 5, 78–80

Bewegen Sie einen Eßlöffel Sesamöl im Mund zwei bis drei Minuten lang hin und her, und saugen Sie das Öl zwischendurch sanft durch die Zähne. Sie können auch ein wenig gurgeln, das reinigt die Mandeln und stärkt deren Abwehrfunktion. Spucken Sie das Öl dann aus, und spülen Sie Ihren Mund mit klarem Wasser.
Das Sesamöl löst Giftstoffe aus dem Mundbereich. Für einen zweiten Durchgang sollten Sie deshalb unbedingt frisches Öl verwenden, da sonst die Gefahr besteht, daß die im Öl gelösten Giftstoffe über die Mundschleimhaut wieder absorbiert werden.

Zungenschaben

Die Zunge sollte morgens mit einem Löffel oder einem speziellen Zungenschaber gereinigt werden. Schlacken, die sich über Nacht abgelagert haben, werden dadurch entfernt. Ayurvedische Zungenschaber gibt es aus Gold, Silber oder Kupfer im Fachhandel.

Ayurvedischer Gartencocktail

Mundspülung mit frischen Gartenkräutern

2 EL frische Pfefferminze
2 EL frische Petersilie
1 Tasse Wasser
1 Tropfen ayurvedisches Minzöl (MA 634)

Die frischen Kräuter mit kochendem Wasser überbrühen und 15 Minuten ziehen lassen. Nach Belieben Minzöl unterrühren. Der Cocktail kann zum Spülen oder Gurgeln verwendet werden.
Durch diesen smaragdgrünen Gartencocktail bekommen Sie die ganze Kraft und Frische der Petersilie und Pfefferminze und einen angenehmen, frischen Atem.
Eine ähnliche Wirkung können Sie erzielen, wenn Sie frischgepflückte Petersilien- oder Minzblätter mehrere Minuten kauen.

Shatapari-Wasser Rosamunde

1 Tasse Wasser
3 EL Rosenwasser

Die Zutaten werden in ein abschließbares Gefäß gegossen und kräftig durchgeschüttelt.
Dieses Mundwasser ist eine milde Spülung mit antiseptischer Wirkung. Goethe sagte von der Rose (sanskrit *Shatapari*), sie sei das Vollkommenste, das die Erde in unserem Klima hervorgebracht hat – die goldenen Worte eines Poeten.

Kurkuma-Honig-Spülung

2 TL Thymian- oder Salbeihonig
1/2 Tasse Wasser
1/4 bis 1/2 TL Kurkuma

Honig und Kurkuma in das leicht erwärmte Wasser (etwa 30 Grad) einrühren.
Honig wirkt schleimlösend, hilft bei Heiserkeit und klärt die Stimme. Kurkuma (Gelbwurzelpulver) ist adstringierend (zusammenziehend) und stark desinfizierend. Die Honiglösung hilft vor allem bei Entzündungen im Mundraum und bei Halsbeschwerden.

Lavendel-Spülung
für abends

1 Tasse Wasser
1/2 Handvoll getrocknete Lavendelblüten

Die Lavendelblüten mit heißem Wasser überbrühen und zehn Minuten lang ziehen lassen. Gurgeln Sie kräftig mit der Lösung, oder spülen Sie mehrmals damit den Gaumen. Tupfen Sie auch einige Tropfen der Lavendelspülung auf Ihre Schläfen. Lavendel ist ein ausgezeichnetes Mittel zur allgemeinen Beruhigung von Vata und fördert einen ruhigen Schlaf.

Salbei-Honig-Munddusche

1 Tasse Wasser
1/8 bis 1 TL Salbeihonig
2 TL frisch gepflückte Salbeiblätter
(alternativ 1 TL getrocknete Salbeiblätter)

Wasser zum Kochen bringen und 3 bis 5 Minuten köcheln lassen. Salbeiblätter mit dem Wasser überbrühen, 10 Minuten zugedeckt ziehen lassen und dann abseihen. Wenn der Sud auf weniger als 35 Grad abgekühlt ist, den Honig unterrühren. Getrocknete Kräuter sind konzentrierter als frische und haben ein intensiveres Aroma, daher nimmt man von ihnen eine kleinere Menge.
Salbei-Honig-Wasser kann bei Halsschmerzen, Mandelentzündung und Zahnfleischbluten zum Gurgeln verwendet werden, Anwendung zwei- bis dreimal am Tag.

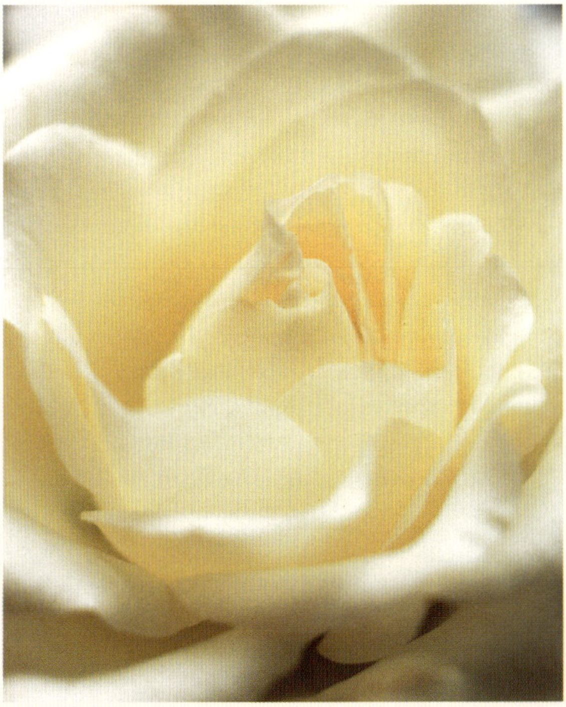

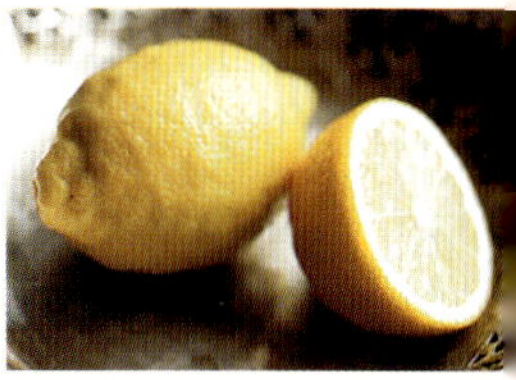

Die Pflege der Augen

Die Augen sind eines unserer wichtigsten und sensibelsten Sinnesorgane. Was wir sehen, die Farbe, Form, Größe und Entfernung von Objekten, erfassen wir mit den Augen. Damit liefern sie uns wichtige Informationen und verbinden uns direkt mit unserer Umwelt.
Nach Auffassung des Ayurveda ist der Sehsinn Sitz des Alocaka Pitta, das nicht nur für dieses äußere Sehen, sondern auch für das innere Sehen, das Sehen in die Seele der Dinge zuständig ist. Es ist das Prinzip der Weitsicht, Wachsamkeit und höchster Erkenntnis. Schöne Augen haben ein geheimnisvolles Funkeln. Sie bestechen durch ihre Ausstrahlung, sind liebevoll, aufmerksam und wachsam. Um diese Eigenschaften zu fördern, ist nicht nur regelmäßige Pflege und Schonung der Augen notwendig. Auch Meditationsübungen und der richtige Blick für schöne Augenblicke verbessern die Sehfähigkeit und den Durchblick im Leben.

So wie verschiedene Metalle wie Gold, wenn sie verunreinigt waren, durch waschen mit Öl glänzend und rein werden, so werden die Augen der Sterblichen klar und leuchtend wie der Mond durch Kollyrium, Augentropfen und andere Anwendungen.
Charaka Samhita, Sutrasthana 5, 18–19

Vom richtigen Augenmaß

Der Ayurveda unterscheidet zwischen übermäßigem Gebrauch, Mißbrauch und mangelndem Gebrauch der Augen. Alle drei wirken auf das Geist-Körper-System und führen unter Umständen zu physischen und seelischen Ungleichgewichten.

Zehn Augenblicke für strahlende Augen

1. Machen Sie täglich ein Sadhana, eine besondere entspannende Übung zur Stärkung der Augen (z. B. die Übung *Sonnenblick*).
2. Tonisieren Sie morgens Ihre Augen mit kaltem Wasser, oder spülen Sie sie mit einem Heilwasser aus.
3. Achten Sie auf eine vollwertige Ernährung mit ausreichend frischem Obst und Gemüse.
4. Gönnen Sie sich ausreichend Ruhe und Schlaf. Massieren Sie Ihre Füße (S. 94) vor dem Schlafengehen mit etwas Ghee – in den Füßen sitzen Reflexzonen, die die Augennerven stimulieren und die Sehkraft stärken.
5. Entspannen Sie Ihre Augen durch Meditation und Yoga-Übungen.
6. Führen Sie Ihren Augen mit Ihren Händen Energie zu (S. 89).
7. Baden Sie Ihre Augen in den ersten Strahlen der Sonne, oder kühlen Sie sie im Schein des Vollmondes.
8. Experimentieren Sie mit Formen, Farben, Materialien, zum Beispiel beim Kochen, Malen, Basteln oder Handarbeiten. Sehen Sie sich genau an, in welcher Beziehung die Dinge zueinander stehen.
9. Gehen Sie mit offenen Augen durchs Leben, und gewinnen Sie Einblick in die Seele der Dinge.
10. Verlieben Sie sich in einen Menschen, in die Natur, in das Leben – und Sie sehen die Welt mit anderen Augen.

Übermäßiger Gebrauch der Augen bedeutet beispielsweise häufiger Fernsehkonsum, zuviel Computerarbeit, arbeiten bei grellem oder bei zu schwachem Licht.
Unter *unpassendem Gebrauch* versteht man alle negativen Eindrücke, etwa Gewalt- oder Horrorszenen in Filmen. Diese setzen im Organismus in hohem Maße Streßhormone frei, die zu körperlichen Ungleichgewichten und zu psychischem Streß führen.
Auch der *mangelnde Gebrauch* der Augen hat negative Auswirkungen auf die allgemeine Sehkraft. Das »nicht Sehen« oder »nicht Einsicht haben« führt aus der Sicht des Ayurveda zu geistiger Trägheit, Unbeweglichkeit und Starre.

Störfaktoren für die Augen

Neben den oben angeführten drei großen Klassifizierungen gibt es noch eine Reihe von äußeren Einflüssen, die den Sehsinn langfristig schwächen.

Meiden Sie daher:

- Lesen, während man sich bewegt, also beispielsweise beim Gehen
- Lesen in einem Fahrzeug
- Zuviel Hitze im Kopf, beispielsweise durch übermäßige Sonne
- Heißes Wasser auf dem Kopf
- Saunen ohne kühlende Kopfbedeckung
- Pikant gewürztes Essen
- Scharfe Chemikalien, beispielsweise beim Legen von Dauerwellen
- Zu trockene oder zu rauchige Luft
- Erhitzte Emotionen, Ärger, Kummer und Trauer

Sonnenblick – Lichtbad für die Augen

Schon vor Tausenden von Jahren wußte man um die positive Wirkung des Lichts und die Heilkraft von sanften Sonnenstrahlen, auf der unzählige Behandlungen des Ayurveda aufbauen. Gönnen Sie sich einen Spaziergang bei Morgengrauen, und blicken Sie in die zarten Strahlen der aufgehenden Sonne. Erleben Sie, wie Ihre Augen dabei mit Wärme und Energie gefüllt werden. Spüren Sie, wie die zunehmende Wärme und das Licht der Sonne Sie durchflutet und belebt.

Augentropfen und -kompressen

Bei überanstrengten, geröteten und entzündeten Augen helfen Augentropfen oder auch das Auflegen eines mit Aloe-Vera-Gel, Rosenwasser oder anderen Heilsubstanzen getränkten Tuches. Ein paar Tropfen flüssiges Ghee in die Augen geträufelt reduziert ebenfalls Pitta-Störungen, nimmt Röte und Gereiztheit und gibt den Augen einen schönen Glanz.

Augenklar

200 ml Wasser
1/2 bis 1 TL Triphala-Pulver (MA 505)

Das Triphala-Pulver im heißen Wasser auflösen und die Mischung auf etwa die Hälfte einkochen. Danach durch einen Teesieb filtern und das Wasser abkühlen lassen. Das Triphala-Wasser mit der Handinnenfläche abwechselnd zu einem Auge führen und mit dem geöffneten Auge in die Lösung »hineinblinzeln«. Abschließend die Augen mit warmem Wasser gut ausspülen. Triphala-Wasser sorgt für einen Ausgleich der Doshas im gesamten Organismus. Die Augen werden damit klarer und von überschüssigem Kapha befreit.

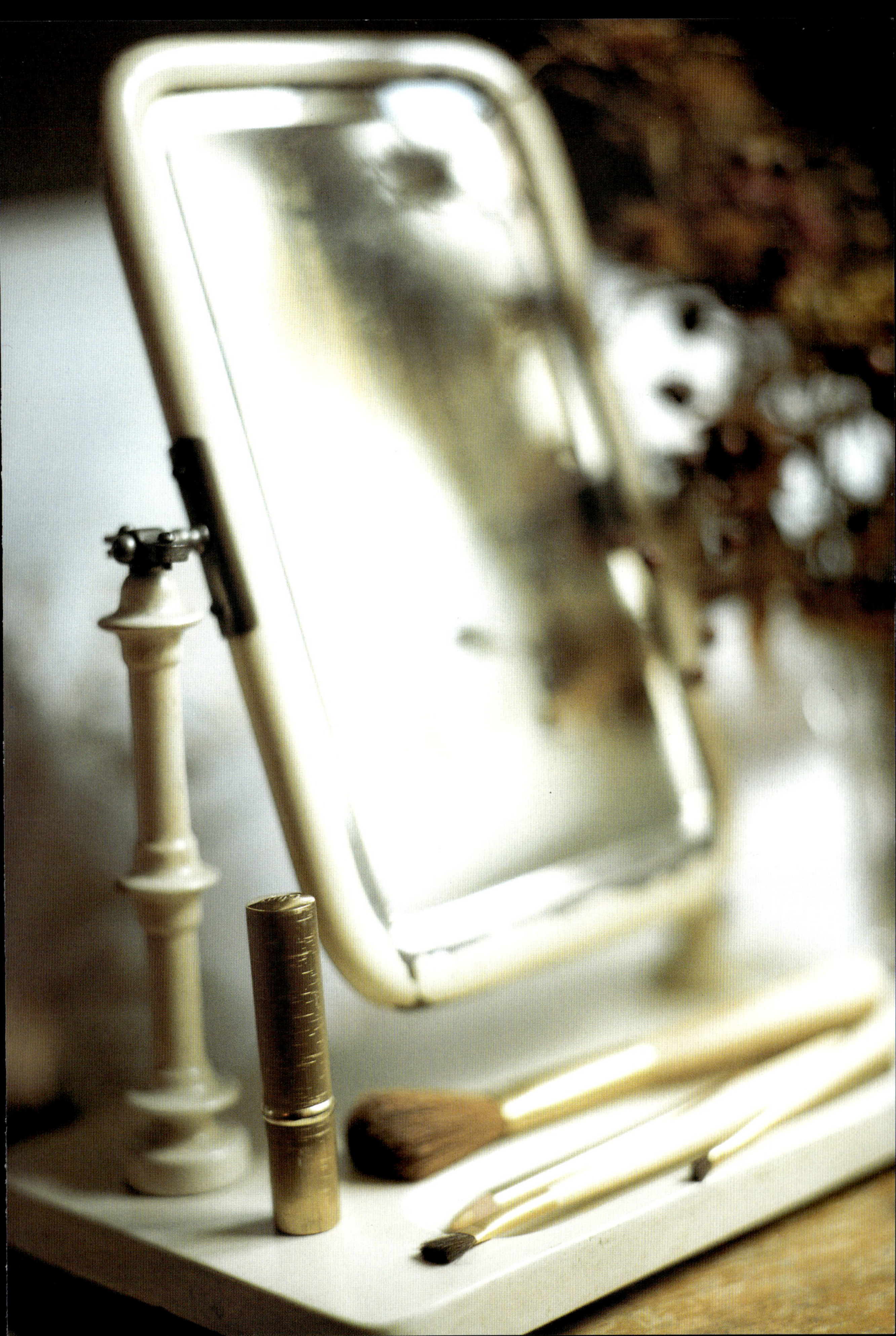

Starlight-Kompresse

2 frische Kohlblätter

Die Kohlblätter in kochendem Wasser einweichen, danach etwas abkühlen lassen. Die weichen Kohlblätter als Kompressen 10 bis 15 Minuten auf die geschlossenen Augen legen.
Kohl ist altbekannt für seine entgiftenden und kühlenden Eigenschaften. Wer häufig im grellen Lampenlicht steht, findet hier schnell eine natürliche Linderung für strapazierte Augen. In Hollywood ein beliebtes Rezept.

Milch-Kompresse

1/4 Tasse Milch
1–2 EL Rosenwasser
2 weiche Seidentücher

Die Milch mit dem Rosenwasser vermischen und damit die Seidentücher tränken. Die Kompresse etwa 10 Minuten auf die geschlossenen Augen legen.
Milch hilft Pitta auszugleichen, sie kühlt und beruhigt gerötete Augen.

Chandanam-Seidenkompresse

5 EL Chandanampuder (Sandelholzpuder)
2 EL Wasser
1–2 EL Rosen- oder Perlwasser
2 Seidentücher (15 × 15 cm)
Nähseide

Das Wasser mit dem Rosenwasser (alternativ Perlwasser) und dem Chandanampuder zu einer geschmeidigen Paste verrühren. Auf die beiden Seidentücher verteilen und zu Säckchen zusammenbinden. Die Seidensäckchen auf die geschlossenen Augen legen und etwa 10 Minuten einwirken lassen.
Sandelholz ist ein ausgezeichnetes Mittel, um die Augen zu beruhigen und den Geist zu klären.

Ayurvedische Honig-Augentropfen

1/4 TL naturreiner Bergblütenhonig
1 EL Wasser

Den Honig mit dem Wasser verdünnen und einige Tropfen davon in die Augen träufeln.
Honig wirkt tonisierend und reizlindernd auf die Augen und neutralisiert überschüssiges Kapha, das die Sehschärfe beeinträchtigt.

Chrysanthemen-Kompresse

2 TL Chrysanthemen-Blüten
1 Tasse Wasser

Blüten mit kochendem Wasser überbrühen und 5 Minuten ziehen lassen. Zwei Wattebausche in dem Sud tränken und etwa 10 Minuten auf die geschlossenen Augen legen.
Chrysanthemen bringen Helligkeit und Klarheit in die Augen und vermindern überschüssiges Pitta.

Das dritte Auge

1/2 bis 1 TL Sandelholzpuder (fein)
etwas Rosenwasser

Sandelholzpuder und Rosenwasser zu einer geschmeidigen Paste verrühren und diese zwischen den Augenbrauen auf die Stirn auftragen.
Die Vertiefung zwischen den Augenbrauen, das »dritte Auge«, gilt im Ayurveda als das Zentrum für inneres Erwachen. Die Sandelholz-Paste wirkt kühlend, reizlindernd und entspannend. Alternativ können auch einige Tropfen Sandelholzöl auf diese Stelle getröpfelt werden. Dies kühlt die Augen und klärt den Geist.

Augenfalte

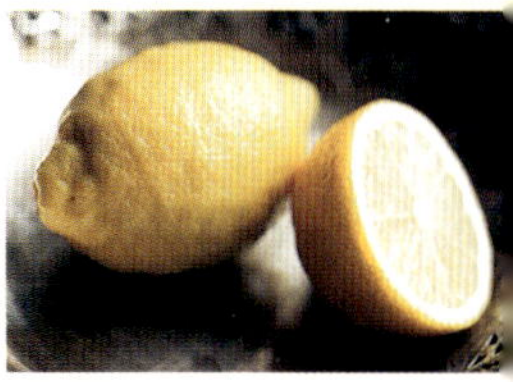

Hilfe bei Augenfalten oder Tränensäckchen

Die Haut um die Augen neigt besonders zur Faltenbildung. Im Ayurveda verwendet man zur Pflege dieser empfindlichen Partien hochwertige Pflanzenöle. Besonders empfehlenswert sind feuchtigkeitsspendende Öle wie Mandel-, Jojoba-, Rosamosqueta- (Hagebuttenkernöl) und Weizenkeimöl.
Schwellungen unter den Augen werden am besten mit Hamamelis-Wasser, geraspelten Gurken oder pürierten Korianderblättern behandelt. Tränken Sie ein weiches Tuch oder Wattebausche mit den Lösungen, oder geben Sie die Pasten in Seidensäckchen. Auf die geschlossenen Augen legen und etwa 10 Minuten einwirken lassen.

Entspannung und Stärkung für schönere Augen

Heilende Hände

Handauflegen ist eine sehr alte Übung, die die Augen entspannt und sie gleichzeitig mit Energie auflädt.
Die Handflächen werden zuerst gegeneinander gerieben. Verdecken Sie nun die Augen vollständig mit den wohltemperierten Handinnenflächen. Spüren Sie die wärmende Wirkung, und entspannen Sie sich.

Gold-Ghee

Eine goldene Schale mit Ghee füllen und mit den Augen tief und konzentriert in die Schale blicken. Gold-Ghee ist eine alte ayurvedische Methode, um die Augen zu klären und das Gemüt zu verbessern. Sie erhöht die Leuchtkraft und damit Pitta in den Augen. Besonders im Winter, wenn die Sonne ihre Strahlen hinter Wolken versteckt, ist die Anwendung von Gold-Ghee wärmend und erheiternd.

Tsataka

Eine Lampe mit Ghee füllen und entzünden. Die Flamme etwa in Armlänge vom Gesicht entfernt aufstellen und in das warme Licht blicken.
Im Ayurveda sagt man dem Gheefeuer eine beruhigende und erleuchtende Kraft nach. Die Augen werden durch das sanfte, weiche Licht mit neuer Energie aufgeladen.

Licht fürs Leben

Ein Sonnenstrahl reicht aus,
um viel Dunkel zu erhellen
Franz von Assisi

Nicht erst Franz von Assisi erkannte die positive Wirkung des Lichts auf den Menschen. Üben Sie sich in der Kunst, Licht wahrzunehmen. Lernen Sie den Einfall des Sonnenlichts zu verschiedenen Tages- und Jahreszeiten zu unterscheiden und wie sich die Natur dabei verändert.
Das Lichtsehen regt das Sehzentrum an, wirkt entspannend auf Körper und Geist und hebt die Wertschätzung für die Dinge, die uns umgeben.

Savatsana

Savatsana ist eine alte vedische Entspannungsübung für den gesamten Körper.
Legen Sie sich dazu auf den Rücken, die Handflächen zeigen nach oben, und lassen Sie Ihrem Geist für einige Minuten freien Lauf. Die Augen profitieren von der Ruhigstellung des Geistes bereits nach wenigen Minuten.

Die Pflege der Hände und Nägel

Was wir tun, tun wir mit unseren Händen: Mit den Händen nehmen wir Kontakt auf. Durch eine zarte Berührung mit den Händen vermitteln wir Trost, Mitgefühl und Liebe, unsere Hände können sogar heilen.
Wenn wir Nahrung zubereiten, tun wir das mit unseren Händen. Durch diese Berührung von Nahrungsmitteln werden die fünf Elemente, die aus ayurvedischer Sicht in jedem Lebewesen wirken, in uns lebendig.
Die Fingerspitzen sind die empfindsamsten Teile unserer Hände, ja vielleicht des ganzen Körpers. Mit den Fingerspitzen können wir feinste Informationen des Pulses und kleinste Veränderungen im Körper wahrnehmen. Die Pulsdiagnose ist ein wichtiger Bestandteil im ganzheitlichen Untersuchungsverfahren im Maharishi Ayur-Veda. Wie Sie Ihren Puls selbst überprüfen können, erfahren Sie auf Seite 118.

Die Hände sind unsere Visitenkarte

Die Hände sind unsere Visitenkarte. Sie verraten, wer wir sind, womit wir uns beschäftigen und auch unser Alter. Mit Ringen und Armreifen unterstreichen wir die natürliche Anmut der Hände. Wählen Sie für Ihren Schmuck Metalle, Perlen und Edelsteine, die Ihnen gefallen und zu Ihrem Typ passen. Einen Anhaltspunkt dafür gibt Ihnen auch die vedische Astrologielehre Jyotish, die einen passenden Stein anhand des Sternbildes auswählt (S. 144).
In Indien lassen sich auch heute noch Bräute zur Hochzeitsfeier ihre Hände mit wunderschönen Mustern bemalen – die Hände selbst werden zum Ornament.

Begrüßen Sie den Tag

Wenn Sie morgens erwachen, führen Sie die Hände vor das Gesicht und blicken so aufmerksam wie in einen Spiegel hinein.
Diese alte ayurvedische Übung lädt Ihre Hände mit Energie auf und bringt Sie in Bezug mit sich selbst.

Lassen Sie Ihre Hände sprechen

Üben Sie mit Ihren Händen weiche, fließende Bewegungsabläufe. Versuchen Sie das Auf und Ab der Meereswellen, das Fliegen eines Vogels oder das Schwanken eines Astes im Wind nachzumachen. Die Übung harmonisiert das Zusammenspiel zwischen Körper und Geist, stärkt Ihre Kreativität und hebt die Stimmung.

Ayurvedische Handmassage

Eine Handmassage wirkt wohltuend und belebend und pflegt die Hände. Gönnen Sie Ihren Händen wenigstens einmal wöchentlich eine gründliche Massage mit einem typspezifischen Öl, das nach Belieben mit ein bis zwei Tropfen Aromaöl verfeinert werden kann. Rose, Jasmin, Neroli oder Sandelholz eignen sich besonders gut für die Hände.

So geht die Handmassage:

Verteilen Sie etwas angewärmtes Öl auf den Händen. Beginnen Sie mit der Massage am Handgelenk mit sanften kreisenden Bewegungen, umgreifen Sie es dabei abwechselnd von unten und von oben. Dann über dem Handrücken mehr-

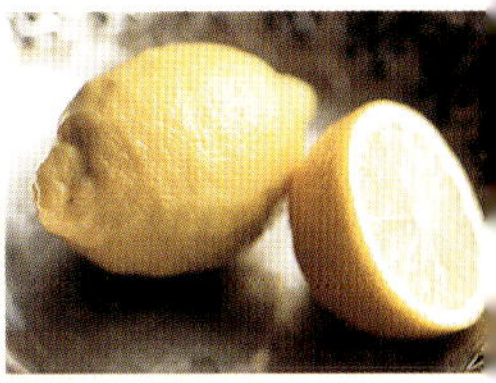

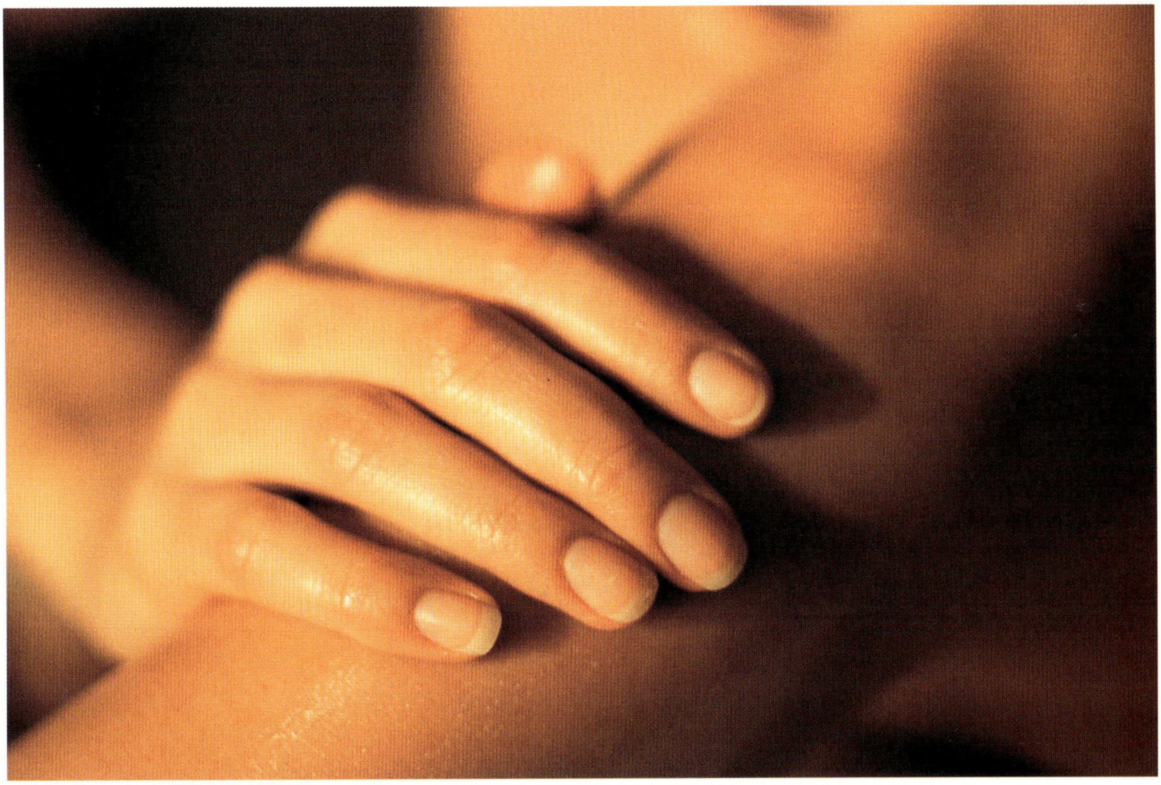

mals kräftig auf und ab streichen, an den Fingerknöcheln wieder vorsichtig kreisen. Die Finger werden einzeln umfaßt und von der Wurzel bis zu den Fingernägeln gestrichen. Danach die Handteller gegeneinander reiben, und die Handinnenflächen sanft mit dem Daumen massieren. Schließlich die ganze Hand vom Handgelenk bis zu den Fingern streichen.

Nußmassage für die Hände

Rollen Sie den glatten Kern einer Avocado zwischen den Händen hin und her. Ihre Handflächen werden so sanft massiert, das anhaftende Fruchtfleisch nährt und pflegt die weiche Haut der Handinnenflächen

Handkuren

Jasmin-Ghee-Handpackung

2 EL Mandelmehl
2 EL Ghee
2 Tropfen frisch gepreßter Zitronensaft
3 Tropfen Rosentau- oder Jasmin-Aromaöl

Mandelmehl, Ghee und Jasminöl gut verrühren, die Mischung 2 bis 3 Minuten ruhen lassen und zuletzt die Zitrone dazugeben. Den Mehlbrei gleichmäßig auf die Hände auftragen und 20 Minuten einwirken lassen.
Die Mischung kann, verdünnt mit etwas Joghurt, gleichzeitg als Gesichtsmaske verwendet werden.

Sonnenblumen-Bergblütenhonig-Handpackung

für samtig weiche Hände

1 TL Bergblütenhonig
2 TL gemahlene Weizenkeime
2 TL gemahlene Sonnenblumenkerne
1 Schuß frisch gepreßter Zitronensaft
1 bis 2 TL Mandelöl

Honig, gemahlene Weizenkeime und Sonnenblumenkerne mit dem Zitronensaft verrühren, die Mischung 2 bis 3 Minuten ruhen lassen. In der Zwischenzeit das Mandelöl leicht erwärmen und damit die Hände sanft massieren. (Die Technik der Handmassage erfahren Sie auf Seite 90.) Anschließend die Hände mit der Sonnenblumen-Honig-Mischung dick eincremen und etwa 30 Minuten einwirken lassen.
Die Hände fühlen sich nach der Packung samtig weich an und duften dezent nach Zitrone.

Erdbeer-Mandel-Handpackung

2 1/2 EL Hafer- oder Mandelmehl
1 EL Joghurt
1 TL Mandelöl
1 bis 2 frische Erdbeeren

Erdbeeren mit einem Mörser oder mit einer Gabel pürieren. Hafermehl, Joghurt und Mandelöl in einer Schale vermischen, die pürierten Erdbeeren dazugeben und solange rühren, bis eine cremige Paste entsteht. Bei Bedarf mit etwas Wasser verdünnen. Die Mischung 2 bis 3 Minuten ruhen lassen, dann auf beide Handrücken auftragen und die Packung etwa 20 Minuten einziehen lassen. Mit einem Handtuch abdecken.
Joghurt und Erdbeeren sind bewährte Bleichmittel und geben den Händen eine schöne, gleichmäßig frische Tönung.

Pflege der Nägel

Wohlgeformte, glänzende Nägel sind Ausdruck einer ausgeglichenen und harmonischen körperlichen und geistigen Verfassung. Besonders wichtig für gesunde Nägel ist eine vollwertige und ausgewogene Ernährung, doch auch mit bestimmten Pflegemaßnahmen läßt sich ihre natürliche Schönheit hervorheben.

Fingernagelmassge

Regelmäßige Massage stärkt die Nägel, fördert ihr Wachstum und gibt ihnen Geschmeidigkeit und Festigkeit. Reiben Sie die Fingernägel einfach an den Handflächen einige Male hin und her, oder massieren Sie sie mit Bienenwachs oder mit Öl. Besonders nägelkräftigend wirkt Neembaumöl, das darüber hinaus einen natürlichen Schutz gegen Bakterien und Pilze darstellt. Auch Rosenblüten-Essig verleiht den Nägeln einen gesunden, rosigen Glanz. Dazu Rosenblüten einige Stunden in Essig einlegen und die Nägel mit dem Essig einreiben. Mit Hennapuder können Sie einen natürlichen Nagellack selbst anfertigen.

Henna-Nagelglanz

etwas rotes Hennapuder
Wasser zum Anrühren

Hennapuder mit warmem Wasser zu einer dünnflüssigen Paste anrühren.
Die Hennapaste mit einem dünnen Naturhaarpinsel wie Nagellack auf die Fingernägel auftragen, die Nägel in der Sonne trocknen und die Paste anschließend mit lauwarmem Wasser abspülen.
Dieser natürliche Nagellack blättert nicht und gibt den Nägeln einen gesunden, rosigen Glanz.

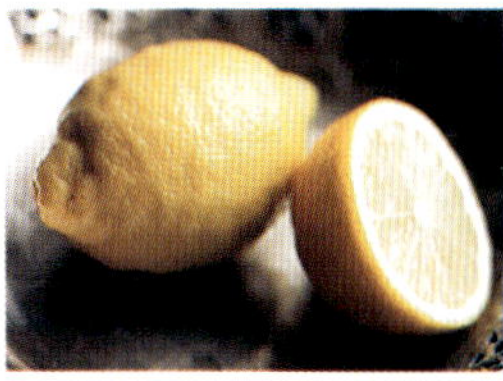

Schöne Beine und Füße

Indem man die Füße mit Öl massiert, werden Rauheit, Steifigkeit, Trockenheit, Müdigkeit und Taubheit sofort beseitigt; Zartheit, Stärke und Festigkeit der Füße werden gefördert; auch das Sehen wird klarer und Vata wird beruhigt.
Charaka Samhita, Sutrasthana 5, 90–92

Wie sich ein Mensch bewegt, sagt viel über sein Wesen aus. In der ayurvedischen Lebenslehre steuern die drei Grundkräfte im Menschen, die Doshas, nicht nur alle geistigen und körperlichen Funktionen, sondern beeinflussen auch unseren Typ und somit unseren charakteristischen Gang: Ein typischer Vata bewegt sich schnell und flink, Pitta voller Willenskraft, und Kapha geht mit langsamen, königlich anmutenden Schritten. Diese Grundausstattung, die uns die Natur mitgegeben hat, können wir schwer ändern – sie ist ein Teil unserer Persönlichkeit. Was sich aber positiv beeinflussen läßt, ist die Gesundheit und damit auch die Schönheit der Beine.
Regelmäßige »Beinarbeit«, die die Muskulatur und den Knochenbau stärkt, ist für die Aufrechterhaltung ihrer Funktion äußerst wichtig. Zu empfehlen sind tägliche Spaziergänge, aber auch Schwimmen und Tanzen belebt die Beine. Bestimmte ayurvedische Körperübungen wie Yoga oder der Sonnengruß (S. 113) verbessern die allgemeine Beweglichkeit und harmonisieren das Zusammenspiel der Beine mit dem Körper.

Beinmassage

Beinmassagen fördern die Durchblutung der Beine und damit ihre Schönheit. Verwenden Sie ein zu Ihrem Konstitutionstyp passendes Öl (Wählen Sie Ihr Öl, S. 52) oder ein Vata-, Pitta- oder Kapha-Öl, das es fertig zu kaufen gibt.

So geht die Beinmassage:

Zur Beinmassage setzten Sie sich am besten auf den Boden und beginnen als Frau mit dem linken, als Mann mit dem rechten Bein: Umfassen Sie mit beiden Händen den Oberschenkel, und massieren Sie kräftig und großflächig mehrmals auf und ab. Das Kniegelenk wird nur mit den Fingerspitzen mit sanften, kreisenden Bewegungen massiert. Am Unterschenkel wieder kräftige Auf- und Abwärtsstreichungen mit den Händen ausführen. Verfahren Sie beim zweiten Bein genauso, also oben beginnen und nach unten zu den Füssen hin massieren.

Beinwellness

Massageöl für makellose Beine

100 ml gereiftes Sesamöl
1 EL Beinwellblättersaft, frisch gepreßt
(alternativ auch Comfreyblätter)
oder 30 Tropfen Beinwelltinktur
5 Tropfen Lavendel- oder Latschenkiefer-Öl

Sesamöl, Beinwellsaft und Lavendelöl mischen und die Beine damit massieren. Wie Sie reifes Öl herstellen, erfahren Sie auf Seite 129.
Dieses sehr aromatische Massageöl wirkt besonders glättend auf die Haut. Es fördert die Durchblutung und entspannt. Die Heilkräuter Beinwell und Comfrey enthalten in hoher Konzentration zellregenerierendes Allantoin, das die Hautoberfläche samtig weich erscheinen läßt.

Beine

Après-Sport

Ayurvedisches Minz-Ghee für müde Beine

3 EL Ghee
3 bis 5 Tropfen Minzöl

Ghee mit dem Minzöl vermischen und müde Beine damit massieren.
Minze kühlt und fördert die Durchblutung. Die Beine fühlen sich nach der Massage wieder frisch und erholt.

Schöne Füße ein Leben lang

Unsere Füße tragen uns durchs Leben, mit ihnen stehen wir auf dem Boden, stellen den Kontakt zur Mutter Erde her, bewegen uns fort und verändern uns: Die Füße sind unser anderes Ende. Den Füßen wird im ayurvedischen Heilsystem große Beachtung geschenkt, denn Ungleichgewichte in den Doshas machen sich häufig zuerst in den Füßen bemerkbar. So können kalte Füße durch Vata-Störungen hervorgerufen werden, Brennen in den Füßen ist ein Zeichen für übermäßiges Pitta und Ödeme deuten auf ein Kapha-Übergewicht hin.
Darüber hinaus gibt die Form der Füsse aus ayurvedischer Sicht Aufschluß über das Wesen und die Anlagen eines Menschen: Feine Knöchel, runde Fersen und lange Zehen versprechen ein langes Leben, starke Zehen gelten als glücksbringend, und gutgepolsterte Zehen deuten auf ein genußvolles Leben hin.

Zehn Schritte für schöne Füße

1. Reiben Sie die Füße mit warmen Öl ein.
2. Führen Sie dann eine Fußmassage durch.
3. Entspannen Sie Ihre Füße zehn Minuten lang in einem warmen Fußbad.
4. Rubbeln Sie Ihre Füße mit einem Bimsstein ab.
5. Spülen Sie mit frischem Wasser nach.
6. Schneiden Sie Ihre Nägel in Form.
7. Polieren Sie Ihre Fußnägel mit einem weichen Wolltuch, oder lackieren Sie sie mit Henna-Nagelglanz (S. 92).
8. Besprengen Sie Ihre Füße mit Rosenblütenwasser oder mit Minzöl.
9. Machen Sie Bein- und Fußübungen.
10. Legen Sie Ihre Beine hoch, und entspannen Sie sich.

Es gibt viele Möglichkeiten, wie Sie Ihre Füße pflegen und verwöhnen können, angefangen von einer belebenden Fußmassage (Padabyanga) bis hin zu Bädern und wohltuenden Salben. Doch bereits natürliche Bewegungen wie Barfußlaufen und ein regelmäßiges Fitneßprogramm geben Ihnen ein neues Gefühl für Ihre Füße und lehrt Sie diese zu schätzen. Schwielen, Hühneraugen, Schweißfüße und Fußschmerzen lassen sich, sofern sie nicht auf tieferliegenden Störungen beruhen, so auf natürliche Weise vermeiden.

Massage für die Füße

Padabyanga – Regenerationsmassage für die Füße

1/4 Tasse erwärmtes Öl
Sesamöl für Vata und Kapha
Kokos- oder Sonnenblumenöl für Pitta

• Waschen Sie Ihre Füße mit warmem Wasser. Setzen Sie sich dann auf einen Hocker oder auf den Boden, und stellen Sie das Gefäß mit dem erwärmten Öl in Greifweite.

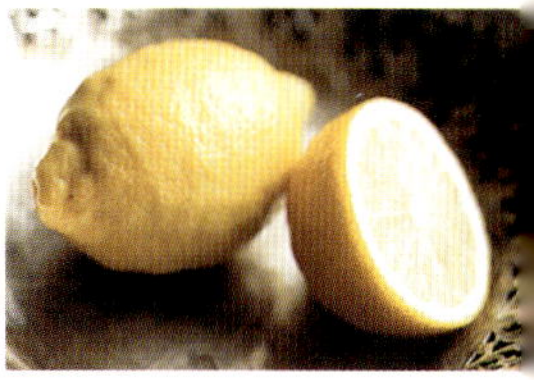

- Beginnen sie als Frau mit dem linken, als Mann mit dem rechten Fuß, am besten legen sie ihn auf den entgegengesetzten Oberschenkel: Kreisen Sie mit den Fingerspitzen beider Hände sanft über die Knöchel. Kneten Sie dann mit der flachen Hand die Ferse, als würden Sie sie in Richtung Sohle »auspressen« wollen. Danach streichen Sie entlang der Achillessehne auf und ab und reiben dann mit schnellen Bewegungen den Fußrücken. Die Zehen und Zehenzwischenräume werden einzeln mit den Fingerspitzen gerieben. Beenden Sie die Fußmassage mit einer gleichzeitigen Massage von Fußsohle und Fußrücken. Anschließend beim zweiten Fuß ebenso verfahren.
- Nach der Massage sollten Sie etwas ruhen. Legen Sie sich dazu am besten auf den Rücken, strecken Sie die Beine aus, und lassen Sie die Massage in sich nachwirken. Nach einigen Minuten können Sie langsam aufstehen.

Führen Sie das Padabyanga am besten morgens vor dem Duschen durch. In den Füßen befinden sich wichtige Reflexpunkte, die durch die Massage angeregt werden – eine morgendliche Fußmassage belebt somit den ganzen Organismus. Vor dem Schlafengehen beruhigt die wohltuende, sanfte Ölmassage den Geist und fördert somit einen tiefen, ruhigen Schlaf. Die Ölschicht kann mit einem weichen Tuch oder mit einem warmen Fußbad entfernt werden.
Fußmassagen sind ein wichtiger Bestandteil einer Ganzkörper-Abhyanga (S. 129).

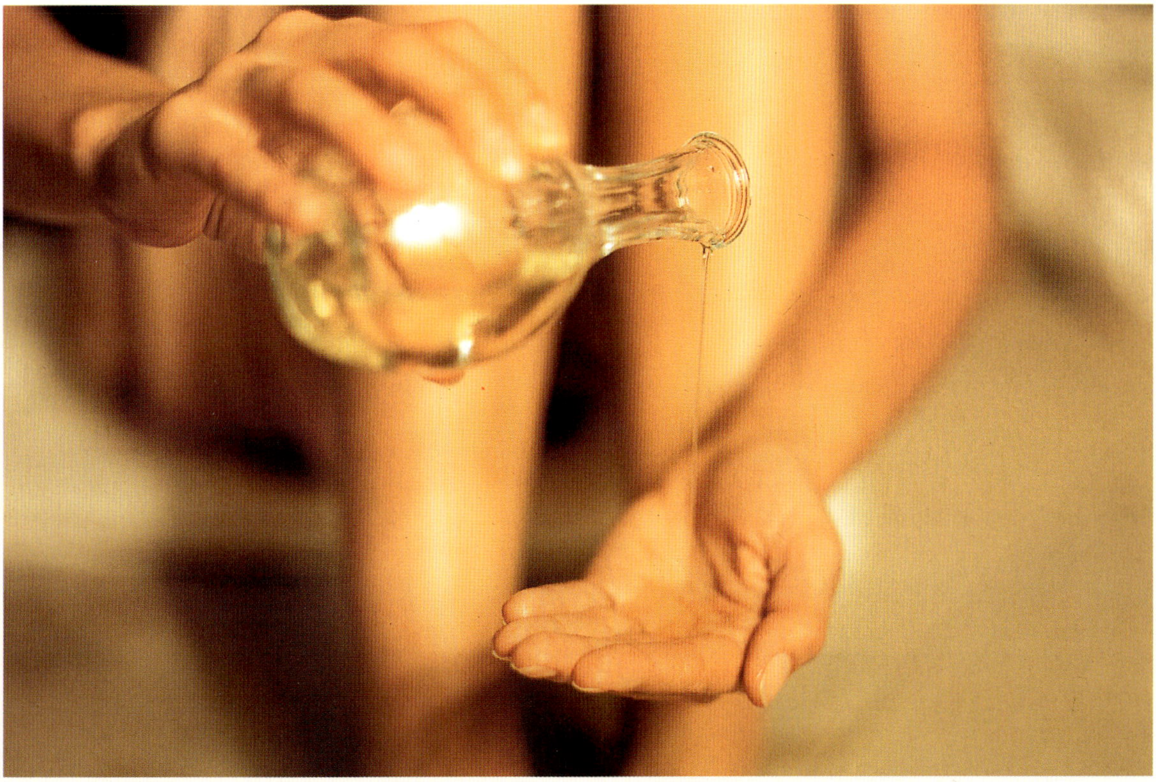

Schlaf

Fußöl für Adam und Eva

10 ml gereiftes Sesamöl
Für Frauen:
6 Tropfen Lavendel-Aromaöl
6 Tropfen Rosentau- oder Jasminöl
Für Männer:
6 Tropfen Minzöl oder Himalayazeder
6 Tropfen Sandelholzöl oder Tulsi
(indisches Basilikumöl)

Das Sesamöl nach Belieben mit den ätherischen Ölen vermischen. Vor der Anwendung leicht erwärmen und die Füße nach der Padabyanga-Methode massieren.
Rose und Jasmin sind hervorragende Duftnoten zur Beruhigung von Vata und typisch weibliche Düfte. Männer bevorzugen Sandelholzöl, das die männliche Ausstrahlung verbessert.
Alternativ kann das Öl auch mit einigen Tropfen Lotus-Aromaöl angereichert werden. Lotus harmonisiert Geist und Seele und wird deshalb auch gerne zur Unterstützung einer Meditation verwendet.

Salben, Puder und Einlagen

Fenchel-Ghee

für einen himmlischen Schlaf

2 bis 3 EL Ghee
2 bis 3 Tropfen Fenchel-Aromaöl

Ghee leicht erwärmen und mit dem Aromaöl vermischen.
Fenchel gleicht alle Doshas aus. Er unterstützt die Ausscheidung von Giften aus dem Körper und unterbricht negative Gedankenketten. In der ayurvedischen Heilkunde wird Fenchel aufgrund seines allgemein positiven Schwingungsmusters außerordentlich geschätzt.

Sandelholz-Fußsalbe

6 TL Ghee
5 Tropfen Sandelholz-Aromaöl
1 bis 2 Tropfen Salbei-Aromaöl

Ghee leicht erwärmen und mit den Aromaölen vermischen. Die Füße vor dem Zubettgehen damit einreiben.
Diese Salbe ist eine Anti-Pitta-Mischung, die die Füße kühlt und entspannt.

Wärmende Fußsalbe für kühle Tage

3 TL Senfpuder
2 EL Sesamöl
Wasser

Das Senfpuder in soviel warmem Wasser auflösen, daß eine cremige Salbe entsteht. Die Füße damit dick eincremen, zehn Minuten einwirken lassen, danach mit lauwarmem Wasser abwaschen und anschließend mit Ghee oder erwärmtem Sesamöl einreiben.

Papaya-Fußpackung

1 Tasse Fruchtfleisch einer reifen Papaya
1/2 Tasse Jojobaöl (alternativ süßes Mandelöl)

Papaya mit einem Mörser zerdrücken, Jojobaöl untermischen und zu einer geschmeidigen Paste verrühren.
Die Paste großzügig auf die Füße auftragen und zehn Minuten einwirken lassen. Danach mit warmem Wasser abwaschen und die Füsse mit Jojobaöl oder süßem Mandelöl einreiben.
Die Papayafrucht enthält Papain, das verhärtete Hautstellen aufweicht. Die Packung ist deswegen vor allem zur Ablösung von Hornhaut an den Fußsohlen und Fersen zu empfehlen.

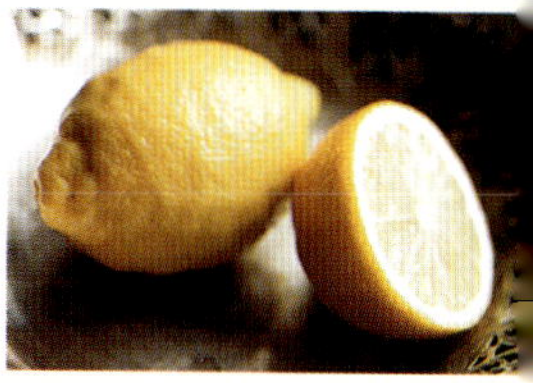

Geranium-Fußpuder

2 EL Reismehl
2 EL Maismehl
3 bis 4 Tropfen Geraniumöl

Reis- und Maismehl verrühren, Geraniumöl dazugeben und gut durchmischen. Den Fußpuder am besten in eine Streudose füllen und die Füße bestäuben.
Geranium hat antiseptische und desinfizierende Eigenschaften. Der Puder hat eine Pitta-reduzierende Wirkung, lindert Fußschweiß und verleiht den Füßen eine angenehme Duftnote.

Rosenblüten-Umschlag für die kleine Stelle

6 frische Rosenblütenblätter
Rizinusöl

Harte Stellen an den Füßen und Hühneraugen können mit Rizinusöl wirkungsvoll entfernt werden. Die kritischen Stellen mit einem frischen Rosenblütenblatt einreiben, danach mit Rizinusöl massieren. Die restlichen Rosenblütenblätter auf die Stellen legen und mit einem Umschlag fixieren. Über Nacht einwirken lassen.

Parfümierte Prinzessinnen-Einlage

Stoff aus Dupionseide,
am besten rosa oder zartlila
2 1/2 Handvoll getrocknete Lavendelblüten
einige Tropfen Lavendelöl

Die Lavendelblüten mit einigen Tropfen Lavendelöl beträufeln. Nach der Vorlage von zwei Schuheinlagen vier Stofflagen aus der Seide schneiden. Jeweils zwei an den Außenrändern zusammennähen, dabei die Ferse aussparen. Den Stoff umdrehen, das heißt die Nahtstellen sind jetzt innen, und bügeln. An der offenen Nahtstelle die Lavendelblüten einfüllen.
Lavendel wirkt vor allem auf sensible Menschen ausgleichend, vermittelt Harmonie, Ruhe und Frische und reduziert ein Vata-Übergewicht.

Fußbäder

Frisches Heilkräuter-Fußbad

2 l Wasser
je 1/4 Handvoll Lavendelblüten, Pfefferminze,
Lindenblüten, Rosmarin (getrocknet oder frisch)
Sandelholz- oder Rosenöl

Wasser aufkochen und über die Kräuter gießen. Den Kräutersud 20 Minuten ziehen lassen, danach abseihen. Die Füße 10 Minuten im warmen Aufguß baden, danach kalt abduschen. Abschließend mit Sandelholz- oder Rosenöl einreiben.
Das Heilkräuter-Fußbad wirkt erfrischend und entspannend. Müde Füße werden wieder munter. Die wohltuende Wirkung des Bads erreicht uns auch über den Geruchssinn.

Walnuß-Fußbad für den Abend

3 bis 4 EL Walnußblätter
3 bis 4 Lorbeerblätter
1 EL Zimt
1 EL Ingwer, 5 Nelken
2 l Wasser
etwas Ghee

Kräuter mit dem kochenden Wasser übergießen und 10 Minuten ziehen lassen. Die Füße etwa 10 Minuten lang in dem Aufguß baden, anschließend mit warmem Wasser abduschen und mit Ghee eincremen. Das Walnuß-Fußbad wärmt und pflegt die Füße und ist vor allem an einem kalten Winterabend eine Wohltat für Füße und Seele.

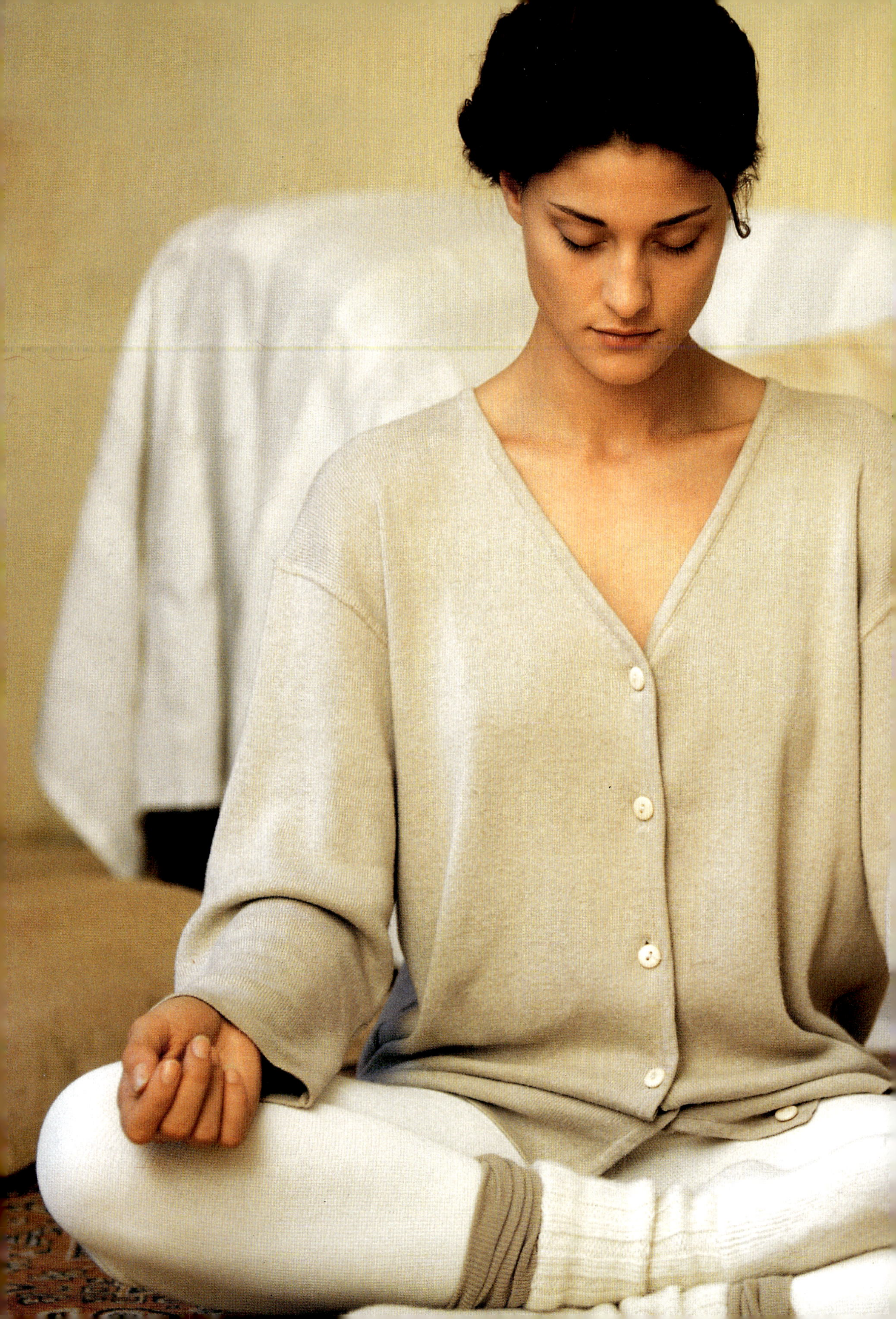

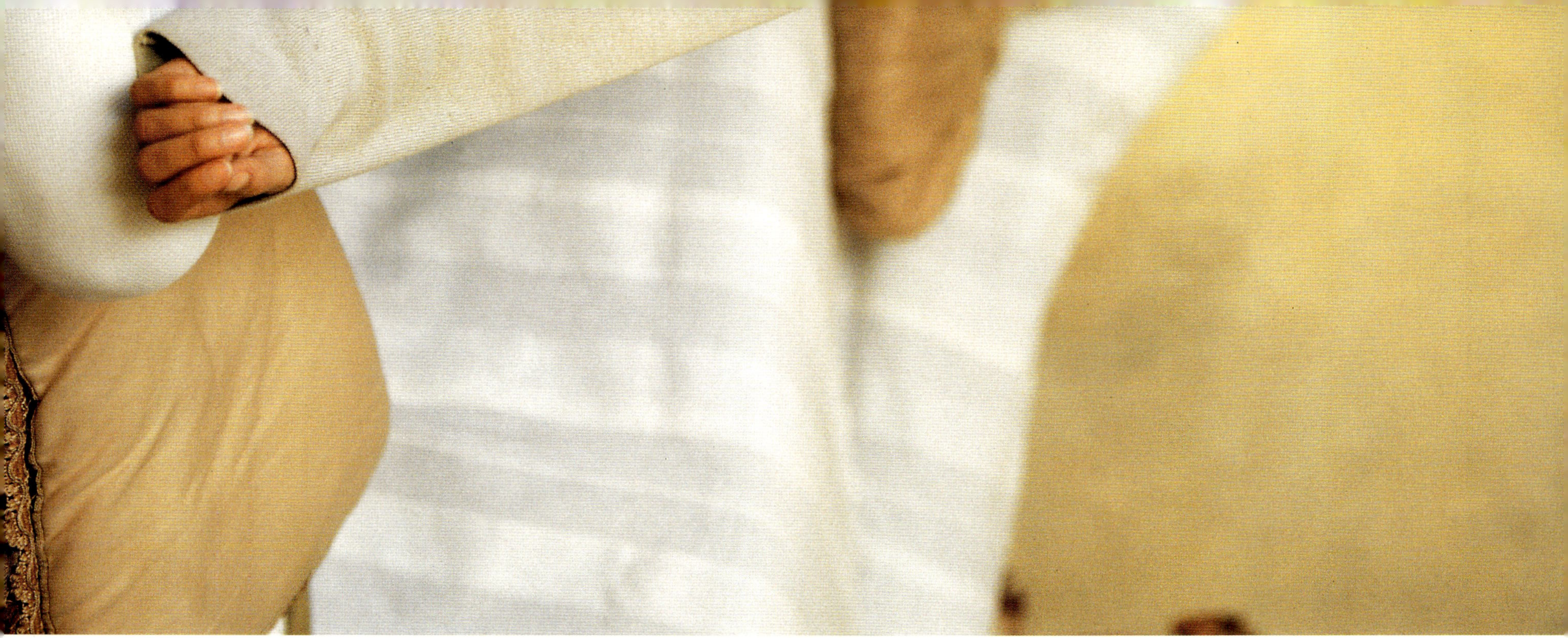

Zu innerer und äußerer Schönheit

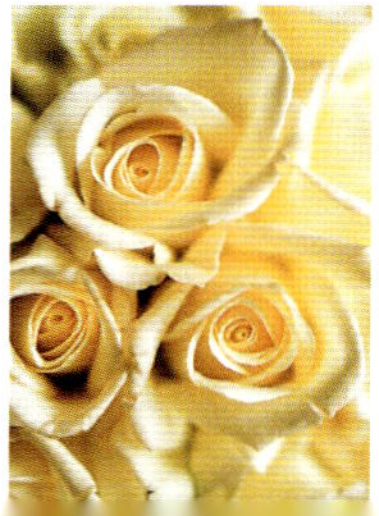

Ojas – das geheimnisvolle Schönheitselixier

Was verleiht manchen Menschen ihre faszinierende Ausstrahlung, schenkt ihnen ihre leuchtenden Augen, eine wunderschöne Haut und dieses besondere Etwas, das wir als Charisma bezeichnen? Sicherlich gibt es viele Antworten auf diese Frage, dennoch wird wohl jeder folgenden Gemeinsamkeiten zustimmen: Menschen mit diesen Eigenschaften sind oft glücklich, begeisterungsfähig, sind geistig außerordentlich rege und vital – zumindest aber gesund und lebensfroh.

Gibt es nun ein besonderes Kosmetikum für diese vollkommene Schönheit von Innen? Die ayurvedische Lebensphilosophie kennt darauf eine eindeutige Antwort: Ojas. Dieses Schönheitselexier stellt in der Vorstellung des Ayurveda das subtilste Endprodukt aller Verwandlungsprozesse von Geist und Körper dar. Es ist der feinstoffliche Energielieferant unseres Lebens, vergleichbar mit einem inneren Licht, das in jeder aktiven Körperzelle leuchtet, sie mit allem verbindet und die Ganzheit unseres Geist-Körper-Systems aufrecht erhält. Ojas ist unser Ambrosia für Glück, Gesundheit, Ausstrahlung und Schönheit.

Der Schlüssel für natürliche Schönheit liegt also im Prinzip Ojas. Kein äußeres Kosmetikum kann es ersetzen, keine noch so aufwendig durchgeführte Schönheitskur wird die natürlichen Qualitäten, die uns diese feinste Körperessenz verleiht, auch nur annähernd erreichen. Ojas ist das wunderbare Bindeglied zwischen Bewußtsein und Körper, es ist die Ausstrahlung eines reinen Bewußtseins und eines ausgewogenen Körpers. Die wichtigste Botschaft dieses Buches ist es daher, dieses Ojas zu entwickeln und zu stärken.

Dieses feinstoffliche Elexier unseres Lebens entsteht auf mehrfache Weise: Bei der Verdauung von Nahrung und im Stoffwechsel der Zellen und Gewebe, bei allen geistigen Ereignissen und Glückserfahrungen und durch lebensbejahendes Verhalten.

Leben aus Nahrung und Geist

Wenn bei einer gesunden Verdauung die aufgenommene Nahrung vollständig umgewandelt wird, entsteht Ojas, die »feinste Essenz« von Nahrung. Es stellt die eigentliche lebenserhaltende Energie dar, die wir aus einem guten Essen gewinnen, sättigt uns, gibt uns körperliche Vitalität und starke Abwehrkräfte, verleiht uns Wohlbefinden, Zufriedenheit und Lebensfreude und verbindet damit Geist und Körper.

Da Ojas bei allen Verwandlungsprozessen im Organismus unter dem Einfluß des Verdauungsfeuers Agni (S. 105) gebildet wird, ist es essentiell für den Aufbau einer gesunden Haut und der Körpergewebe, der sieben Dhatus (S. 36). Denn im Gewebestoffwechsel und bei jedem Umwandlungsprozeß einer Gewebeart in die nächste entsteht Ojas, die Energie, die zugleich die Grundlage für den Aufbau des nachfolgenden, weiter differenzierten Körpergewebes darstellt. Ojas ist also auch Ausdruck für den Kreislauf von Werden und Verwandlung, deren Endziel in einer harmonischen Funktionsweise von Körper und Geist liegt.

Diese feinstoffliche Lebensessenz wird jedoch nicht nur bei sämtlichen biochemischen Stoffwechselprozessen gebildet, sondern auch bei tiefen geistigen Eindrücken und Glückserfahrungen. Und gerade dieser Bewußtseinsbereich kann vom Menschen stark gefördert werden.

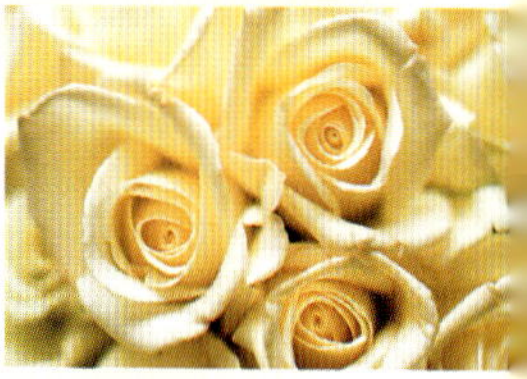

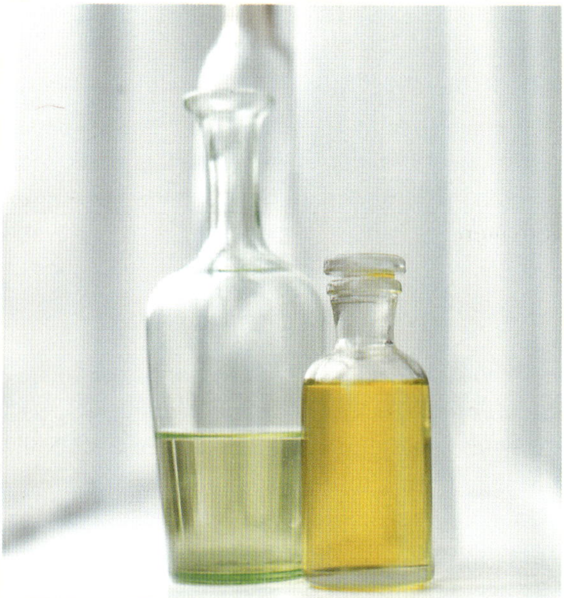

Herzensqualitäten, Glück und Freude

Eine unerschöpfliche Quelle für Ojas ist eine Lebenseinstellung, die von menschlicher Wärme, Mitgefühl und Liebe gekennzeichnet ist. Das Innerste eines Menschen, das Herz, gilt im Ayurveda als Hort der Seele und der Hauptsitz von Ojas. Ein grundlegendes Ziel aller ayurvedischen Empfehlungen und Verfahren liegt deshalb darin, diese Herzensqualitäten und damit innere Balance und vollkommene Harmonie von Geist und Körper zu entwickeln. Denn die Eigenschaften des Herzens verbinden das Bewußtsein mit dem Körper und halten die Einheit und Ganzheit aller Körperfunktionen, also Wohlbefinden und vollkommene Gesundheit, aufrecht. Doch auch Glück und Freude beleben diese feinstoffliche Lebensessenz und fördern ihre Geist und Körper ordnende Kraft. Ein gesundes Ojas zeigt sich in einem Leuchten, das jede gesunde Zelle abgibt – die Ausstrahlung eines Menschen.

Biophotonen – Licht des Lebens

Diese geheimnisvolle »Lichtaura« von Menschen, Pflanzen und Tieren, der im vedischen Zeitalter wie in vielen alten Kulturen besondere Aufmerksamkeit geschenkt wurde, erlebt heute eine objektive wissenschaftliche Bestätigung. So ist es Biophysikern gelungen, mit Hilfe von hochempfindlichen Apparaturen kleinste Lichtquanten nachzuweisen, die die Forscher als Biophotonen (von *bios* = *Leben*) bezeichneten.

Der deutsche Wissenschaftler Popp, der an der Erforschung der Biophotonen maßgeblich beteiligt war und ihnen ihren Namen verliehen hat, ist der Meinung, daß die DNS, die in jeder Zelle des Körpers vorhanden ist, den Lichtgenerator verkörpert. Das hohe Ordnungsprinzip unseres genetischen Codes, das heißt die Schwingungsfelder zwischen den perfekt angeordneten Atomen und Molekülen, ist möglicherweise die Ursache für das Leuchten. Durch dieses Licht werden, folgt man den Gedanken des Forschers, alle Lebensvorgänge koordiniert. Weitere Untersuchungen in diese Richtung unterstützen diese Theorie. Es wurde festgestellt, daß die Spiralstruktur der DNS Licht speichern und abgeben kann.

Doch die Überlegungen der Wissenschaftler gehen weiter: Da die DNS ein universelles Intelligenzmuster ist, das allen Lebewesen gemeinsam ist, steuert sie nicht nur alle Funktionen einer Zelle, sondern schafft durch ihr Leuchten auch die Basis für die Kommunikation zwischen den Zellen. Und da alle Lebewesen identische DNS-Teile besitzen, müßten sie auch in der Lage sein, durch dieses Licht Informationen auszutauschen.

Dazu ein simples und zugleich spannendes Experiment: Verteilt man eine Blutprobe auf zwei Reagenzgläser und impft man eine davon mit Bakterien, bildet diese Antikörper. Daran ist zunächst nichts neues. Spannend wird es erst nach einer kleinen Weile: Wenn beide Reagenzgläser nebeneinander stehen, bilden sich auch in der zweiten Blutprobe Antikörper. Wie ist das möglich? Die Erklärung ergibt sich aus einem zweiten Versuch, bei dem zwischen den Gläsern eine lichtundurchlässige Wand gestellt wird. In diesem Fall bleibt der »Informationsaustausch« zwischen den Proben aus. Im ersten Versuch war also Licht der Informationsträger!

Bemerkenswerterweise kommen die Forscher damit zu einem ähnlichen Ergebis wie die vedischen Seher bereits vor Tausenden von Jahren: Dieses Biolicht kann Bewußtsein mit Materie, also den Geist mit dem Körper verbinden.

Übrigens: Mit den Biophotonen-Detektoren läßt sich auch der Vitalgehalt von Lebensmitteln testen. Eine Tomate aus dem eigenen Garten hat eine wesentlich kräftigere Abstrahlung als ihre Supermarktkonkurrenz aus dem Treibhaus.

Das Licht in der Tür

»Leben ist aus Freude geboren, Freude hält es aufrecht und zu Freude kehrt es zurück«, lautet eine Textstelle in den vedischen Überlieferungen. Lassen wir dahingestellt, ob eine einzelne Zelle, wie die vedischen Weisen sagen, Freude empfinden kann. Wie Wissenschaftler vor einigen Jahren allerdings feststellen konnten, werden Gefühle und Gemütsbewegungen durch spezielle Botenstoffe, die sogenannten Neurotransmitter, in jeder Körperzelle manifestiert. Jede Zelle ist somit eine Mitbeteiligte an allen Bewußtseinsprozessen des Menschen. Der Schlüssel zu einem vollständigen Verständis von Ojas und damit für Schönheit und Ausstrahlung liegt also auf der Bewußtseinsebene. Diese Bioenergie, die gesunde Zellen ausstrahlen, speist sich vor allem aus einer inneren Freude, die dem Leben zugrunde liegt. Die vedischen Seher lokalisieren das Lebenslicht an der Grenze zwischen Bewußtsein und Körper, wo es beide verbindet. Folgt man dieser Vorstellung, ist Ojas mit einer Lampe in der geöffneten Tür vergleichbar. Deren Licht leuchtet nach innen, also in den Körper, und nach außen, in das Bewußtsein. Wird nun einer dieser beiden Bereiche belebt, erhöht sich auch die Strahlkraft unseres Biolichtes.

Ojas entsteht dementsprechend nicht nur bei biochemischen Umwandlungen in den Zellen, sondern vor allem auf der Bewußtseinsebene. Erfahrungen, durch die wir zu dieser Quelle vordringen, können wir in jedem Moment des Lebens machen: ein Gedicht, das uns berührt, der Zauber eines Morgens, schöne Musik oder der entrückende Anblick eines Sonnenunterganges.

Gipfelerfahrungen unseres Bewußtseins

Tiefe Bewußtseinserlebnisse – der Psychologe Maslow nannte solche Bewußtseinstransformationen »peak experiences«, Gipfelerfahrungen des menschlichen Bewußtseins – sind also die Voraussetzung dafür, daß dieses innere Licht entsteht. Aus vedischer Sicht hat jeder Mensch die Fähigkeit zu solchen Erfahrungen. Mehr noch, sie können zum Normalzustand des Lebens werden. Dichter und Philosophen, Entdecker und Künstler, aber auch einfache Menschen und Einsiedler, sie alle kannten diese Phänomene, die oft ihr Leben prägten und verwandelten.

Ojas entsteht beim Überschreiten von Wirklichkeiten, den sogenannten Transzendenzerfahrungen unseres Bewußtseins. Wir könnten sagen, es ist das Licht, das uns zu unserem Selbst führt. Eine höchst wirkungsvolle Methode, um solche Be-

wußtseinsprozesse zu fördern und den Körper in einen tiefen Zustand der Entspannung zu versetzen, sind Meditationen. Denn das Eintauchen in tiefere und ruhigere Ebenen unseres Bewußtseins ist verbunden mit zunehmenden Glückserfahrungen. Dabei machen wir uns die natürliche Eigenschaft unseres Organismus zunutze, spontan einen Zustand der Harmonie, vollkommener Gesundheit und perfekter Ordnung herzustellen. Jeder, der regelmäßig Stille und Regeneration während tiefer Meditation erfährt, kennt die allgemeine Verbesserung des seelischen Wohlbefindens: auf geistiger Ebene stellen sich Zufriedenheit und Schaffensfreude ein, Persönlichkeitsstrukturen werden gestärkt. Ähnliche positive Effekte kann man auch im körperlichen Bereich nachweisen: Körperfunktionen werden regeneriert, die Haut ist nach der Meditation von einem samtenen Schutzfilm umgeben, und Organe und Zellen arbeiten integriert und in wohltuender Harmonie. Eine überlieferte vedische Bewußtseinstechnik, die durch die Neufassung des Ayurveda wiederbelebt wurde – die Transzendentale Meditation – wird auf Seite 110 vorgestellt.

Kennzeichen von ausgeprägten Ojas

- Glanz und Ausstrahlung
- Glücksgefühl, Freude, Wohlbefinden
- Gefühl der Ganzheit in Körper und Geist
- Strahlende Augen
- Wohlklingende Stimme
- Weiche, geschmeidige Haut
- Gesundheit und Immunität
- Intelligenz und Kreativität
- Frieden und Selbstgenügsamkeit
- Liebe und Mitgefühl

Die wichtigsten Empfehlungen zur Stärkung von Ojas

- Regelmäßige Meditation und Entspannung durch Yoga (S. 113) und Prana Yama (S. 112).
- Sattvische Ernährungsweise (S. 105), nach den ayurvedischen Regeln zubereitete Mahlzeiten (S. 108) und Agni-stärkende Gewürze. Essen Sie in Ruhe und mit allen Sinnen, und befolgen Sie die ayurvedischen Essensregeln (S. 108).
- Rasayanas (S. 123) stärken alle Körperfunktionen und die Intelligenz der Zelle und fördern Ojas.
- Achara Rasayana: Richtiges Verhalten für Glück und Erfolg (S. 137).
- Vedische Urklänge (S. 117) wirken ordnend und korrigierend auf die Intelligenzstruktur der Zellen. Gandharva-Veda-Musik (S. 117) harmonisiert Ihre Rhythmen und die Doshas.
- Seien Sie fröhlich, umgeben Sie sich mit schönen Dingen, und erfreuen dadurch Ihre fünf Sinne. Eine besondere Quelle für Ojas: Der Umgang mit Kindern.
- Pancha Karma (S. 126) und andere Reinigungskuren befreien von Stoffwechselendprodukten und Schlackstoffen und schaffen die ideale Voraussetzung für den freien Fluß von Ojas.
- Vermeiden Sie: Ungesundes Essen, Alkohol und Nikotin, unkontrollierbaren psychischen und körperlichen Streß.

Die ayurvedische Schönheitskost

Ernährung und Schönheit stehen im Ayurveda in einer gegenseitigen Wechselbeziehung. Denn welche Nahrungsmittel wir zu uns nehmen, unter welchen äußeren Bedingungen wir essen und in welcher emotionalen Verfassung wir während der Mahlzeiten sind, beeinflußt unmittelbar unser Wohlbefinden, unser Aussehen, die Welt unserer Gefühle und letztlich die Gesundheit jeder einzelnen Zelle des Körpers. Der Ernährung kommt deswegen die Bedeutung eines natürlichen Medikaments zu und ist in der ayurvedischen Medizin ein wesentlicher Ansatzpunkt für Gesundheit, langes Leben und ein schönes und harmonisches Aussehen.

Worauf sollten wir bei unserer Ernährung nun achten? Empfiehlt sich viel Rohkost, die uns mit vielen Vitaminen und Mineralien versorgt, oder ist eine ausgewogene Mischkost vorzuziehen, bei der auch tierische Produkte auf dem Speiseplan stehen, oder ist Großmutters Hauskost doch immer noch am besten für unsere Gesundheit und unser Wohlbefinden? Auf all diese Fragen kann es aus ayurvedischer Sicht nur eine einzige richtige Antwort geben: Ernährung ist immer individuell und hängt von vielen Faktoren ab, die es zu berücksichtigen gilt, wenn wir einem einzelnen Menschen sinnvolle und konkrete Vorschläge geben wollen.

Essen – unserem Typ entsprechend

Eine zentrale Rolle bei der Auswahl der richtigen Kost spielt unsere naturgegebene Konstitution. Jeder Mensch ist schließlich anders beschaffen und sollte seine Ernährung seinen persönlichen Arbeits- und Lebensbedingungen und auch seinen Vorlieben und Abneigungen anpassen. Ayurvedische Ernährungsempfehlungen berücksichtigen außerdem immer die Persönlichkeit des einzelnen sowie viele andere Begebenheiten und Besonderheiten seines individuellen Lebens. Typgerechtes Essen hängt aber auch vom momentanen Gesundheitszustand, von der Lebensphase des Menschen und von den Tages- und Jahreszeiten ab. Ein ausgewogenes ayurvedisches Menü finden Sie im Anhang (S. 148).

Auf die Bedürfnisse hören – mit den Doshas kommunizieren

Woher können wir wissen, wie wir uns richtig und gesund ernähren? Nach Auffassung des Ayurveda bestimmen die energetischen Regelkräfte Vata, Pitta und Kapha (S. 12) unsere individuelle Natur und unsere Konstitution. Wichtig ist es also, ein Gespür für die derzeitige Konstellation der Doshas zu entwickeln – denn diese regelt unsere inneren Bedürfnisse und somit auch unsere Essenswünsche.

Die Doshas melden sich immer, wenn ein Ungleichgewicht entstanden ist, also bei einem Mangel oder bei einem Zuviel des Guten. Ein Verlangen nach Süß oder Sauer, der unmißverständliche Heißhunger auf ein ganz bestimmtes Nahrungsmittel, das Bedürfnis nach warm oder kalt, flüssig oder fest, schwer oder leicht sind Signale dieser Regulationsprinzipien. Sie weisen uns darauf hin, wann wir aufhören sollten zu essen, wann es uns gut tut zu fasten, oder wann wir Obst oder Salate benötigen, um unseren Vitaminbedarf zu decken. Wenn wir lernen, dieses natürliche Verlangen wahrzunehmen und richtig

zu interpretieren, verraten uns die Doshas unser ganz individuelles Ernährungskonzept. Denn Essen ist eine der wichtigsten Möglichkeiten, die Balance im Körper, Geist und Seele zu erhalten oder wiederzugewinnen.

Die sechs Geschmacksrichtungen

Einen besonderen Stellenwert mißt die ayurvedische Küche den sechs Geschmacksrichtungen, den Rasas, bei, mit denen wir Qualitäten der Speisen erkennen. Nach ayurvedischer Auffassung erhalten wir aus den Rasas die Hauptinformation für eine ausgewogene Ernährung, denn ein Verlangen nach einem bestimmten Geschmack zeigt unmißverständlich einen Mangel oder ein körperlich-seelisches Ungleichgewicht. Über den Geschmack der Nahrungsmittel können wir deshalb unmittelbar die Balance unserer inneren drei Regelkräfte beeinflussen. Jedes Rasa hat dabei seine eigene Wirkung und Bedeutung für die Stimulation der Verdauungssäfte und -organe und damit für unser leiblich-seelisches Wohl. Jede Mahlzeit sollte idealerweise alle sechs Geschmacksrichtungen enthalten. Ist dies nicht möglich, sollten die Rasas über den Tag verteilt über die Nahrung aufgenommen werden.

Die sechs ayurvedischen Rasas

süß: anregend auf die Bauchspeicheldrüse, beruhigend
sauer: anregend und kräftigend auf die Magendrüsen, stimuliert am stärksten die Speichelsekretion, stellt allgemein zufrieden
salzig: appetitanregend und den Wasserhaushalt beeinflussend, stabilisierend
scharf: anregend auf den Stoffwechsel, wärmeerzeugend und reinigend, aktivierend
bitter: reinigend und klärend, stimuliert Leber und Galle, belebt
herb: zusammenziehend, schleimhautberuhigend, trocknend, belebend

Vegetarische Kost bevorzugen

Der Maharishi Ayur-Veda empfiehlt aus gesundheitlichen und ethischen Gründen grundsätzlich vegetarische Kost. Um sich entsprechend der Doshas zu ernähren, müssen Sie aber kein Vegetarier werden. Versuchen Sie jedoch, Ihren Fleischkonsum nach und nach zu reduzieren. Bevorzugen Sie Geflügel und Fisch, beides ist leichter verdaulich als die roten Fleischsorten (Rind, Schwein, Kalb).

Sattvische Nahrung

Generell wird frisches, vollwertiges Essen aus unbelasteten, natürlich gereiften Produkten, die frei von chemischen Zusätzen, Konservierungs- oder Farbstoffen sind, als sattvisch bezeichnet. Als sattvische Lebensmittel gelten reife Früchte, frischgepreßte Säfte, frisches Gemüse und Salate, vollwertiges Getreide, Reis und Bohnen, Milch, Honig und das Butterreinfett Ghee (S. 152). Sattvische Speisen sind vegetarisch, bekömmlich, leicht verdaulich und ausgeglichen im Nährstoffgehalt.

Agni – das Verdauungsfeuer

Nahrungsaufnahme ist unweigerlich mit Verdauung verbunden. Denn was nützt uns das vitaminreichste Essen, wenn wir es nicht verdauen und damit seine Nährstoffe aufnehmen. Der Ayurveda nennt diese Verdauungs- und Stoff-

Ernährung nach den Doshas

Die hier vorgestellten Ernährungsempfehlungen helfen, ein aus der Balance geratenes Dosha zu beruhigen. Solche Listen machen allerdings nur insofern Sinn, als sie unsere natürlichen Empfindungen und Bedürfnisse bestätigen, sind aber keinesfalls als strenge Vorschriften zu verstehen. Die folgenden Angaben stellen deshalb eine Orientierungshilfe und Richtwerte dafür dar, was ein bestimmter Dosha-Typ im typischen Fall essen sollte beziehungsweise besser meidet. Ihre derzeitige Dosha-Konstellation und auch eventuelle Ungleichgewichte können Sie mit Hilfe der Fragebögen auf den Seiten 20 und 21 bestimmen. Ausführliche Beschreibungen, Rezepte und Hinweise finden Sie in den im Anhang aufgeführten Büchern (S. 159).

Vata

Bevorzugen Sie: warme, wohlschmeckende Speisen und Getränke; Süßes, Saures und Salziges; schwere, reichhaltige und ölige Speisen; alle 4–5 Stunden kleine bis mittlere Mahlzeiten
Meiden Sie: kaltes, trockenes, zu leichtes Essen; Bitteres, Herbes und Scharfes; gewichtsreduzierende und unregelmäßige Mahlzeiten
Empfehlenswerte Nahrungsmittel: sämtliche Getreidesorten, alle Milchprodukte, Fett in kleinen Mengen, süße und reife Früchte, gekochte Gemüse
Gewürze: Ingwer, Kardamom, Zimt, Kreuzkümmel, schwarzer Pfeffer (Eine Vata-ausgleichende Gewürzmischung gibt es unter der Bezeichnung Vata Churna im Handel.)

Pitta

Bevorzugen Sie: kühle, nahrhafte Speisen und Getränke; Süßes, Bitteres und Herbes; schwere, ölige und gehaltvolle Mahlzeiten in mäßigen Mengen; Salate
Meiden Sie: heiße Speisen und Getränke; Scharfes, Saures und Salziges; leichte, trockene und unregelmäßige Mahlzeiten; übersäuernde Nahrungsmittel und Getränke, zum Beispiel saure Milchprodukte, Zitrusfrüchte, kohlensäurehaltige Getränke und Alkohol
Empfehlenswerte Nahrungsmittel: Reis, Weizen, Gerste, gekochte Gemüse wie Spargel und Zucchini, Milch, Sahne, Ghee und süße Früchte
Gewürze: Ingwer, Koreander und Safran (Eine Pitta-ausgleichende Wirkung hat die fertige Gewürzmischung Pitta Churna.)

Kapha

Bevorzugen Sie: generell warme Speisen und Getränke; Scharfes, Bitteres und Herbes; leichte und trockene Mahlzeiten; appetitanregende Gerichte, Salate und Suppen; scharfe und bittere Gemüse wie Rettich, Spinat und Salate; Reis, Gerste, Mais und Hirse; Hülsenfrüchte wie Mung Dhal oder Linsen in Saucen
Meiden Sie: kaltes, schweres und reichhaltiges Essen; Süßes, Saures und Salziges, zu üppige und ölige Gerichte; Zwischenmahlzeiten
Gewürze: Ingwer, Pfeffer, Gelbwurz, Nelken, Kreuzkümmel (Eine Kapha-ausgleichende Wirkung hat die Gewürzmischung Kapha Churna.)
Wichtig ist es, alle Speisen salzarm, aber kräftig gewürzt zuzubereiten.

gekocht. Wasser

wechselkraft *Agni*, was *Feuer* bedeutet. Das Verdauungsfeuer stellt eine der wichtigsten Funktionen im Organismus dar. Es sorgt dafür, daß die aufgenommene Nahrung optimal verwertet wird und daß jeder Zelle unseres Körpers die notwendigen Nährstoffe zugeführt werden. Bei einer gesunden Verdauung werden alle Abfallstoffe aus diesen Stoffwechselprozessen rückstandsfrei verbrannt. Ist Agni allerdings, etwa durch falsche Ernährung oder ungesundes Eßverhalten, gestört, entstehen Giftstoffe oder Ama.

Ama bedeutet wörtlich übersetzt soviel wie *ungekocht, nicht gereift* oder *unverdaut* und steht für Schlackenstoffe, Körpergifte und unverdaute Nahrungsbestandteile. Ama beeinträchtigt unser Wohlbefinden, ist die Ursache für viele Gesundheitsstörungen und führt zu einem allgemein schlechten Aussehen und zu unreiner Haut.

Eine besondere Beziehung besteht zwischen Agni und Ojas (S. 100). Denn ist die Verdauungs- und Stoffwechselkraft gesund, entsteht als feinste Essenz von Nahrung Ojas, die eigentliche Lebensenergie.

Ein Gewürztrunk für jeden Tag

Agni wird in der ayurvedischen Ernährung eine zentrale Bedeutung für das allgemeine Wohlbefinden beigemessen. Für die Stärkung der Verdauungskraft gibt es daher eine ganze Reihe von Rezepturen und Anwendungen, die sogenannten Pachanas: Kräuterpräparate und Fasten- beziehungsweise Diätempfehlungen. (Viele praktische Hinweise hierzu finden Sie in »Ayurveda für jeden Tag«, Literaturverzeichnis, S. 159). Ein besonders schmackhafter und Agni-stärkender Gewürztrunk wird folgendermaßen zubereitet:

Gewinnen Sie aus einem etwa 5 bis 7 cm langen Ingwer-Wurzelstück einen Eßlöffel Ingwersaft (am besten raspeln Sie die Ingwerstücke und pressen sie mit einer Knoblauchpresse aus), und mischen Sie diesen mit je einem Teelöffel Zitrone, Honig und einer Prise Salz. Geben Sie diese Essenz in frischen Obst- oder Gemüsesaft. Besonders empfehlenswert als Aperitif vor dem Essen.

Heißwasser-Trinkkur

Eine wirkungsvolle und einfache Maßnahme, den Stoffwechsel zu fördern und Ama abzubauen, ist das regelmäßige Trinken von heißem Wasser. Eine Trinkkur löst im Organismus eine Vielzahl positiver Reaktionen aus: »unechte« Hungergefühle zwischen den Mahlzeiten werden gestillt, der Stuhlgang wird reguliert und das Hautbild wird klarer und frischer. Das schluckweise Trinken hat zudem eine beruhigende und psychisch stabilisierende Wirkung, was vor allem nervöse und angespannte Menschen bemerken. Die Heißwasser-Trinkkur wird als Einstieg für alle ayurvedischen Reinigungstherapien empfohlen.

So wird's gemacht: Reines Wasser (kein chloriertes Leitungswasser!) 10 bis 15 Minuten lang kochen. Stündlich oder halbstündlich zwei bis drei Schlucke trinken. Bei starken Stoffwechselstörungen oder ausgeprägten Ama-Zuständen eine kleine Prise Ingwer ins Wasser rühren. Es empfiehlt sich, das heiße, abgekochte Wasser in einer Thermoskanne heiß zu halten.

Essen mit allen fünf Sinnen

Aus der Sicht der ayurvedischen Ernährungslehre ist Essen immer ein sinnliches Erlebnis. Die Speisen sollten daher appetitanregend sein, lecker aussehen und riechen und schon beim Anblick die Verdauungssäfte zum Fließen bringen. Ge-

Essen

sundes, bekömmliches und damit Agni-förderndes Essen ist richtig gewürzt und aus ideal kombinierten Bestandteilen zubereitet.
Verstehen Sie die folgenden Grundsätze der ayurvedischen Küche als Anregung. Wenn Sie sich näher mit den Grundlagen einer ayurvedischen Ernährung vertraut machen möchten, empfehlen wir Ihnen unser Kochbuch »Die köstliche Küche des Ayurveda« (Literaturverzeichnis, S. 159). Hier finden Sie eine Fülle von Rezepten und eine detaillierte Darstellung der wichtigsten Grundlagen ayurvedischen Kochens.

Zehn goldene Ernährungsregeln des Ayurveda

Die aufgeführten Empfehlungen für die täglichen Mahlzeiten stellen allgemeine Regeln in der ayurvedischen Küche dar und gelten für alle Dosha-Konstitutionstypen:
1. Essen Sie in ruhiger, angenehmer Umgebung, genießen Sie die Speisen. Essen Sie stets im Sitzen, und gewöhnen Sie sich an regelmäßige Zeiten. Während den Mahlzeiten sollten Sie nicht arbeiten, lesen, fernsehen und nur wenig sprechen.
2. Essen Sie immer erst, wenn Sie hungrig sind und die letzte Mahlzeit vollständig verdaut ist, also etwa alle drei bis sechs Stunden. Vermeiden Sie Zwischenmahlzeiten.
3. Essen Sie möglichst mittags Ihre Hauptmahlzeit und abends nur mehr leichte Kost, und vor allem nicht zu spät. Vermeiden Sie in den Abendstunden Sauermilchprodukte wie Joghurt, Quark und Käse und anderes tierisches Eiweiß.
4. Essen Sie in Ruhe, weder zu schnell noch zu langsam, und lassen Sie dem Magen etwas Freiraum für die Verdauungsvorgänge. Sie sollten sich am Ende einer Mahlzeit gestärkt und zufrieden fühlen, aber nicht schwer und voll.
5. Trinken Sie zu den Mahlzeiten heißes Wasser, Kräutertee oder Saft, verzichten Sie aber auf Milch. Milch paßt nur zu süß schmeckenden Nahrungsmitteln oder sollte allein genossen werden. Kurz aufgekocht und gewürzt (zum Beispiel mit etwas Kardamon, Ingwer, Gelbwurz und Zimt) ist sie am bekömmlichsten.
6. Die Nahrung sollte ausgewogen sein und wenigstens bei der Mittagsmahlzeit alle sechs Geschmacksrichtungen enthalten. Spezielle Empfehlungen richten sich nach Ihrem Dosha-Typ (S. 19) und nach den Jahreszeiten (S. 16).
7. Richten Sie sich beim Essen nach Ihren individuellen Bedürfnissen. Denn Ihr Körper drückt durch den Appetit auf bestimmte Speisen aus, was er braucht, um wieder in die Balance zu kommen. Falsche, ungesunde Gewohnheiten oder ein bestehendes Dosha-Ungleichgewicht erzeugen allerdings schädliche Wünsche!
8. Vermeiden Sie Alkohol, Kaffee, kohlensäurehaltige Getränke und Schokolade.
9. Kochen und backen Sie nicht mit Honig – erhitzter Honig erzeugt Ama.
10. Vermeiden Sie eiskalte Nahrung und Getränke, da diese die Verdauungskraft schwächen.

Richtige Nahrungszubereitung im Ayurveda

- Fertiggekochte Speisen sollten nicht ein zweites Mal aufgekocht oder erwärmt werden. Bereiten Sie Ihr Essen immer frisch zu, und achten Sie auf vollwertige, naturbelassene Produkte.
- Essen sollte immer schmackhaft und appetitlich angerichtet sein – kurz eine Freude für alle fünf Sinne.
- Bereiten Sie Ihre Speisen in gelöster Atmosphäre zu. Denn: Ein glücklicher und zufriedener Koch schafft glückliche und zufriedene Esser.

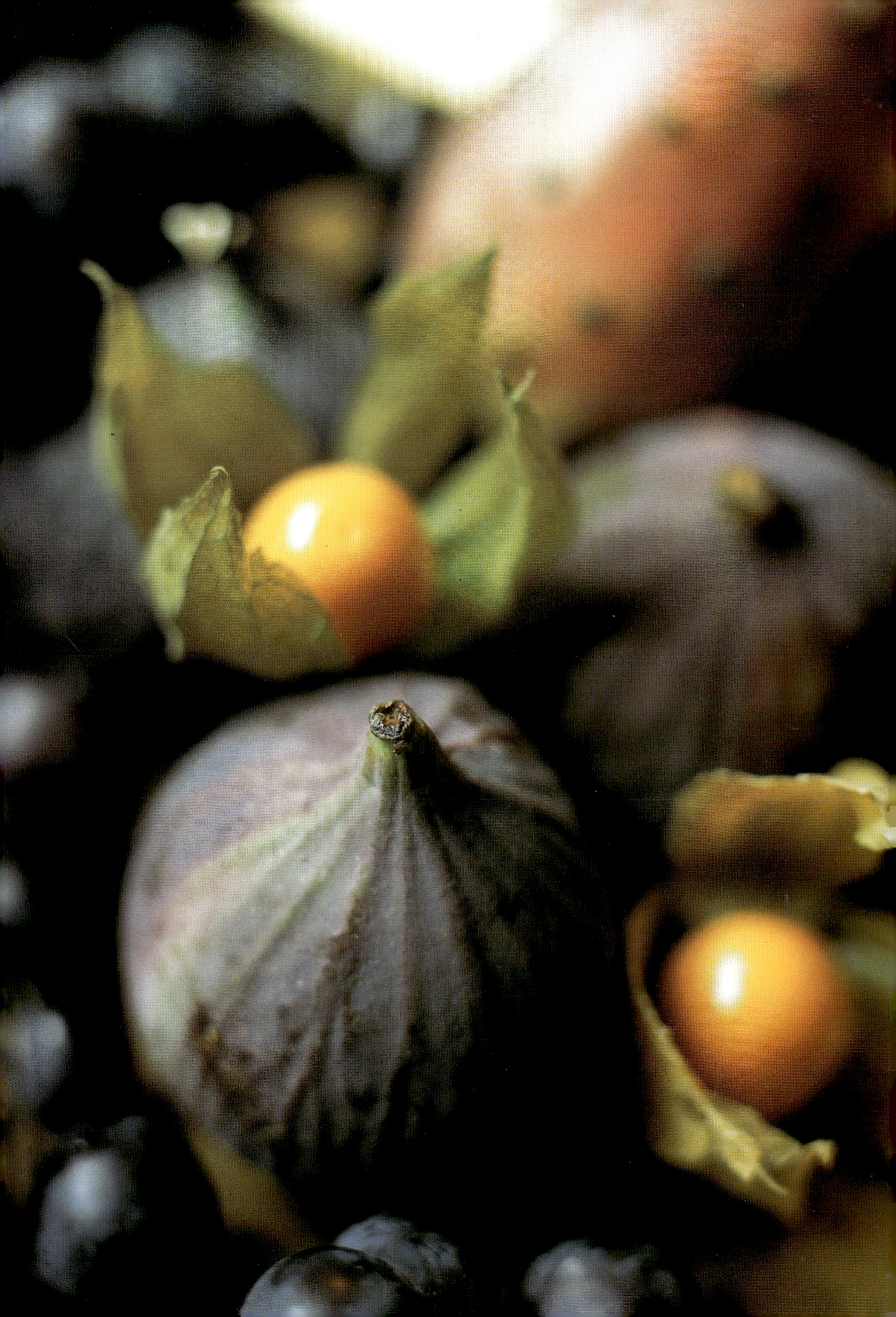

Jungbrunnen Meditation

Im Maharishi Ayur-Veda ist Meditation eine wichtige Methode, um Körper und Geist auszubalancieren. Denn das Bewußtsein ist aus ayurvedischer Sicht nicht nur Grundlage für unsere geistig-emotionale Verfassung, sondern auch die wichtigste Quelle für die Lebensenergie Ojas (S. 100) und wirkt darin entscheidend auf alle Körperfunktionen. Meditationsübungen beleben also nicht nur den Geist, sondern verhelfen auch dem Körper zu einem langen und gesunden Leben und zu Schönheit von innen.

Noch vor wenigen Jahren verbannten viele Menschen Bewußtseinstechniken in einen Bereich der Mystik und Spekulation. Doch heutzutage ist dieses alte Wissen um die Wirkungen der Meditation auch in der westlichen Welt weit verbreitet und wird durch wissenschaftliche Untersuchungen bestätigt.

Transzendentale Meditation – eine uralte vedische Technik

Transzendentale Meditation (TM) ist der heutige Name für eine uralte vedische Bewußtseinstechnik, die selbst in Indien in Vergessenheit geraten war. Im Zuge der Neufassung des Ayurveda wurde sie vor etwa vierzig Jahren von Maharishi Mahesh Yogi wiederbelebt und auf der Grundlage der vedischen Tradition auf die Bedürfnisse unseres modernen Lebens angepaßt.

TM erfährt heute weltweit auch in der Wissenschaft große Beachtung. In vergleichenden Studien der Meditationsforschung erwies sie sich als die effektivste körperliche und geistige Regenerationsmethode, so daß sie selbst in der Medizin und Psychologie in vielen Bereichen angewendet wird. Belegt sind vielfältige positive Kurz- und Langzeitwirkungen auf das allgemeine Wohlbefinden, doch vor allem bei psychischen und psychosomatischen Erkrankungen wie Angstsyndromen, neurotischem Verhalten, Schlafstörungen, Nervosität, Migräne und Kopfschmerzen hat sich TM als Meditations- und Entspannungstechnik außergewöhnlich bewährt. In einer steigenden Anzahl wissenschaftlicher Publikationen werden daneben die positiven Auswirkungen der TM bei Bluthochdruckerkrankungen betont. Wie eine aktuelle US-Studie bestätigt, senken regelmäßige TM-Anwendungen den Blutdruck stärker als eine ärztlich kontrollierte Umstellung der Ernährung und Lebensweise. Ihre Wirkung kann mit der von blutdrucksenkenden Medikamenten verglichen werden – allerdings ohne deren oft schädliche Nebenwirkungen. Der wichtigste Grund für diese Therapieerfolge wird von den Medizinern darin gesehen, daß durch TM der Organismus in einen Zustand tiefer Ruhe und Entspannung verfällt und damit Streß, vermutlich die häufigste Ursache für hohen Blutdruck, abgebaut und langfristig reduziert wird.

In weiteren wissenschaftlichen Untersuchungen konnten mittlerweile auch die bemerkenswerten Auswirkungen dieser Versenkungsmethode auf den Alterungsprozeß bestätigt werden. Legt man die Meßgrößen zur Bestimmung des biologischen Alters zugrunde, sind Langzeitmeditierende durchschnittlich um Jahre jünger als Personen gleichen chronologischen Alters und vergleichbaren Lebensstils, Ernährungsverhaltens oder Berufs.

Ein besonders bemerkenswertes Ergebnis brachte eine vergleichende Untersuchung, bei der der

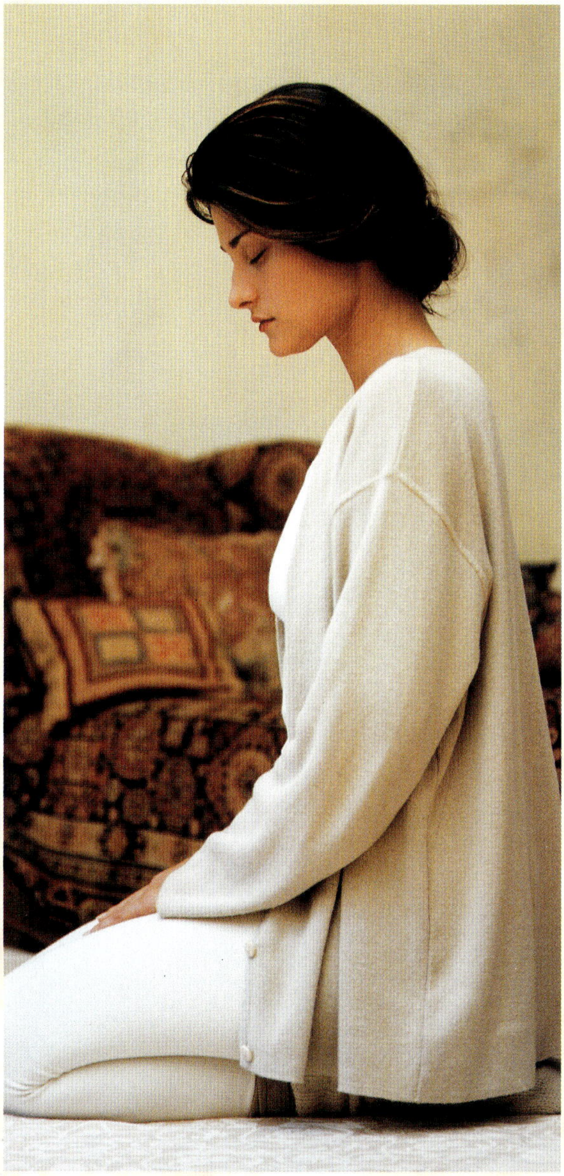

DHEA-S-Wert, ein Steroid-Hormon, das eng mit dem Altern verbunden ist, gemessen wurde: Personen, die regelmäßig TM ausüben, zeigten Hormonwerte, die denen von fünf bis zehn Jahre jüngeren Vergleichspersonen entsprachen.

Wie funktioniert die Methode?

Bei der TM taucht der Meditierende in tiefe Bereiche seines Bewußtseins ein, in denen er seine Gedanken zu deren Urspung verfolgt und schließlich überschreitet – transzendiert. Dabei wird ein Klangwort verwendet, ein Mantra, das keine inhaltliche Bedeutung hat und dadurch den Geist nicht auf der bewußten Denkebene festhält. Während der Übung erfährt man Augenblicke, die als ruhevolle Wachheit und völlige Stille erlebt werden. Diese Erfahrung von tiefer Ruhe im Geist geht einher mit körperlicher Regeneration. Die TM bedient sich hier dem natürlichen Streben des Geistes nach mehr Wohlbefinden, Glück und Befriedigung. Die Meditationsübung ist leicht in den Alltag zu integrieren. Sie wird zweimal täglich morgens und abends 15 bis 20 Minuten in bequemer, sitzender Stellung durchgeführt. Die Übung ist von Anfang an sehr erholsam, steigert die Organisationskraft und die geistigen Energien. Im Gegensatz zu vielen anderen Meditationsmethoden ist TM unabhängig von religiöser und weltanschaulicher Überzeugung.

Wie kann man TM erlernen?

Genauso wie die Feinheiten eines Musikinstruments nur durch einen erfahrenen Lehrer vermittelt werden können, erfordert auch die TM eine persönliche fachliche Anleitung. Im TM-Unterricht werden feinste Nuancen der Persönlichkeit aufgedeckt und tagtäglich zugänglicher gemacht. Dieser Zugang zu unserem eigenen Selbst stellt einen subtilen Prozeß dar, der von einem Außenstehenden begleitet werden soll und nicht aus Büchern erlernt werden kann.
Der TM-Unterricht ist weltweit standardisiert und wird von allen TM-Lehrinstituten angeboten (Adressen, S. 159).

Atem ist Leben – Prana Yama

Atem ist Leben und in seinem natürlichen Kommen und Gehen eines der unmittelbarsten Erfahrungen des Lebensrhythmus. Im Ayurveda wird dem richtigen Atmen als einer grundlegenden Körperfunktion eine große Bedeutung zugemessen.

Die Prana-Yama-Atemübung beruhigt den Körper und harmonisiert das Nervensystem – nach der Durchführung fühlt man sich spürbar entspannt. Zum anderen schafft diese einfache Technik einen Ausgleich zwischen linker und rechter Gehirnhälfte und koordiniert so die unterschiedlichen Funktionen von Körper und Geist. Denn durch die abwechselnde Atmung durch jeweils nur eine Nasenöffnung werden auch abwechselnd die beiden Gehirnhälfte aktiviert, die wiederum wichtige Funktionen im Körper-Geist-System steuern. Prana, die Atemenergie, ist deswegen aus ayurvedischer Sicht zugleich Nervenenergie.

So wird's gemacht:

- Setzen Sie sich bequem auf einen Stuhl, lehnen Sie sich jedoch nicht an. Achten Sie darauf, daß Ihr Rücken gerade ist, schließen Sie die Augen, und entspannen Sie sich.
- Dann legen Sie den Daumen Ihrer rechten Hand an die Außenseite des rechten und Mittel- und Ringfinger an die Außenseite des linken Nasenflügels. Wenn Ihr Arm bei dieser Handhaltung schnell ermüdet, können Sie ihn auf die Brust auflegen. Stützen Sie ihn jedoch nicht auf eine Stuhllehne oder auf einen Tisch.
- Verschließen Sie die rechte Nasenöffnung durch leichten Druck Ihres Daumens, und atmen Sie durch das linke, freie Nasenloch zuerst langsam aus, danach wieder leicht ein.
- Jetzt verschließen Sie die linke Nasenöffnung mit Mittel- und Ringfinger und atmen rechts aus und wieder ein. Atmen Sie etwa fünf Minuten im Wechsel. Beachten Sie dabei, daß Sie jeweils mit dem Ausatmen beginnen und dem Einatmen aufhören. Sollten Sie während der Übung das Bedürfnis haben, durch den Mund zu atmen, tun Sie dies, und fahren Sie mit der Übung fort, wenn Sie sich wieder wohl fühlen.
- Lehnen Sie sich abschließend mit geschlossenen Augen etwa ein bis zwei Minuten lang bequem zurück. Prana Yama ist auch eine gute Einstimmung für eine Meditation.

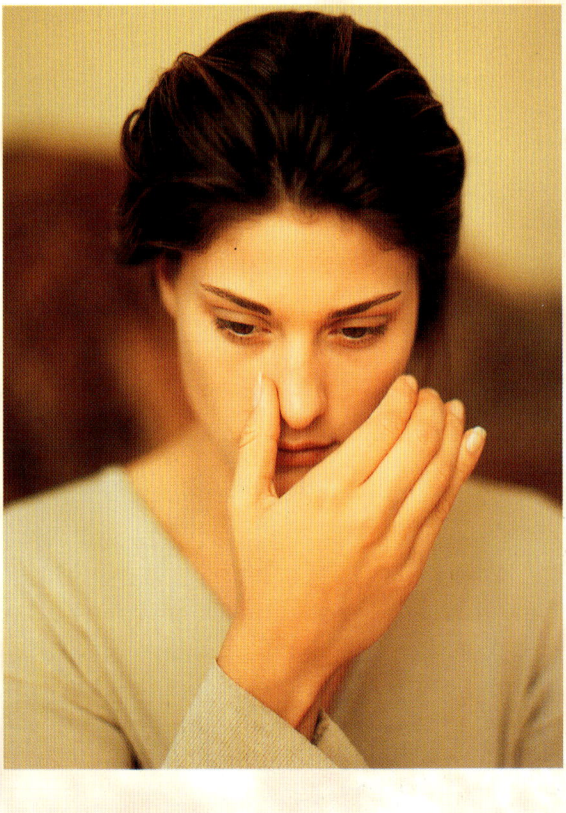

Körper und Geist verbinden – Yoga-Asanas

Yoga-Asanas sind für viele Menschen ein wunderbarer Zugang zu ihrem Körper, der bereits durch wenige Übungen täglich flexibel, geschmeidig und jung erhalten wird. *Asana* bedeutet so viel wie *bequeme Stellung* und bezeichnet einzelne Körperhaltungen. Ein wichtiger Gesichtspunkt bei den Yoga-Asanas ist, die gegensätzlichen Kräfte, die nach ayurvedischer Auffassung im Körper wirken, auszugleichen und zu harmonisieren. Bei den verschiedenen Stellungen nimmt man bewußt Kontakt zu seinem Körper auf, kann den Fluß der Energie wahrnehmen und spüren, wie sich Blockaden und Spannungen auflösen. Jede einzelne Übung erweckt (oft ungeahnte) Kräfte in unserem Körper-Geist-System. Darüber hinaus kann der Organismus dadurch, daß die sanften Bewegungen sehr bewußt ausgeführt werden, neue Energien tanken. Denn: Wo Aufmerksamkeit ist, fließen die Lebensenergien. Obwohl die Asanas nur einen einzigen Aspekt des traditionellen Hatha-Yoga wiedergeben, stimulieren die verschiedenen Streck-, Beuge- und Drehübungen verschiedene Muskelpartien und fördern gerade bei Menschen, die viel sitzen, eine gute Körperhaltung.

Leider werden in manchen Yoga-Kursen die subtilen Gesetzmäßigkeiten, die den Wert der einzelnen Übungen ausmachen, nicht richtig vermittelt oder sogar grob mißachtet. Um diese Lücke zu schließen, bietet die Maharishi Vedic University deswegen allen Interessierten 16-stündige Yoga-Lehrgänge an, die von erfahrenen indischen Ayurveda-Ärzten geleitet und ab zehn Teilnehmern in jeder Stadt abgehalten werden. Ein einfaches Set an Yoga-Übungen, die auf unsere westliche Lebensweise angepaßt sind, finden Sie auch in meinem Buch »Ayurveda für jeden Tag« (Literaturverzeichnis, S. 159). Dieses leicht zu erlernende Programm nimmt bei etwas Übung nur etwa zehn Minuten in Anspruch und erfordert keine besondere Gelenkigkeit.

Bitte beachten Sie:

- Frauen sollten während der ersten beiden Tage ihrer Periode keine Asanas durchführen. Auch ab dem fünften Schwangerschaftsmonat sind Yoga-Übungen nicht mehr zu empfehlen.
- Im Anschluß an die Asanas sollten Sie heiße oder kalte Bäder vermeiden. Duschen oder baden Sie vorher.

Suryanamaskar – der Sonnengruß

Bei dieser ganzheitlichen ayurvedischen Körperübung werden die wichtigsten Muskelgruppen gestärkt und gestreckt, die Beweglichkeit der Gelenke gefördert, die Wirbelsäule reguliert, die inneren Organe massiert und die gesamte Körperdurchblutung angeregt.

Der folgende Zyklus umfaßt zwölf Stellungen, die in fließender Abfolge nacheinander durchgeführt werden. Der gesamte Zyklus dauert ein bis zwei Minuten und kann von anfänglich einem auf sechs oder mehr Durchgänge gesteigert werden. Führen Sie die Übungen langsam und mit Bedacht aus, üben Sie konzentriert und halten Sie die empfohlenen Atempausen zwischen den Stellungen ein, aber verspannen Sie sich nicht. Hören Sie auf die Bedürfnisse Ihres Körpers, wenn Sie allmählich die Anzahl der Zyklen erhöhen. Die langsame und schrittweise Steigerung schließt die Gefahr von Überanstrengungen oder Muskelüberdehnungen aus und ist vor allem dann zu empfehlen, wenn Sie schon lange keine regelmäßigen Körperübungen mehr gemacht haben. Beenden Sie den Übungsdurchgang, wenn Sie bemerken, daß Sie außer Atem kommen, heftig schwitzen oder sich ermüdet fühlen. Legen Sie sich in solch einem Fall flach auf den Boden, und ruhen Sie sich so lange aus, bis Sie wieder normal atmen. Je öfter Sie üben, desto müheloser werden die Bewegungen und desto besser wird Ihre Kondition. Wenn Sie Suryanamaskar korrekt ausführen, fühlen Sie sich während und nach den Übungen vitalisiert, entspannt und mit neuen Energien versorgt. Eventuell auftretende Schmerzen sind ein Warnsignal, das Sie immer beachten sollten. Überprüfen Sie dann Ihre Übung, oder nehmen Sie Rücksprache mit einem in Ayurveda ausgebildeten Arzt.

Atemrhythmus
Kontrollieren Sie während der Sonnengrußübung Ihren Atem. Empfohlen wird folgender Atemrhythmus:
Atmen Sie ein, wenn Sie die Wirbelsäule strekken, den Körper aufrichten oder ausstrecken. Atmen Sie aus, wenn Sie sich bücken, den Körper beugen oder die Wirbelsäule krümmen. Zwischen den einzelnen Positionen verbleiben Sie für drei bis fünf Sekunden in der jeweiligen Stellung, atmen ruhig und gleichmäßig weiter, und halten Sie den Atem an, bevor Sie in die nächste Phase übergehen.

So wird's gemacht:

1. Grußstellung
Beginnen Sie in aufrechter Haltung. Die Füße stehen nebeneinander, das Gewicht ist gleichmäßig auf beide Beine verteilt. Legen Sie nun die Handflächen vor die Brust gegeneinander. Stehen Sie weiterhin aufrecht, dehnen Sie den Brustkorb und schauen Sie geradeaus.

2. Armheben
Während Sie einatmen, heben Sie langsam beide Arme über den Kopf. Dehnen Sie den Oberkörper, biegen Sie die Wirbelsäule so weit nach hinten, wie es Ihnen angenehm ist. Der Kopf liegt im Nacken und Ihr Blick geht nach oben. Achten Sie darauf, daß Sie gleichmäßig weiteratmen.

3. Fußfassen
Atmen Sie aus, und beugen Sie sich dabei nach vorne. Strecken Sie die Wirbelsäule, die Arme und den Hals. Lassen Sie die Beine gestreckt, aber drücken Sie die Knie nicht ganz durch, sondern beugen Sie sie nach Belieben. Beide Hände berühren den Boden. Machen Sie dabei keinen »Buckel«, sondern halten Sie Ihren Rücken gerade. Ellbogen und Schultern sind entspannt, Arme und Kopf bilden mit der Wirbelsäule eine Linie. Bei regelmäßiger Übung nimmt die Gelenkigkeit schnell zu.

4. Reiterstellung
Beim nächsten Einatmen strecken Sie das linke Bein gerade nach hinten aus, das linke Knie berührt den Boden. Das rechte Bein winkeln Sie nach vorn ab, der rechte, stützende Fuß steht dabei flach auf dem Boden. Strecken Sie die Wirbelsäule, und dehnen Sie gleichzeitig den Brustkorb. Kopf und Hals sind zur Decke gestreckt.

5. Bergstellung
Stützen Sie sich mit Ihren Händen ab, und strecken Sie beim nächsten Ausatmen das rechte Bein nach hinten und stellen es neben das linke. Die Füße stehen in Hüftbreite nebeneinander, die Hände in Schulterbreite. Nun heben Sie Gesäß und Hüften nach oben an, und pressen Sie die Hände gegen den Boden. Stemmen Sie die Fersen ebenfalls auf den Boden, und strecken Sie die Rückseite der Beine. Lockern und entspannen Sie den Hals- und Kopfbereich. Diese Körperstellung erinnert an ein umgekehrtes »V«.

6. Acht-Punkte-Stellung
Senken Sie beim nächsten Ausatmen behutsam beide Knie auf den Boden, und bringen Sie den Körper langsam in eine gestreckte Haltung, bis Brust und Kinn ebenfalls den Boden berühren. Diese Stellung hat ihren Namen von den acht Punkten, an denen der Körper den Boden berührt: Zehen, Knie, Brust, Hände und Kinn.

7. Kobrastellung
Beim Einatmen dehnen Sie den Brustkorb und drücken den Oberkörper und den Kopf mit den Armen nach oben. Schrittweise beginnen Sie, den gesamten Oberkörperbereich zu dehnen: Halten Sie die Ellbogen nahe am Körper, und dehnen Sie die Wirbelsäule. Drücken Sie die Schultern nach unten, und dehnen Sie nun den Schulterbereich. Weiten Sie dann den Brustkorb, und drükken Sie die Schultern nach unten, um Kopf, Hals und den oberen Rückenbereich zu strecken.

8. Bergstellung
Wiederholen Sie Stellung 5. Beim Ausatmen pressen Sie die Hände und die Fersen auf den Boden, heben das Gesäß an und strecken die Rückseite der Beine.

9. Reiterstellung
Wiederholen Sie Stellung 4. Atmen Sie ein, und stellen Sie dieses Mal aber das linke Bein angewinkelt nach vorne zwischen Ihre Arme. Das rechte Bein bleibt nach hinten gestreckt, das rechte Knie ruht auf dem Boden. Das vordere linke Stützbein sollte so gebeugt sein, daß der Fuß flach auf dem Boden steht. Dehnen Sie die Wirbelsäule und den Brustkorb nach oben. Blikken Sie geradeaus, und strecken Sie Kopf und Nacken nach vorne oben.

10. Fußfassen
Wiederholen Sie Stellung 3. Beim Ausatmen bringen Sie das gestreckte rechte Bein nach vorne und heben dabei langsam das Gesäß, bis beide Beine und die gesamte Wirbelsäule gestreckt sind. Arme und Kopf bilden mit der Wirbelsäule eine Linie. Beide Hände liegen flach auf dem Boden. Entspannen Sie die Knie, und beugen Sie sie nach Belieben. Halten Sie Ihren Rücken bei dieser Übung gerade. Ellbogen und Schultern sind entspannt.

11. Armheben
Wiederholen Sie Stellung 2. Beim Einatmen heben Sie beide Arme gleichzeitig über den Kopf. Beachten Sie dabei, daß diese Bewegung vom oberen Rückenbereich ausgeht, also nicht vom Kopf oder Hals. Dehnen Sie den Brustkorb, und atmen Sie ruhig, tief und regelmäßig.

12. Grußstellung
Wiederholen Sie Stellung 1. Atmen Sie aus, während Sie die Arme senken, und führen Sie die Handflächen vor der Brust zusammen. Stehen Sie aufrecht, beide Füße in Hüftbreite nebeneinander. Heben und dehnen Sie den Brustkorb, während Sie geradeaus blicken.

Mit dieser Übung ist ein Sonnengruß-Zyklus abgeschlossen. Bleiben Sie noch einige Atemzüge lang in der Grußstellung stehen, und beginnen Sie dann eventuell einen weiteren Durchgang. Die aufrechte Grußstellung ist auch die erste Stellung des folgenden Zyklus. Beim nächsten Atemzug wechseln Sie also in Stellung 2, das Armheben, über und wiederholen alle Bewegungen. Üben Sie immer mit größter Bewußtheit, und passen Sie das Tempo Ihrer Gelenkigkeit und Ihrem Atem an.

Wenn Sie den Sonnengruß beenden, legen Sie sich flach auf den Rücken und strecken die Wirbelsäule. Schließen Sie dabei die Augen, und ruhen Sie ein bis zwei Minuten, wobei der Atem frei und leicht fließen sollte.

Duftöle zur Entspannung

Düfte und Aromen verzaubern, betören, erinnern, verwandeln. Kaum ein anderes Sinnenerlebnis wirkt so unmittelbar auf unser Bewußtsein und berührt unser seelisches Empfinden so stark wie der Duft einer Blume, der Wohlgeruch eines Parfums oder unseres Lieblingsöles.

Nach Auffassung der ayurvedischen Gesundheitslehre wirken bestimmte Düfte ausgleichend auf unser inneres Regulationssystem, die Doshas, und setzen somit auf einer tiefen Ebene von Geist und Körper an. Diese harmonisierende Wirkung erklärt sich dadurch, daß Gerüche über spezielle Geruchszellen, die feinste Ausläufer des Nervensystems sind, direkt von der Körperoberfläche an den Hypothalamus weitergeleitet werden. In diesem Teil unseres Gehirns werden zahlreiche Körperfunktionen wie Temperaturregulation, Durst und Hunger, Hormone, Wach- und Schlafrhythmus, außerdem bestimmte Gefühle wie Glück und Trauer gesteuert.

Im Maharishi Ayur-Veda wird der Heilwirkung von Duftölen wieder große Bedeutung zugemessen. Aus verschiedenen natürlichen Duftqualitäten, die sich ergänzen und verstärken, werden ausgewogene Kompositionen gemischt und zu therapeutischen Zwecken eingesetzt. Dahinter steht ein tiefes Wissen über Naturgesetzmäßigkeiten, die sich in Heilsubstanzen von Pflanzen und pflanzlichen Aromen äußern. Die Aromaöle wecken diese Intelligenz in unserem Körper und in unserem Geist auf ganzheitliche Weise und beleben die innere Ordnung und Harmonie. So werden Essenzen wie Sandelholz, Rose, Jasmin, Kampher, Basilikum oder Lavendel in ihrem Zusammenspiel zu einem harmonisierenden Dufterlebnis.

Am einfachsten sind die drei ayurvedischen Basis-Öle anzuwenden (Bezugsquellen, S. 159): Zur Entspannung und Beruhigung der Nerven, Verbesserung des Schlafes und gegen Alltagsstreß empfiehlt sich das Vata-Aroma-Öl, während die Kapha-Mischung Müdigkeit und Trägheit zu überwinden und das Pitta-Öl Hitze, Entzündung, Gereiztheit und emotionale Instabilität auszugleichen hilft. Falls Sie sich nicht sicher sind, welches Öl für Sie gerade am besten ist, gibt Ihnen Ihr Geruchssinn eine zuverlässige Antwort: Den richtigen Duft empfinden Sie als besonders angenehm, wohltuend und anziehend.

Ätherische Öle sind natürliche Heilmittel im Ayurveda. Ihre Duftbotschaften werden entweder eingeatmet oder als Salben oder Massageöle auf die Haut aufgetragen.

Im Rhythmus des Lebens – ayurvedische Klangtherapie

So wie die Doshas durch Aromen über Geruchszellen harmonisiert werden können, wirken auch bestimmte Töne und Klänge ausgleichend auf unser Körper-Geist-System. Zu einem therapeutischen Ansatz im Maharishi Ayur-Veda gehört deshalb auch die Klangtherapie, die mit Musik und Rezitationen von vedischen Texten arbeitet. Mit ihr wurde ein uraltes vedisches Wissen über die gesundheitsfördernde Wirkung von Klängen, das selbst im Ursprungsland des Ayurveda, in Indien, kaum mehr Beachtung fand, neu belebt.

Heilung durch vedische Urklänge

Nach Auffassung der vedischen Gelehrten wirken vedische Urklänge, die Shrutis, nicht nur ausgleichend und somit heilend auf unseren Körper und den Geist, sondern finden sich als klanglicher Bauplan unseres Körpers in allen seinen Zellen wieder. Daß diese Urklänge, die in den jahrtausendealten Sanskrittexten überliefert sind, gesundheitlichen Störungen entgegenwirken und sogar Krankheiten heilen können, wurde mittlerweile von wissenschaftlichen Untersuchungen bestätigt. Eine davon ist besonders bemerkenswert: Der Krebsforscher Hari Sharma beschallte zu Krebszellen entartete menschliche Fibroblastenkulturen – das sind isolierte Bindegewebszellen, die in Reagenzgläsern künstlich genährt werden – mit Veda-Klängen. Das Ergebnis war verblüffend: Die vedischen Klänge hemmten das Wachstum der kranken Krebszellen. Diese Wirkung liegt nach Meinung des Forschers darin, daß deren Kompositionsmuster mit der Grundstruktur unseres Organismus identisch ist und dadurch die Selbstheilungskräfte des Körpers stimuliert.

Heilung durch Gandharva-Veda-Musik

Während die vedischen Urklänge hauptsächlich die Ordnungs- und Intelligenzstruktur des Körpers beeinflussen, harmonisiert Gandharva-Veda-Musik unser körpereigenes Rhythmussystem, das wir in der Ausgewogenheit der drei Doshas erfahren. Gandharva Veda ist ein Teil der bereits erwähnten vedischen Literatur und heißt übersetzt »Das Wissen von den Klängen«. Diese alte Weisheit lehrt, daß alle Ordnung und Harmonie des Universums auf der ewigen Musik der Natur beruht. Diese kosmischen Schwingungen finden ihren hörbaren Ausdruck in den Melodien dieser Musik. Gandharva-Veda wirkt entspannend und zugleich regenerierend und ist vor allem als Tagesausklang vor dem Zubettgehen empfehlenswert. Idealerweise hört man diese Heilmusik aufmerksam und bewußt, in bequemer Sitzhaltung und mit geschlossenen Augen. Schon 10 bis 15 Minuten täglich sind ausreichend, um emotionale Spannungen abzubauen und in den eigenen Rhythmus zurückzufinden. Die Gandharva-Klangtherapie kann darüber hinaus eine ärztliche Behandlung unterstützen. Eine Besserung konnte bei Streßsyndromen wie Spannungskopfschmerzen, Abgeschlagenheit oder Nervosität und bei Zyklusstörungen festgestellt werden. Wissenschaftliche Untersuchungen bestätigen die beruhigende Wirkung bei Angstzuständen.
Am unmittelbarsten können Sie die harmonisierende Wirkung der vedischen Musikstücke bei der Selbstpulsdiagnose beobachten. Schon nach wenigen Minuten werden Sie eine gleichmäßige Pulsfrequenz feststellen: Die Doshas pulsieren im natürlichen Rhythmus Ihres Lebens.

Die Doshas in Ihrem Puls

Die Pulsdiagnose ist ein einfaches Verfahren in der Ayurveda-Medizin, mit dessen Hilfe man den Zustand der Doshas in einer bestimmten Lebenssituation erfühlen kann und somit Aufschluß über die grundlegendsten Vorgänge im Körper-Geist-System erhält. Denn der Puls spiegelt stabile Merkmale, also unsere Dosha-Konstellation wider und reagiert unmittelbar auf körperliche und seelische Veränderungen. Das Selbstpulsfühlen stellt daher eine wertvolle Methode dar, in einem »Rückkoppelungskreis« Informationen über den momentanen Geist-Körper-Zustand zu bekommen. Obwohl eine differenzierte Diagnose die Erfahrung eines ausgebildeten Ayurveda-Arztes erfordert, bietet das Selbstpulsfühlen auch Laien die Möglichkeit, das Regulationsverhalten der Doshas zu überprüfen.

So wird's gemacht:

Umgreifen Sie als Frau mit der rechten, als Mann mit der linken Hand das jeweils andere Handgelenk von unten, und suchen Sie mit dem Zeigefinger den knöchernen Hügel in der Nähe des Handgelenks, das Speichenköpfchen. Unmittelbar daneben spüren Sie eine kleine Vertiefung, in der Sie die Handarterie ertasten können. Legen Sie den Zeigefinger in diese Grube und Mittel- und Ringfinger locker daneben. Um ein Gefühl für die Pulsfrequenz zu bekommen, drücken Sie mit allen drei Fingern sanft und gleichmäßig zuerst oberflächlich, dann kräftiger auf die Arterie. Wenn Sie nun den Druck wieder vermindern, spüren Sie in den drei aufliegenden Fingern unterschiedliche Pulsqualitäten: Vata am Zeigefinger, Pitta am Mittel- und Kapha am Ringfinger.
Wenn Sie diese Übung im Laufe eines Tages wiederholen, werden Sie feststellen, daß sich Ihr Puls in verschiedenen Situationen jeweils etwas anders verhält. Das beste Gefühl für Ihren normalen Puls können Sie erzielen, wenn Sie während des Pulsfühlens sanfte Musik, etwa Gandharva-Veda-Musik, hören: Je mehr sich Ihr Körper und Ihr Geist entspannen, desto klarer, voller und langsamer ist Ihr Puls.

Farben und Formen

Eine weitere wichtige Rolle im ayurvedischen Sinnestraining spielen Farben und Formen. Denn die Farben unserer Kleidung und die Auswahl unserer Wohnungseinrichtung geben auf subtile Weise unser Lebensgefühl und unseren ayurvedischen Konstellationstyp wieder – und können diesen stabilisieren. Farben wirken aber nicht nur als optische Signale über das Sinnesorgan Auge. Es wird vermutet, daß auch sogenannte Photorezeptoren in der Haut Licht- und Farbschwingungen aufnehmen können und diese feinen Eindrücke direkt an das Nervensystem weiterleiten. Grundlage der ayurvedischen Farblehre sind die sieben Regenbogenfarben, die aus dem weißen Licht hervorgehen und die Grundtöne für das Farbenspiel der Natur bilden. Diese stehen in unmittelbarer Beziehung zu den sieben Dhatu-Agnis, den Stoffwechselenergien des Gewebes.

Denn nach Auffassung des Ayurveda entstehen bei der Transformation von Nahrung Energien, die mit bestimmten Lichtfrequenzen vergleichbar sind. Sehr sensible Menschen können diese als feinste Farbnuancen in der Ausstrahlung eines Menschen erkennen.

Die drei Grundfarben des Farbkreises Rot, Grün und Blau sind im Zusammenwirken von Licht und Energien der optische Ausdruck für die ayurvedische Dreiheit in der Natur, das Spiel der Doshas. Zu einem ähnlichen Ergebnis kommen psychologische Testverfahren, bei denen diese drei Farben oft als Lieblingsfarben, allen voran Blau, angegeben werden.

Blau ist die Farbe der Weite des Raumes, der Ruhe des Himmels und der Kühle der Luft. Sie wirkt heiter, öffnend und klärend und erfrischt deswegen den Geist. Daneben repräsentiert sie die Farbe gegen Kurzsichtigkeit, denn sie öffnet den Blick und fördert, auch in einem übertragenen Sinne, Weitsicht und Überblick. Als kühles Color ist sie die typische Grundfarbe von Vata.

Rot steht für Wärme, Hitze, Aktivität, Extrovertiertheit und Lebensfreude. Zusammen mit anderen Rottönen, vor allem Gelb und Orange, belebt diese Farbe den Stoffwechsel und stimuliert Pitta.

Grün wird von vielen Menschen mit Attributen wie Natur, Ruhe, Sicherheit, Toleranz und Erholung assoziiert. Grüntöne wirken auf geistiger und emotionaler Ebene beruhigend und entspannend und stärken das Kapha-Prinzip.

Für einen *Vata-Typen* empfehlen sich farbenfrohe Kleider und eine helle, freundliche und bunte Umgebung. Die fröhlichen Farben heben die Stimmung des zu Schwarzsehen neigenden Vata. Zur Harmonisierung einer Vata-Störung eignen sich neben den Farben Grün, Gelb, Orange und etwas Rot vor allem warme, beruhigende und helle Erdtöne und die ganze Palette der Pastelltöne, deren helle und lichte Abstrahlung die emotionale Verfassung allgemein verbessert. Darüber hinaus konnte man feststellen, daß die meisten Menschen auf ein helles, farbenfrohes Äußeres unbewußt freundlich und entgegenkommend reagieren – ein Aspekt, der gerade für den konfrontationsscheuen Vata-Menschen wichtig ist. Bei der Wohnungsausstattung sollten Menschen, bei denen das Vata-Dosha überwiegt, Einrichtungsgegenstände mit runden, weichen und vollen Formen wählen und auf schwere, naturbelassene Hölzer Wert legen.

Pitta-betonte Menschen sollten aggressive, grelle Farben meiden. Ihr feuriges Prinzip wird durch Rottöne angeregt, während kühle Farben wie Blau, Mintgrün, Türkis oder auch Weiß beruhigend wirken. Diesen mäßigenden und ausgleichenden Effekt haben auch Möbelstücke in sachlich-kühlen Formen und Farben. Diese bilden ein Gegengewicht zur dynamischen und stark hitzigen Persönlichkeit von Pittas.

Kapha braucht lichte, beschwingte und zarte Töne wie Gelb, Orange und Rot und zarte, feinstrukturierte Möbelstücke aus leichten Holzsorten und Materialien, die seinem schweren Element entgegenwirken und es erwärmen.

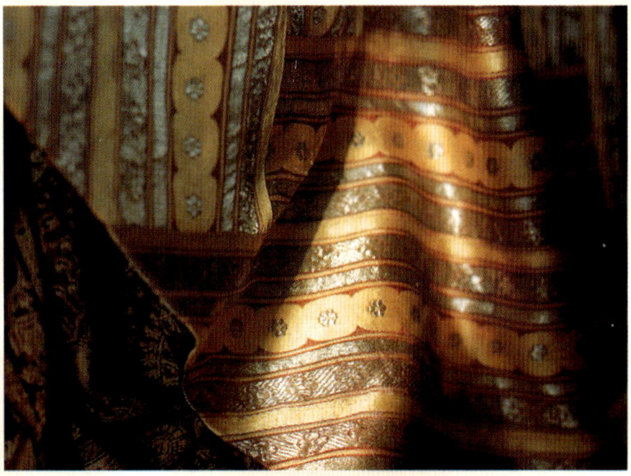

Vom Zauber edler Steine

Schon immer haben Edelsteine die Menschen fasziniert und in ihren Bann gezogen. Gold und Edelsteine wurden für Schmuckstücke verwendet, verzierten die Gewänder von Königen und die Kronen der mächtigsten Herrscher. Halsketten, Ringe und Armbänder aus Gold, Silber und besetzt mit Edelsteinen tragen auch heute noch eine besondere Faszination in sich und verleihen demjenigen, der sie trägt, eine unvergleichliche Ausstrahlung.
Edle Materialien wurden allerdings nicht nur wegen ihrer Schönheit geschätzt, sondern wurden in vielen Kulturen und auch im vedischen Zeitalter als Glücksbringer und zu Heilzwecken eingesetzt. Im Maharishi Jyotish, der vedischen Astrologielehre (S. 144), wurde dieses alte Wissen wiederentdeckt und die Bedeutung von Edelsteinen für Glück und Gesundheit neu bewertet. Edelsteine werden in der ayurvedischen Medizin vor allem wegen ihrer intensiven Farbabstrahlung benutzt, die auf die grundlegenden Ordnungsstruktur des Menschen wirkt. Dabei wird der passende Stein nach den Regeln der vedischen Astrologie und anhand des Geburtshoroskops ausgewählt.

Glückssteine

In den alten vedischen Schriften sind die Heilkräfte der Edelsteine ausführlich beschrieben. Folgt man den Gedanken der Überlieferungen, hilft ein Edelstein, der sorgfältig nach den jyotishen Regeln ausgewählt und von höchster Qualität und Reinheit sein muß, planetarische Einflüsse auszugleichen und wirkt somit ordnend und harmonisierend auf den gesamten Organismus.

Wenngleich es noch keine sicheren wissenschaftlichen Beweise über den heilenden Einfluß von Edelsteinen gibt, bewegt deren Wirkung auf den Menschen schon seit langem die Gemüter von Wissenschaftlern. So konnte der französische Forscher Bequerel bereits im letzten Jahrhundert nachweisen, daß Edelsteine ein eigenes Licht abstrahlen und energiereiche Ordnungsstrukturen der Natur darstellen. Diese energetische Kraft ist daraus zu erklären, daß reine Edelsteine aus höchstgeordneter Materie bestehen. In Tausenden von Jahren wurden sie von der Natur unter extremen Temperatur- und Druckbedingungen langsam zu kristallklaren Steinen gereinigt.

Edelsteine sind voller Energie

Edelsteine sind aus der Ordnungskraft der Natur entstanden, und man könnte fast sagen, sie tragen ob ihrer kristallenen Ordnung und ihrer langen Entstehungsgeschichte die ganze Weisheit des Kosmos in sich. Wenn man einen Stein von hoher Qualität betrachtet, so empfindet man ganz spontan diese konzentrierte Energie und Intelligenz. Dafür ist nach neuesten Erkenntissen die Kristallgitterstruktur reiner Steine, die ein Raster bildet, durch das sich kosmische Energie bündeln und manifestieren kann, verantwortlich. Tragen wir einen geeigneten Stein, bringt er uns in Einklang mit der kosmischen Ordnung, die wir als Veda (S. 8) in der Struktur des Nervensystems und Körpers in uns tragen, und hilft so, Gleichgewicht und Integration in allen Lebensbereichen herzustellen. Heilsteine wirken also über ihr Licht, über ihre Schwingungen und durch die in ihnen enthaltenen Stoffe und Mineralien auf den Men-

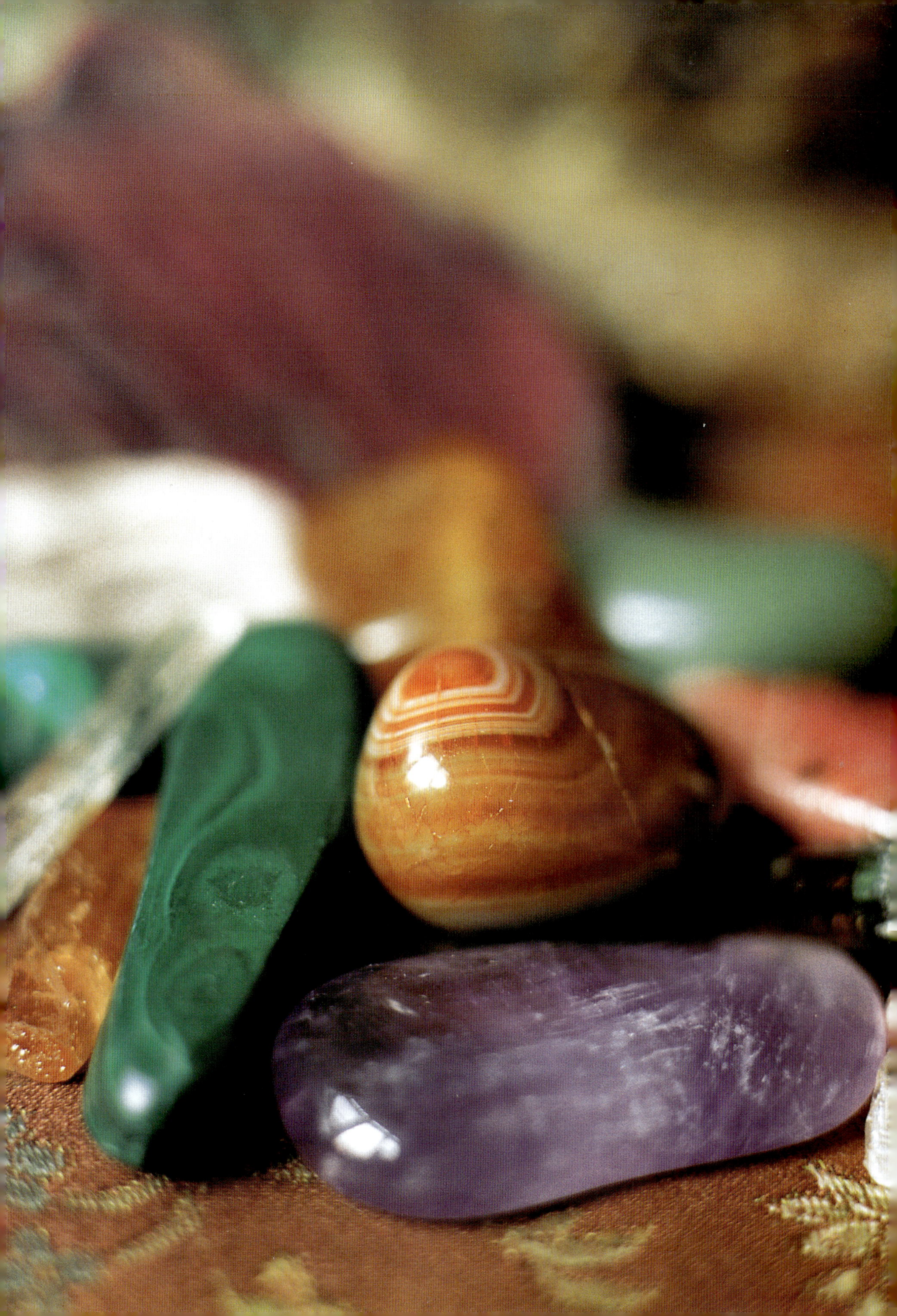

Edelsteine in der Medizin

Edelsteinen wurden seit alters her magische Kräfte zugesprochen, sie wurden als Talismann und Heilbringer verwendet. So sollen die Römerinnen im antiken Rom den blauen Saphir zur Hebung der ehelichen Harmonie getragen haben. Der Rubin sollte seinen Träger vor Sorgen und bösen Gedanken und die Koralle vor Blitz und Zauberei schützen.

Schon in der Antike wußte man auch um die Heilkraft von Edelsteinen. Im Osten wie im Westen, in China, Indien, in Ägypten, Griechenland und Rom, in allen Hochkulturen gab es Ärzte und Wissenschaftler, die Edelsteine zu Therapiezwecken nutzten. Im frühen Mittelalter bekam das Wissen um die Heilkräfte der Edelsteine durch Hildegard von Bingen neuen Auftrieb. Sie widmete – es heißt, einer Eingabe Gottes folgend – ihr Leben der Erforschung der Edelsteine und hatte damit laut den Überlieferungen große Heilerfolge. Ihre Erkenntnisse wurden niedergeschrieben und dienten über Generationen hinweg als unentbehrliches Nachschlagewerk.

Vieles von dem, was in vergangenen Zeiten von der Heilkraft, die von edlen Steinen ausgeht, bekannt war, geriet über die Jahrhunderte jedoch wieder in Vergessenheit. Es ist um so bemerkenswerter, daß mit der zunehmenden Wiederbelebung und Akzeptanz natürlicher Heilmethoden auch die Edelsteintherapie wieder an Beliebtheit gewinnt. Inzwischen kann man im Buchladen aus vollen Regalen schöpfen, wenn es darum geht nachzulesen, welcher Stein und welches Metall bei welchen Beschwerden und Krankheiten verwendet werden soll.

schen. Sie können dadurch das, was bei uns aus dem Gleichgewicht geraten ist, wieder ausbalancieren und so unsere innere Schönheit zur Entfaltung bringen, uns vor Krankheit schützen und sogar gesundheitliche Störungen beseitigen.

Hautkontakt ist wichtig

Um ihre Heilkraft nutzen zu können, sollten Edelsteine und Edelmetalle direkt auf der Haut getragen oder aufgelegt werden. Weitere Anwendungen bestehen darin, die Haut mit Edelsteinwasser zu waschen oder das Wasser zu trinken. Eine uralte vedische Behandlungsform ist Edelsteinkosmetik. Dabei werden feinste Edelsteinkristalle in Salben und Cremes verarbeitet, die als Pflege- und Heilmittel direkt auf die Haut aufgetragen werden. Edelsteinpulver, sehr konzentrierte und entsprechend wirksame Essenzen von Heilsteinen, stellen eine weitere Form der Edelsteintherapie dar, sollten jedoch nicht ohne fachkundige Anleitung verwendet werden.

Edelsteinwasser

Für die Herstellung von Edelsteinwasser werden Heilsteine über Nacht in ein Glas oder in einen silbernen Behälter mit kristallklarem Wasser gelegt. Das Gefäß sollte vorher am besten mit Regenwasser gründlich gereinigt werden. Besonders wirksam soll Edelsteinwasser sein, das bei Vollmond zubereitet wurde und über Nacht im Mondlicht stand. Eine Anwendung mit Edelsteinwasser finden Sie auf Seite 60.

Verjüngung durch Rasayanas

Unter den acht ayurvedischen Wissenschaftszweigen stellt die Rasayanas-Therapie einen unabhängigen Wissensbereich dar. In ihrem Mittelpunkt steht die Erforschung von Präparaten und Anwendungen, die zu einem langen, gesunden und vitalen Leben verhelfen. Ein gutes Gedächtnis und geistige Frische in einem jugendlichen und vitalen Körper, der bis ins hohe Alter seine Ausstrahlung behält, sind beschriebene Ziele der Behandlung. Rasayanas stärken darüber hinaus die Sinnesorgane und alle Organfunktionen und fördern die Gesamtpersönlichkeit eines Menschen und dadurch seine Popularität und seinen Respekt in der Öffentlichkeit.
Die sogenannten Rasayanas sind Heilmittel, die die Gesundheit erhalten, also der Gesundheitsvorsorge dienen. Eine Rasayanas-Therapie wird meist mit weiteren ayurvedischen Gesundheits- und Heilverfahren verbunden, etwa speziellen Entschlackungs- und Entgiftungsdiäten, Pancha-Karma-Kuren, Körperübungen und Meditation.

Was sind Rasayanas?

Rasayanas sind pflanzliche oder mineralische Präparate, die als Nahrungsergänzung seit Jahrtausenden im Ayurveda zur Gesunderhaltung und Aufrechterhaltung körperlicher und geistiger Vitalität eingesetzt werden. Hinter dem Begriff der Rasayanas versteckt sich ein uralter Menschheitstraum. Nicht nur in der griechischen Mythologie gab es den Trank der Götter, das Ambrosia des Lebens, auch in vielen anderen Kulturen und Naturheilsystemen suchte man nach Mitteln und Möglichkeiten, die die »ewige Jugend« erhalten.
In der vedischen Hochkultur waren vielfältige Anwendungen und Verfahren für die Gesunderhaltung des Menschen und Möglichkeiten, Altersprozesse rückgängig zu machen und die Zellen, Organe und Gewebe des Menschen wieder mit jugendlicher Frische zu erfüllen, bekannt. Eine herausragende Rolle wurde dabei vor allem Heilpflanzen zugeschrieben. Ein legendärer Jungbrunnen der vedischen Heillehre war und ist auch heute noch die sogenannte Soma-Pflanze. *Soma* bedeutet *Preßtrank*, *Nektar* oder *Unsterblichkeitstrank*, es ist aber auch das Sanskritwort für den Mond. In der indischen Mythologie gilt Soma als der heilige Trank, der den Göttern dargebracht wird und diesen Kraft und Unsterblichkeit verleiht. Bemerkenswerterweise kennen den Begriff Soma auch südamerikanische Indianerstämme und verwenden ihn in der gleichen Bedeutung. Der Soma-Pflanze wird nachgesagt, daß sie dem, der ihren gereinigten Saft trinkt, Gesundheit, Vitalität und Jugend erhält und seine spirituellen und geistigen Fähigkeiten entwickelt.

Aufwendig zubereitete Pflanzenkombinationen

Unter Rasayanas versteht man natürliche Stärkungsmitttel aus Heilpflanzen, Kräutern und Mineralien, die in der ayurvedischen Medizin zu ausgewogenen Mischungen zusammengesetzt und nach bestimmten Herstellungsverfahren verarbeitet werden. Ihr Name setzt sich zusammen aus *Rasa – die erste Essenz*, auch *das erste Körpergewebe*, und *Ayana – das, was vollständig durchdringt.* Rasayanas stärken also vor allem die Körpergewebe (Dhatus, S. 36) und die Lebensenergie Ojas (S. 100).

Die Pflanze der Jugend

Über die Existenz der Soma-Pflanze, die in den alten vedischen Texten wegen ihrer außergewöhnlichen Verjüngungseigenschaften gerühmt wird, wurden bislang nur Vermutungen und Spekulationen laut. Vor einigen Jahren allerdings gab Dr. Balraj Maharshi, einer der bedeutendsten Ayurveda-Ärzte und Kräuterheilkundigen Indiens, Einzelheiten über diese geheimnisumwitterte Heilpflanze der ayurvedischen Medizin preis:

Die Soma-Pflanze soll es tatsächlich in abgelegenen Regionen des Himalaja geben, allerdings ist sie heutzutage – im Gegensatz zu früheren Jahren, in denen ihr Saft vielen Einheimischen als Verjüngungselexier diente – nur noch sehr selten zu finden. Ihr würde, so Dr. Balraj, mit zunehmendem Mond bis zum 15. Tag täglich ein Blatt wachsen, die dann bei Vollmond wieder abfallen. Die Pflanze müsse daher gesammelt werden, bevor sie ihre Blätter verliert, und dann nach bestimmten überlieferten Gesetzmäßigkeiten verarbeitet werden.

Die Soma-Pflanze wird wegen ihres seltenen Vorkommens heutzutage zunehmend durch eine ähnliche Heilpflanze ersetzt, deren Name und Vorkommen jedoch geheimgehalten wird. Ihre verjüngende Wirkung sei zwar, so Dr. Balraj Maharashi, nicht so stark, hat aber doch mit der Soma-Pflanze vergleichbare Eigenschaften. Bewohner der abgelegenen Bergregionen, in denen sie wächst, nutzen bereits seit langem ihre Heil- und Verjüngungskräfte und sollen ein ausnehmend hohes Alter erreichen.

Rasayanas der Natur

Nicht nur Heilpflanzen und spezielle ayurvedische Zubereitungen sind Rasayanas, auch bestimmte Nahrungsmittel liefern bereits mit der täglichen Ernährung wertvolle Wirkstoffe, die den Allgemeinzustand des Körpers verbessern und ihn auf natürliche Weise jung und gesund erhalten. Solche natürlichen Rasayanas sind Honig, Milch, Olivenöl und Früchte. Eine herausragende Heilpflanze und Rasayanas der Ayurveda-Medizin ist die Amla-Frucht (Amalaki). Neben Amla finden zwei weitere Früchte, Haritaki und Biphitaki, als Triphala (= *drei Früchte*) in der ayurvedischen Heilbehandlung breite Verwendung. Triphala gibt es als Pulver in Tablettenform und kann unter ärztlicher Aufsicht auch zur Stärkung und Entgiftung des Körpers eingesetzt werden. Diese Früchte sind einzeln oder kombiniert in vielen ayurvedischen Rasayanas verarbeitet.

Nahrungsergänzungen für Wohlbefinden und Gesundheit

Rasayanas dienen der Vorbeugung von Krankheiten und werden zur Steigerung der Leistungsfähigkeit und der Abwehrkräfte eingesetzt. Mittlerweile gibt es eine Vielzahl dieser Nahrungsergänzungen. Einige Rasayanas werden zur Unterstützung des Stoffwechsels und der Verdauung, zur Darmreinigung oder zur Stärkung der Leberfunktion verordnet. Andere stärken die geistigen Funktionen und die Nerven, verleihen emotionale Stabilität, mehr geistige Vitalität und gesunden Schlaf.

Wertvolle Mineralien und Stärkungssubstanzen für gesunde Haut, Haare und Kopfhaut liefern Rasayanas, die für die Schönheitspflege eingesetzt werden.

Amrit Kalash

Das bekannteste Rasayanas ist das Maharishi Amrit Kalash, was übersetzt »Gefäß der Unsterblichkeit« heißt. Die Geschichte dieses Rasayanas reicht zurück bis zu den Ursprüngen des Ayurveda. Es genoß seit jeher den Ruf eines außergewöhnlichen Heilmittels für Jugendlichkeit und Leistungsfähigkeit, allerdings gingen im Laufe der Jahrtausende Teile seiner Rezeptur verloren. Ein Grund dafür war auch, daß einige Heilpflanzen aus den tiefen Wäldern des Himalaya nicht mehr verfügbar waren. Die ursprüngliche Rezeptur des Amrit Kalash wurde vor einigen Jahren wieder vervollständigt. Es wird heute als Nahrungsmittelergänzung mit außergewöhnlicher Wirkung auf Körper und Geist verwendet.

Wirksubstanzen im Amrit Kalash

Amrit Kalash stellt eine ausgewogene Mischung aus Früchten, Heilkräutern und Mineralstoffen dar. Es steht in zwei Zubereitungsarten zur Verfügung: als Fruchtmus und in Tablettenform. Inzwischen konnten einige der Wirksubstanzen entschlüsselt werden: Amrit Kalash enthält unter anderem die Vitamine C, E und Beta-Karotin (die Vitamin-A-Vorstufe) in natürlicher Form und hohe Mengen an Mineral- und Spurenstoffen. Da das Fruchtmus auf der Basis von Ghee (Butterreinfett) hergestellt wird, findet man auch deren Wirkstoffe, beispielsweise Ölsubstanzen und Fettsäuren, die als Transportstoffe für fettlösliche Vitamine und als natürliches Baumaterial für den Zellstoffwechsel dienen. Ein großes Geheimnis der ayurvedischen Pflanzenmittel, und damit auch des Amrit Kalash, liegt in der richtigen Kombination der Inhaltsstoffe und in der Herstellungsweise – das Ganze ist bekanntlich mehr als die Summe seiner Teile.

250 Zubereitungsschritte

Um Amrit Kalash streng nach den überlieferten Regeln herzustellen, sind mehr als 250 Zubereitungsschritte erforderlich. Für ein Kilogramm fertiges Fruchtmus werden 30 Kilogramm Rohstoff benötigt. Amrit Kalash ist äußerst gehaltvoll und, wie Sie sich vorstellen können, eines der am aufwendigsten hergestellten Präparate der ayurvedischen Medizin.

Heilerfolge mit Amrit Kalash

Über 50 Forschergruppen haben sich in den letzten Jahren mit Amrit Kalash beschäftigt und über 40 Studien veröffentlicht, die jeweils zu einem gleichen Ergebnis kommen. Einer der Haupteffekte dieses Rasayanas ist die Stärkung des Immunsystems. Infektionskrankheiten nehmen bei regelmäßiger Einnahme ab, die Neigung zu Allergien verschwindet und die allgemeine Leistungsfähigkeit und Widerstandskraft werden gefördert. Darüber hinaus verhindert Amrit Kalash die Verklumpung von Thrombozyten, jener Blutzellen, die das Blutgerinnsel bei einer Thrombose verursachen. Es schützt gegen chemische Stoffe aus der Umwelt und reduziert dadurch die Bildung Freier Radikaler im Körper. Außerdem wurde ein starker Reparatureffekt auf die DNS festgestellt. Erstaunlich war folgendes Experiment: Krebszellen verwandelten sich in einer Nährlösung, der Amrit Kalash zugesetzt wurde, wieder in gesunde Zellen. Dieses Rasayanas aktiviert also die Selbstreparaturmechanismen der Zellen. Daneben konnte eine ausgezeichnete verjüngende Wirkung nachgewiesen werden.

Bei all diesen außergewöhnlichen Heilwirkungen zeigten sich, auch wenn Amrit Kalash in hoher Dosis eingenommen wurde, keine Nebenwirkungen.

Pancha Karma – Verjüngung und Regeneration

Pancha Karma ist eine Verjüngungskur ohne Gleichen. Diese einzigartige ayurvedische Heilanwendung hilft nicht nur tiefsitzende Krankheiten zu heilen. Sie ist im wahrsten Sinne des Wortes ein Jungbrunnen für den Menschen und Balsam für Körper, Geist und Seele.

Die einzelnen Anwendungen einer Pancha-Karma-Kur können auf die individuellen Bedürfnisse abgestimmt werden. Gesunde Haut wird mit bestimmten pflegenden Pflanzenölen gereinigt und genährt. Bei Hautkrankheiten – wie etwa Schuppenflechte oder Ekzem – werden die Therapien nach dem jeweiligen Konstitutionstyp ausgewählt, beispielsweise ein Ganzkörperguß mit Lassi oder eine Massage mit Ghee. Für die verschiedenen Massage- und Ölanwendungen gibt es typgerechte Kräuteröle, die Körper und Haut heilen, schützen und pflegen.

Anwendungen des Pancha Karma

Das Anliegen einer jeden Behandlung im Ayurveda ist es, die Harmonie zwischen den drei Grundkräften im Menschen, den Doshas (S. 12), zu erhalten oder wiederherzustellen. Voraussetzung für alle Verfahren ist allerdings, den Körper von schädlichen Ablagerungen und Stoffwechselgiften zu befreien.

Pancha Karma ist eine intensive und wirksame Reinigungstherapie. Die *fünffache Therapie*, so die Übersetzung, umfaßt verschiedene Kuranwendungen. Dazu gehören eine sorgsame Vorbereitung durch richtige Lebensführung und eine besondere Ernährungsweise. Eine Schlüsselrolle spielen bestimmte Ausleiteverfahren zur Reinigung, Entgiftung und Entschlackung des Körpers. Die verschiedenen Massagetechniken, Wärmeanwendungen sowie Dampfbäder werden typgerecht ausgewählt und aufeinander abgestimmt.

Alle Anwendungen sind äußerst angenehm und wirken ganzheitlich auf verschiedenen Ebenen unseres Körper-Geist-Systems: Sie reinigen und heilen den Körper, harmonisieren die Psyche und führen uns wieder zu uns selbst zurück. Einzelne Behandlungen leiten tiefgreifende seelische Heilprozesse ein. Besonders belebend werden die ayurvedischen Ganzkörper-Ölmassagen empfunden, die den Körper verwöhnen und mit neuem seelischem und körperlichem Wohlbefinden erfüllen. Wie Sie eine Ganzkörper-Selbstmassage durchführen, erfahren Sie auf Seite 129.

Die Besonderheit ayurvedischer Massagen liegt unter anderem darin, daß sie von zwei Therapeuten simultan und synchron durchgeführt werden. Die Teil- oder Ganzkörpermassagen werden meist mit Heilkräuter-Dampfbädern oder verschiedenen Ölgüssen kombiniert. Unter den verschiedenen Heilanwendungen des Pancha Karma haben im Westen vor allem die typischen Heilmassagen Aufsehen erregt.

Eine Pancha-Karma-Heilkur in einem Maharishi Ayur-Veda-Gesundheitszentrum dauert zwischen ein und drei Wochen und kann ambulant oder stationär durchgeführt werden. Die tiefgreifenden Heilwirkungen des Verfahrens entfalten sich allerdings nur dann, wenn sie fachmännisch vorbereitet und in sinnvoller Kombination angewendet werden. Die Anwendungen im Maharishi Ayur-Veda wurden daher nicht nur von den besten Experten des ayurvedischen Heilwissens ausgearbeitet, sie werden auch ständig optimiert und weiterentwickelt.

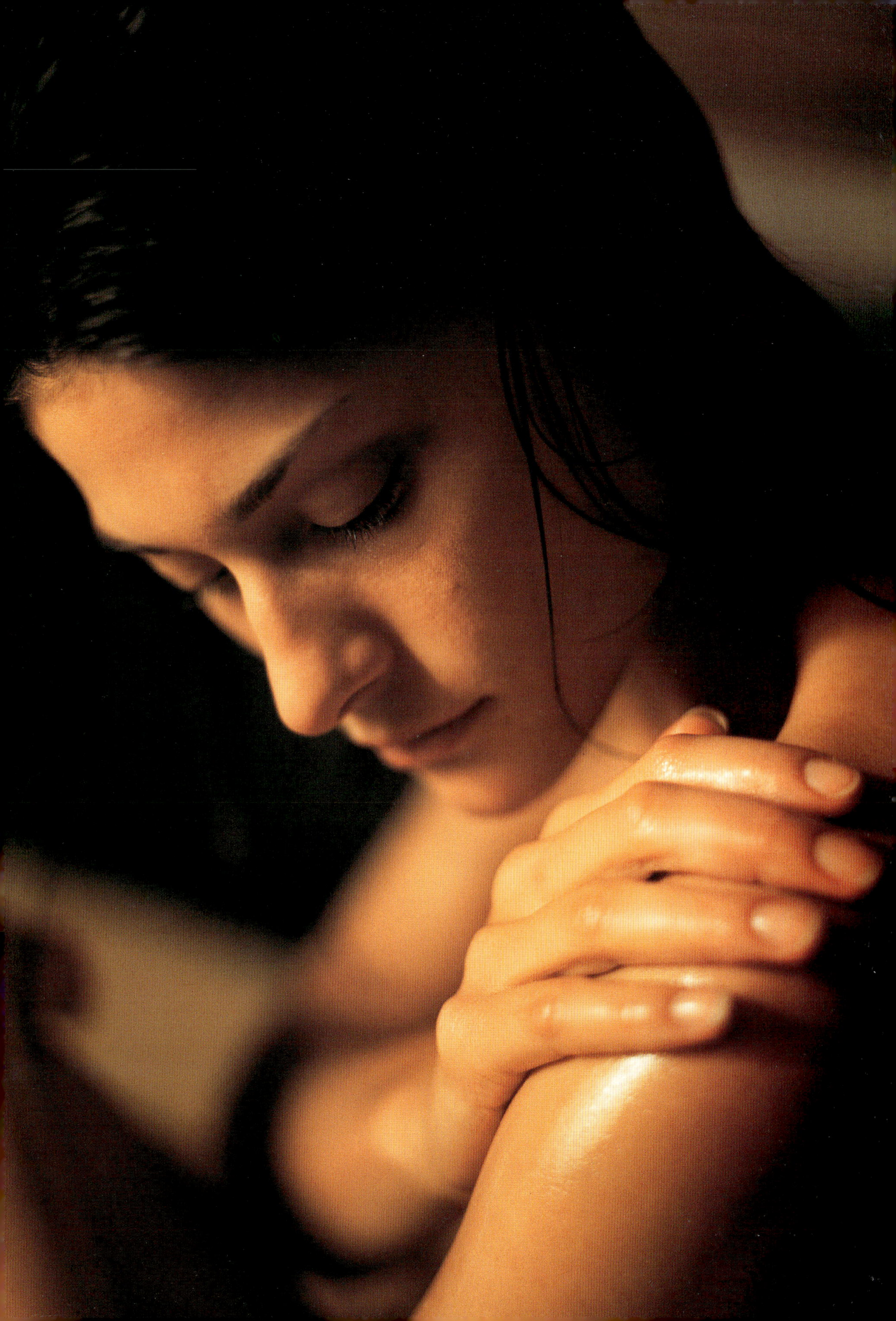

Ayurvedische Heilmassagen – wie wirken sie?

Westliche Schulmediziner tun sich oft schwer, den ayurvedischen Heilmassagen, ja überhaupt dem Pancha-Karma-Konzept, eine Wirkung zuzuerkennen, die über das zu erwartende Maß einer Behandlung, die einfach verwöhnt und Wohlbefinden verschafft, hinausgeht. Es ist im Rahmen dieses Buches natürlich nicht möglich, die Heilwirkungen der verschiedenen Schritte und Stufen dieser Heilkur darzulegen und zu begründen. Die folgenden Punkte geben allerdings einen kleinen Einblick über die wichtigsten Wirkungen:

HeadscheZonen – Präsenz von Organen in der Haut

Innere Organe besitzen Reflexzonen an der Körperoberfläche, sogenannte Headsche Zonen, die durch Stimulation, zum Beispiel durch Massage, mechanische Reizung der Haut, Wärme- oder Kälteapplikation, die Funktion dieser Organe beleben können. Ayurvedische Massagetechniken benützen diese Körperzonen, um die Funktion oder den Stoffwechsel innerer Organe zu harmonisieren oder anzuregen.

Stoffwechsel und Zellumsatz

Abhängig von der Art der ayurvedischen Massagen kommt es zu einer mehr oder minder starken Anregung des Stoffwechsels der Haut und somit zur Abstoßung abgestorbener Zellen und Ausscheidung von Körpergiften. Besonders durch Breimassagen, die einen intensiven »Peeling-Effekt« haben, werden diese Funktionen erhöht. Darüber hinaus nimmt die Absonderung von Schweiß und Lipidstoffen durch die sanfte Anregung der Drüsenfunktionen zu.

Die Haut als Apotheke

Die Haut gilt als wahre Apotheke in unserem Köper. Wissenschaftliche Untersuchungen bestätigten, daß durch Massage in der Haut hohe Mengen an hormonellen und immunologisch aktiven Substanzen gebildet und freigesetzt werden. Dazu gehört zum Beispiel ein natürliches Wachstumshormon, das unter anderem verjüngende und zellerneuernde Eigenschaften hat. Auch Sexualhormone und tumorhemmende Immunstoffe (Interleukin 2) werden durch Massage aktiviert und erklären einen Teil der Heilwirkungen der ayurvedischen Ganzkörpermassagen.

Integration und Synchronisation

Ein wichtiger Heileffekt ergibt sich aus der Synchronbehandlung bei den Ganzkörpermassagen. Wie Gehirnwellenmessungen zeigten, kommt es während der Behandlung zu einer auffallenden Zunahme der Synchronisation und Koordination zwischen linker und rechter Gehirnhälfte. Durch die Synchronmassagen werden also ganz offensichtlich die verschiedenen Funktionen unseres Zentralnervensystems und damit auch Körperfunktionen aufeinander abgestimmt und harmonisiert.

Glückshormone und andere Botenstoffe unseres Bewußtseins

Die Haut ist das größte Fühl- und Gefühlsorgan und kann als Endorgan unseres Zentralnervensystems betrachtet werden. Es ist von einem gigantischen Netz von Rezeptoren und den zugehörigen Nervenleitbahnen durchzogen, die jedes Gefühl, jede Berührung und Wahrnehmung über Botensoffe, die sogenannten Neurotransmitter, direkt an das zentrale Nervensystem weiter-

leiten. Umgekehrt manifestieren sich jeder Gedanke, jedes Gefühl, jede Empfindung und Emotion, kurz die Inhalte unseres Bewußtseins, über diese Botenstoffe gleichzeitig in allen Körperzellen. Mit anderen Worten: inneres Glück und Wohlbefinden, Leid und Sorge, Angst oder Wohlbefinden sind nicht nur Ausdruck unseres Bewußtseins, sie verändern gleichzeitig und unmittelbar auch die Zellen. Die ayurvedische Behandlungen werden also nicht nur zur »Seelenmassage«, weil sie als wohltuend und entspannend empfunden werden. Bei den Massagen werden unverarbeitete Gefühle, die in den Hautzellen als Botschaften vorhanden sind, im wortwörtlichen Sinne be-handelt.

Verjüngung und Reinigung

Die Haut, im besonderen das Unterhautfettgewebe, ist ein Speicherorgan für hydrophile (wasserlösliche) und lipophile (fettlösliche) Giftstoffe. Eine Ausleitung solcher Stoffe erfolgt über die verschiedenen Hautanhangsgebilde wie die Schweiß- und Talgdrüsen, über Spalten und Poren zwischen den Zellen oder durch Zellabschilferung. Ein wichtiger Gesichtspunkt der ayurvedischen Ölbehandlungen besteht in der Reinigung der Haut.

Abhyanga-Ölmassage

Die Ganzkörpermassage (Abhyanga) mit pflanzlichen Ölen ist eine wunderbare Verwöhnbehandlung, die Sie sich so oft wie möglich gönnen sollten. Diese einfache Selbstmassage hat viele wohltuende Heilwirkungen: Sie regt den Kreislauf an, beruhigt das Nervensystem und kräftigt die Muskulatur. Zudem werden die inneren Organe über die Reflexzonen in der Haut ausgeglichen und die Hormonproduktion angeregt. Ölmassagen stärken außerdem die Verdauungskraft und schaffen so ein anhaltendes geistiges und körperliches Wohlbefinden. Ihre Haut wird Ihnen regelmäßige Ölbehandlungen besonders danken: sie wird geschmeidig, bewahrt ihren jugendlichen Tonus, glättet sich und wird vor Sonne, Wind und Umweltbelastungen geschützt.

Welches Öl verwenden?

Zur Massage werden hochwertige Pflanzenöle wie Sesam-, Kokos-, Mandel- oder Jojobaöl verwendet. Welches Öl am besten zu Ihrem Dosha-Typ paßt, entnehmen Sie der Tabelle auf Seite 52. Diese naturreinen Öle müssen vor der Anwendung noch »gereift« werden. Durch diesen Erhitzungsprozeß werden sie leichtflüssiger und können besser von der Haut aufgenommen werden. Daneben gibt es ausgezeichnete medizinierte Massageöle, die mit wertvollen Pflanzenessenzen angereichert sind. Diese sind gebrauchsfertig und sollten vor der Massage nur etwas erwärmt werden.

Reifen des Öls

Dazu das Öl in einem Topf langsam auf etwa 110 Grad erhitzen. Kontrollieren Sie den Reifungsvorgang entweder mit einem Küchenthermometer, oder geben Sie zwei bis drei Tropfen Wasser in das noch kalte Öl. Bei etwa 100 Grad brutzelt und zerplatzt die Wasserphase des Öls mit eindeutigen Knackgeräuschen: das Öl ist »gereift«. Gereiftes Öl verliert seine speziellen Wirkungen auch bei längerem Stehen nicht und zieht schneller in die Haut ein. Das Anwärmen des bereits gereiften Öls oder eines Ayurveda-Massageöls geschieht am besten im Wasserbad.

Wie häufig massieren?

Für die empfindliche und zu Trockenheit neigende *Vata-Haut* ist täglich ein Abhyanga zu empfehlen, besonders im Winter, bei Wind und rauhem Wetter und in Streßzeiten. Bei wenig Zeit reicht es auch aus, nur Gesicht, Hände und Füße einzuölen. *Pitta-Haut* bevorzugt das kühlende Kokosöl und wird mit zwei bis drei Ölmassagen pro Woche am besten gepflegt. *Kapha-Haut* ist von Natur aus ölig und verträgt daher nur gelegentlich eine Ölanwendung. Richten Sie sich bei den Ölmassagen vor allem nach Ihrem gesunden Empfinden.

So wird's gemacht:

- Führen Sie das Abhyanga am besten morgens vor dem Duschen oder Baden durch, und lassen Sie sich dafür genügend Zeit. Erwärmen Sie das gereifte Öl auf Körpertemperatur, und setzen Sie sich in einem angenehm temperierten Raum entweder auf einen Hocker oder auf ein Handtuch auf den Fußboden. Es ist zu empfehlen, zuerst den ganzen Körper einzuölen und dann mit der Massage zu beginnen. Verwenden Sie nur so viel Öl, daß Ihre Hände geschmeidig über die Haut gleiten können.
- Beginnen Sie mit der Massage am Kopf. Massieren Sie etwa einen Eßlöffel Öl mit den Fingerkuppen in kleinen kreisenden Bewegungen in die Kopfhaut ein.
- Danach folgt die Ohrenmassage. Streichen Sie mit den Fingern sanft die Ohrmuscheln auf und ab. Am besten nehmen Sie die Ohrläppchen zwischen Zeigefinger und Daumen. Die Massage der Ohrenrückseite beruhigt besonders Vata.
- Nun wird das Gesicht behandelt. Streichen Sie zunächst quer über die Stirn, massieren Sie dann mit behutsamen kreisenden Bewegungen die Schläfen- und Wangenpartie. Am Kinn wieder querstreichen, schließlich mit den Mittelfingern seitlich die Nasenflügel auf- und abfahren.
- Jetzt folgen Nacken und Hals. Reiben Sie am Nacken in Richtung Haaransatz, den Hals mehrmals von unten nach oben streichen.
- Die anschließende Armmassage beginnt an der Schulter und endet bei den Fingern. Die Ober- und Unterarmmuskulatur wird mit kräftigen Auf- und Abbewegungen der ganzen Handfläche massiert, Schultergelenk, Ellenbogen und Handgelenk nur mit behutsamen Kreisbewegungen. Die Finger werden einzeln umfaßt und von der Wurzel bis zum Nagel gestrichen.
- Dann den Brustkorb mit sanften Kreisbewegungen von der Seite zur Mitte massieren, bei Frauen um die Brust herum. Über das Brustbein mit leichtem Druck auf- und abstreichen. Jetzt den Bauch mit der flachen Hand vorsichtig und langsam im Uhrzeigersinn reiben.
- Danach stellen Sie sich hin und massieren Rücken und Gesäß mit kräftigen Auf- und Abwärtsstreichungen beider Hände.
- Für die anschließende Beinmassage setzen Sie sich wieder und verfahren ähnlich wie bei den Armen. An den Hüften beginnen und zu den Füßen hin massieren. Die Ober- und Unterschenkelmuskulatur wird mit kräftigen Streichungen der flachen Hände massiert, an den Kniegelenken und Fußknöcheln werden nur sanfte kreisförmige Bewegungen ausgeführt.
- Die Fußmassage bildet den Abschluß des Abhyanga. Kreisen Sie mit den Fingern vorsichtig über die Knöchel, kneten Sie dann mit der flachen Hand die Ferse. Danach streichen Sie behutsam die Achillessehne auf und ab und reiben

dann mit schnellen kräftigen Bewegungen über den Fußrücken. Die Zehen und Zehenzwischenräume werden einzeln mit den Fingern massiert. Mit der gleichzeitigen Massage von Fußsohle und -rücken abschließen.

Massagedauer

Für eine Ganzkörpermassage benötigen Sie etwa fünf bis zehn Minuten. Danach sollten Sie noch etwa weitere zehn bis zwanzig Minuten warten, damit das Öl vollständig in die Haut einziehen kann. Nach der Massage empfiehlt sich ein warmes Bad oder eine warme Dusche, um das überschüssige Öl abzuwaschen. Benutzen Sie jedoch nur eine milde Seife – so bleibt den ganzen Tag ein feiner Schutzfilm auf Ihrer Haut.

Bitte beachten Sie: Frauen sollten während der ersten drei Tage der Menstruation keine Ölmassage durchführen. Für Menschen, die unter fettiger Haut, Übergewicht oder trägem Stoffwechsel leiden, ist eine ayurvedische Trockenmassage besser geeignet (Gharshan-Massage, S. 52).

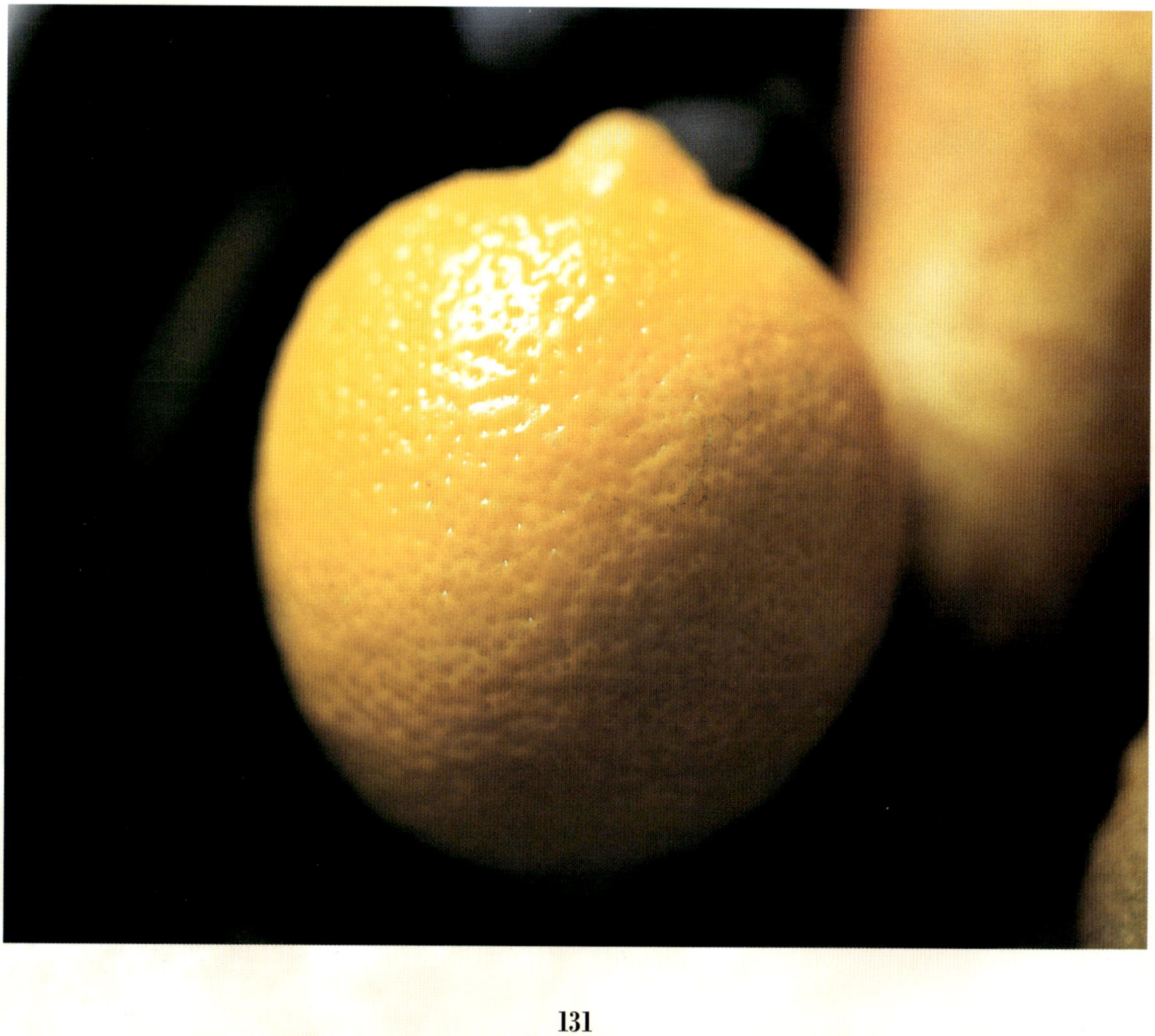

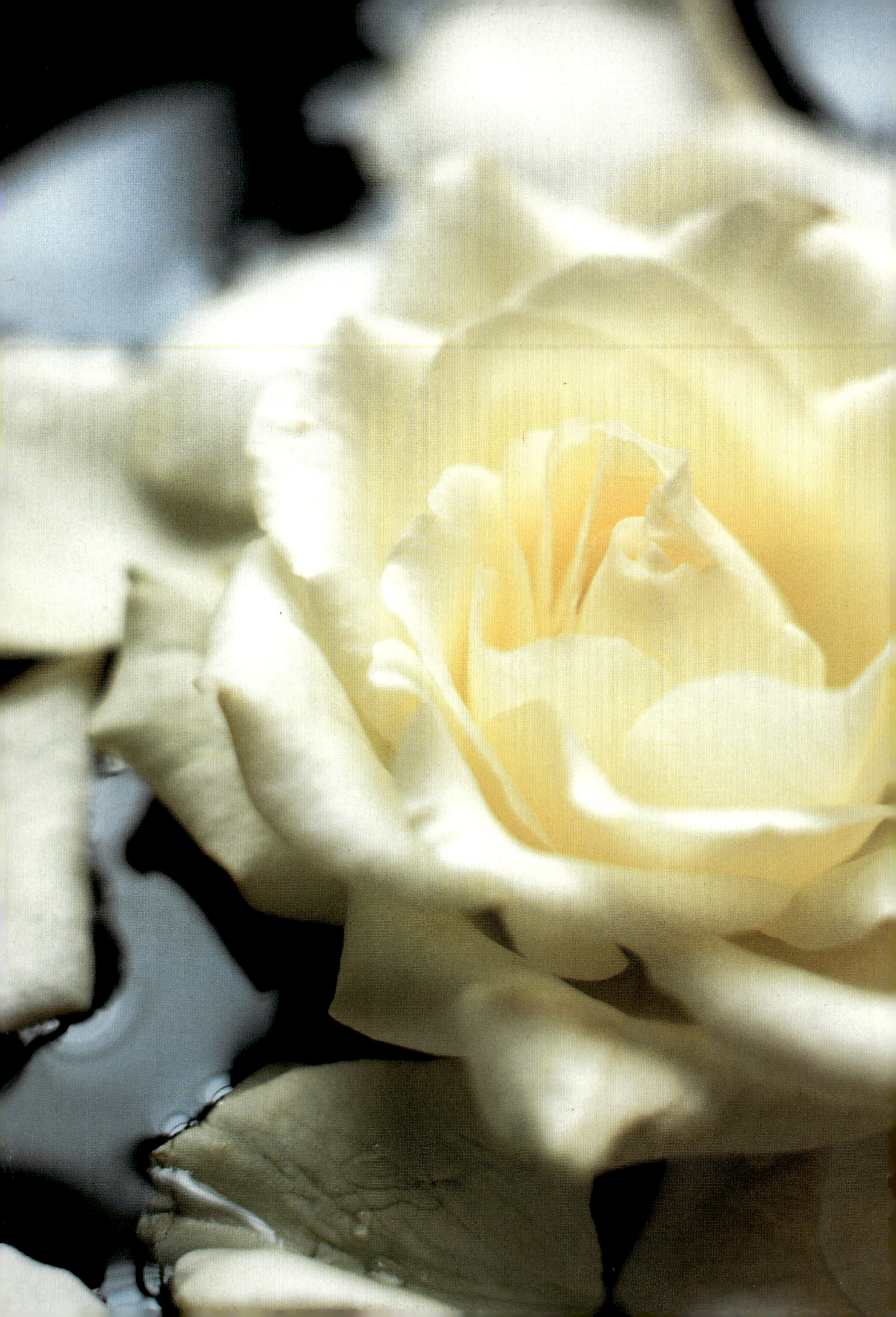

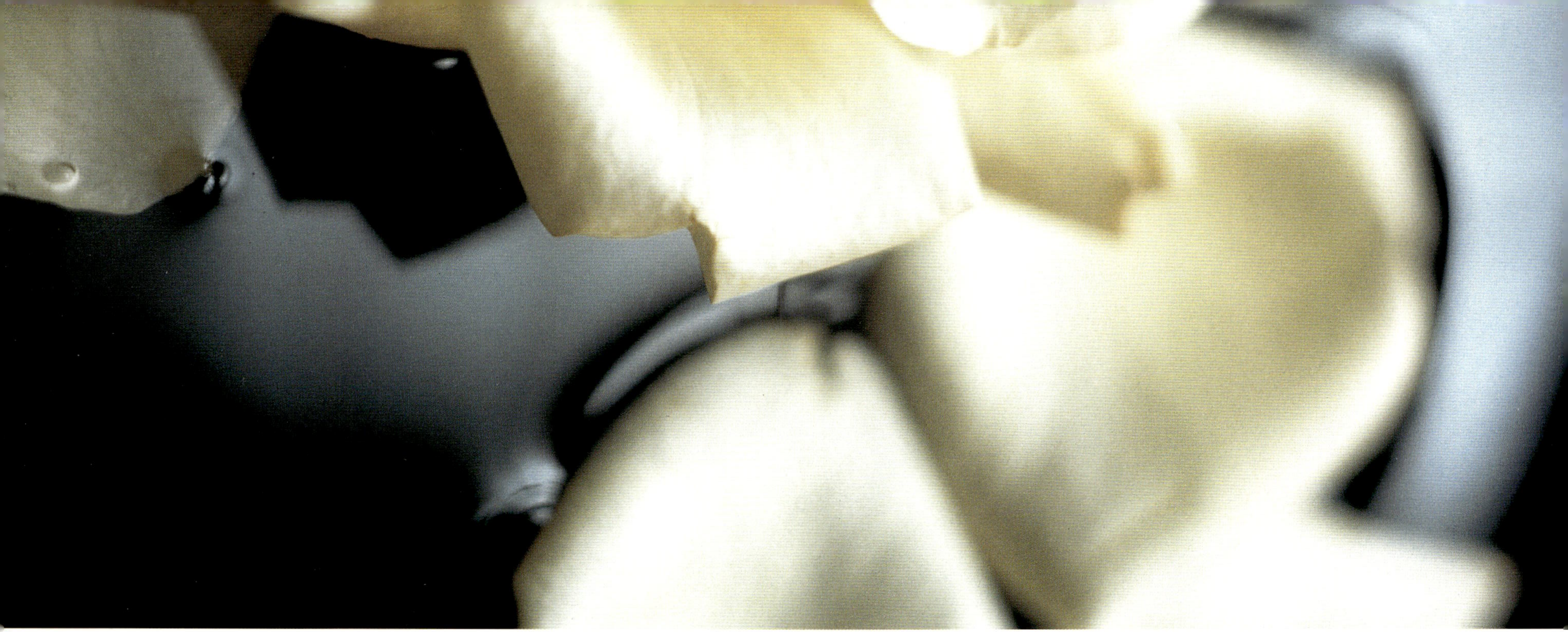

Schönheit durch Begegnung

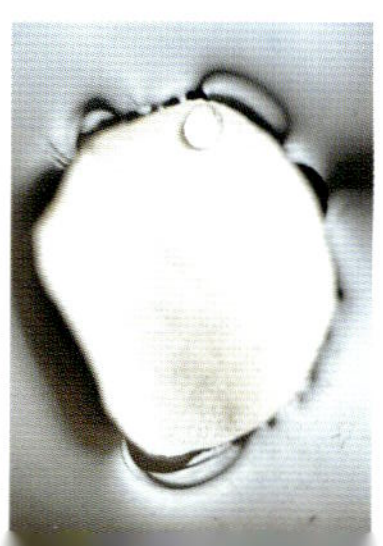

Die Kultur der Begegnung

Denk daran,
daß Du alle Menschen bist,
und
daß alle Menschen Du sind.
Denk daran,
daß Du dieses Universum bist,
und
daß dieses Universum Du bist.
Denk daran,
daß alles in Bewegung ist,
wächst,
Du ist.

Spruch einer Creek-Indianerin

In unserem Leben begegnen wir immerfort zwei Welten: der einen Welt da draußen, unserer Umwelt, die wir als getrennt von uns empfinden, und der anderen Welt in uns selbst, diesem inneren Universum, das uns oft nicht weniger unbekannt erscheint. Eine Weisheit aber, die in allen Kulturen und Zeitaltern galt und die es für uns (wieder) zu entdecken gilt, lautet: Die eine Welt ist von der anderen nicht zu trennen! Im Leben begegnen wir immer nur uns selbst! Ähnliche Gedanken formulierte der vedische Arzt Charaka, Verfasser einer der bedeutendsten medizinischen Schriften, bereits vor 3000 Jahren, die so ähnlich auch von den großen Philosophen des antiken Griechenland, einer Weisen der Creek-Indianer oder den Mystikern des Mittelalters stammen könnten:

»Ein Individuum ist eine Miniatur des Universums ... Die materiellen und spirituellen Phänomene des Universums sind im Individuum gegenwärtig und die des Individuums sind im Universum gegenwärtig ... Jemand, der in gleicher Weise den gesamten Kosmos in seinem Selbst sieht und sein eigenes Selbst im Kosmos erkennt, ist im Besitz von wahrer Erkenntnis. Solch eine Person, die das gesamte Universum in ihrem eigenen Selbst erfährt, weiß, daß nichts außer dem eigenen Selbst für Glück und für Leiden verantwortlich ist ...«

Haben diese alten Weisheiten auch für unser modernes Leben eine praktische Bedeutung? Ist das auch unsere eigene Realität? Um diese Fragen zu beantworten, müssen wir uns einige Augenblicke mit unserem eigenen Selbst befassen. Denn die Antwort auf diese oder derartige Fragen kann nur der einzelne für – und in sich selbst finden, auch wenn es seine eigenen Wahrheiten sind. Die folgende kleine Übung dient als Einstieg für eine Reise in unser inneres Universum und hilft uns, auf diese Weise uns selbst zu begegnen.

Stille Betrachtung – Die Begegnung mit uns selbst

Für dieses Experiment benötigen Sie nur sich selbst und einen Stuhl. Sitzen Sie bequem, schließen Sie die Augen, und beobachten Sie nur, was in Ihr Bewußtsein dringt. Nehmen Sie dabei nur absichtslos wahr, bewerten Sie nichts, und versuchen Sie nicht, irgendetwas zu erreichen, etwas zu verändern oder zu verdrängen. Vielleicht spüren Sie zunächst nur eine Verspannung oder ein anderes Gefühl in Ihrem Körper, etwa, daß Sie noch nicht bequem sitzen. Doch ganz gleich, welche Eindrücke, Gefühle und Gedanken auftauchen oder welche Bedürfnisse Sie

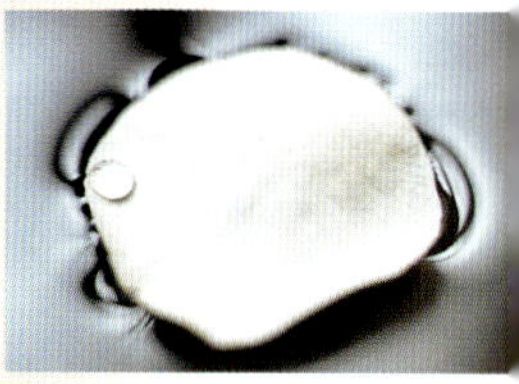

empfinden – was immer auch kommen mag: Nehmen Sie es einfach nur zur Kenntnis. Akzeptieren Sie dieses Innenleben ganz natürlich so wie es ist.

Nach etwa einer halben Minuten öffnen Sie kurz die Augen und richten Ihre Aufmerksamkeit einen Moment nach außen. Dann schließen Sie abermals die Augen, sitzen bequem und wenden Ihren Blick erneut nach innen. Ganz unschuldig betrachten Sie wieder das lebendige Spiel in Ihrem Bewußtsein, aber ohne sich einzumischen, ohne zu werten, nur staunend, was sich bewegt. Diesen Vorgang wiederholen Sie drei- bis viermal. Dann ziehen wir Bilanz.

Ein Fluß von Veränderung

Was hat sich getan? Sicher wird jeder, der diese kleine Übung macht, über andere Erfahrungen und Eindrücke berichten können. Eine Beobachtung wird aber jeder teilen: Die Innenwelt veränderte sich ständig. Jedesmal, nachdem Sie die Augen geschlossen hatten, begegneten Ihnen andere Bilder. Auch die Verspannung im Nacken, das mulmige Gefühl im Bauch, ein Glücksgefühl in der Herzgegend – was immer Sie verspürten, veränderte sich von Mal zu Mal, ging vorüber oder verstärkte sich. Niemals aber begegneten Sie bei dieser Innensicht einem Teil Ihres Selbstes völlig identisch – nur der Beobachter dieses Spiels im Bewußtsein schien unverändert. Darin liegt eine grundlegende Erkenntnis: *Sie veränderten Ihre Welt durch Betrachtung!*

Diese Entdeckung revolutionierte übrigens das klassische physikalische Weltbild, wie es seit Newton existierte. In der modernen Quantenphysik beschreibt man dieses Phänomen als Vereinheitlichtes Feld aller Naturgesetze, das die Basis aller Materie- und Energiefelder darstellt. Deren Aussagen decken sich mit unserer eigenen Beobachtung, die wir während der Minuten, in denen wir uns unserem Bewußtsein überließen, machen konnten: Alles ist mit allem verbunden, und nichts geschieht im Universum ohne Einfluß auf alle Bestandteile dieser Welt.

Ordnung durch innere Intelligenz

Sicherlich konnten Sie im Verlauf der Übung noch eine weitere Veränderungen feststellen: Nach ein paar Minuten der inneren Einkehr fühlten Sie sich angenehm entspannt, ausgeruht, klarer und wacher. Wie ist dies zu erklären? Ohne Ihr Zutun hat sich Ihr Geist-Körper-System während dieser wenigen Minuten, die Sie sich auf Ihr Bewußtsein konzentrierten, neu geordnet. Wohlgemerkt, Sie waren nur in der Position eines stillen Beobachters ohne die Absicht, sich zu entspannen. Die Dinge, die Sie innerlich wahrnahmen, kamen scheinbar spontan, und dennoch fühlten und erkannten Sie Zusammenhänge, die Ihnen zuvor nicht bekannt waren. Sie übten nur *stille Betrachtung,* oder um es anders auszudrücken, Sie haben sich einfach nur akzeptiert und angenommen, und eine geheimnisvolle innere Intelligenz hat begonnen, Ihren Körper und Ihre Seele neu zu ordnen.

Damit erschloß sich Ihnen ein wichtiges Ordnungsprinzip, eine Weisheit, die dem Leben zugrunde liegt: Die Fähigkeit sich anzunehmen schließt die Möglichkeit zu heilen und zu gesunden mit ein. Und die Fähigkeit sich anzunehmen ist gleichzeitig auch die wichtigste Voraussetzung für einen fruchtbaren Umgang miteinander.

Selbstrückbezug

Was wir bei unserer kleinen Übung als Innenschau und Selbst-Wahrnehmung bezeichnet haben, gilt als grundsätzliches Heilprinzip aller Therapien des Maharishi Ayur-Veda. Jede Behandlung verbessert den Selbst-Rückbezug und ermöglicht somit der inneren Intelligenz, der heilenden Ordnungsstruktur unseres Bewußtseins, zu wirken. Ob bei der Schönheitspflege, in Meditation, bei Yoga- und Atemübungen oder während einer ayurvedischen Selbstmassage, wir wenden uns bei diesen Anwendungen uns selbst zu, stellen den – vielleicht verlorengegangen – Bezug zu unserem eigenen Ich wieder her und gewinnen damit innere Ordnung, größere körperliche und geistige Gesundheit und mehr Selbst-Bewußtsein. Wir öffnen uns gewissermaßen unserem eigenen Universum, das voller Schönheit und kosmischer Ordnung ist.

Die drei Qualitäten in Begegnung und Kommunikation

Wir haben aber noch eine dritte Qualität in unserer Innenschau nicht besprochen: Lebendiges Wissen bedarf eines *Erkennenden* oder Beobachters (Sanskrit *Rishi*), eines *Erkannten* (Sanskrit *Chhandas*) und den *Vorgang des Erkennens* (Sanskrit *Devata*), der den Erkennenden mit dem Erkannten verbindet. Die vedische Wissenschaft beschreibt diese Dreiheit als grundlegendste Eigenschaften eines erwachten Bewußtseins. Zusammen bilden Rishi, Chhandas und Devata eine untrennbare Gesamtheit und Einheit in unserem Bewußtsein, der Ayurveda nennt dies *Samhita*. Diese drei Prinzipien sind vergleichbar mit Schattierungen desselben *Selbst*-Bewußtseins. Denn auch die Welt unserer Gedanken kommt, genauso wie die Fähigkeit des Erkennens und Wahrnehmens, aus uns selbst und wird als ein Teil des eigenen Ichs betrachten.

Das Besondere an dieser Drei-in-Eins-Struktur unseres Bewußtseins ist, daß sie gleichzeitig auch die Struktur aller sichtbaren Erscheinungen ist. Rishi, Devata und Chhandas entsprechen den drei Grundkräften Vata, Pitta und Kapha in der Natur. In der Begegnung mit der äußeren Welt und in der Beziehung zwischen Menschen – wo immer also Kommunikation stattfindet – ist diese Dreiheit ebenfalls lebendig. Devata stellt in diesem Sinne die Verbindung her, es ist das kreative Potential in der Begegnung von Ich und Du, Subjekt und Objekt, von Arzt zu Patient, von Mutter zu Kind, von Mann zu Frau oder des Künstlers zu seiner Leinwand. Devata gleicht einem geheimnisvollen Unsichtbaren, der in unseren Begegnungen mit der Welt, mit Menschen, Gegenständen oder der Natur eine Transformation bewirkt und aus jeder Begegnung etwas Neues entstehen läßt. Begegnung wird so immer zu einem kreativen Prozeß. Wie überaus fruchtbar diese sein kann, beweisen große wissenschaftliche Entdeckungen und zeitlose Kunstwerke, die oft aus einer scheinbar zufälligen Konstellation und Begebenheit geboren wurden.

Ein Zusammentreffen mit einem besonderen Menschen kann uns dank dem Prinzip Devata völlig verwandeln. Es kann Denkanstöße geben und in uns einen tiefen Eindruck hinterlassen, der uns für das weitere Leben prägt, und sogar Heilvorgänge in Gang setzen. Begegnungen können aber auch unter ungünstigen Voraussetzungen stattfinden und dann für alle Beteiligten frustrierend, unproduktiv und destruktiv sein. Die Ursache für derartige unglückliche Zusammentreffen kann natürlich an den Umständen von Ort und Zeit liegen – sie liegt aber immer auch in uns selbst.

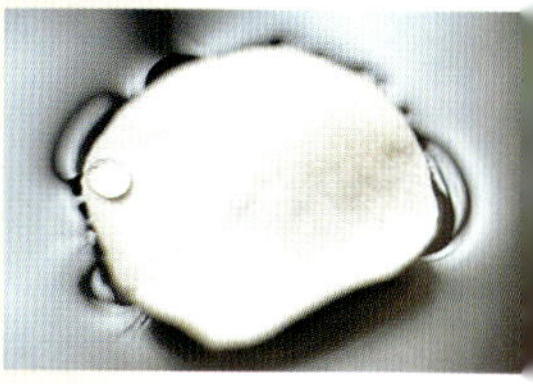

Gesellschaftliches Miteinander erfordert daher eine Kultur der Begegnung. Diese wird letztlich aber nur dann von allen Seiten als zufriedenstellend und gewinnbringend empfunden, wenn wir gelernt haben, uns selbst so anzunehmen, wie wir sind, und ganz im Einklang mit uns selbst leben. Nur aus diesem Zustand der inneren Ausgeglichenheit heraus werden wir die Bereicherung durch Beziehungen im vollen Umfang erfahren können. Aus der vedischen Sicht dienen alle Begegnungen in der Welt letztlich der Ausdehnung von Glück und dem Fortschritt der Evolution. Diese Annahme bildet die gedankliche Basis, nach der im Ayurveda, der »Wissenschaft vom Leben«, das Verhalten des Menschen und die Wechselwirkungen mit seiner Umgebung exakt analysiert wurden. Sie sind in den Achara Rasayanas zusammengefaßt, die als Fundament für gesunde und glückbringende Beziehungen erachtet werden.

Achara Rasayanas

Auf die vitalisierende und gesundheitsfördernde Wirkung von Rasayana-Präparaten (S. 123) und deren Einfluß auf Ojas (S. 100), das geheimnisvolle Schönheitselexier unseres Körpers, wurde bereits ausführlich eingegangen.
Eine besonderen Stellenwert im Rahmen einer Rasayana-Therapie nehmen darüber hinaus die Achara Rasayanas ein, die etwa mit »Heilmittel des Verhaltens« übersetzt werden können. Denn nach Auffassung des Ayurveda spielen auch das Bewußtsein eines Menschen, seine Charaktereigenschaften und seine Geisteshaltung für die Bildung und die Qualität von Ojas eine bedeutende Rolle: Freundlichkeit und Liebe, menschliche Wärme und Mitgefühl, Wahrhaftigkeit, Mut, Ehrfurcht und Respekt vor Mitmenschen, Geduld und Ausdauer, aber auch Einfachheit und eine ausgewogene Lebensweise stärken diese Lebensenergie: »Wer solche Eigenschaften verkörpert, sollte als jemand betrachtet werden, der regelmäßig Rasayanas nimmt.« (Aus der Charaka Samhita) Mit anderen Worten: Ein Mensch, dessen Charakter von diesen Eigenschaften geprägt ist, fördert Ojas und damit seine Gesundheit und sein Wohlbefinden und gleichzeitig ein harmonisches Miteinander. Seine Ausstrahlung und eine glückliche Hand in zwischenmenschlichen Beziehungen, dazu gehören auch ein richtiges Verhältnis zwischen Privatleben und Beruf und eine harmonische Sexualität, sind Ausdruck eines ausgewogenen Ojas.
Eine ausschweifende Lebensweise dagegen, Ärger, Kummer und Sorgen, auch der Genuß von Alkohol und Nikotin und ungesunde Ernährung schaden dieser feinstofflichen Energie und verursachen gesundheitliche und soziale Probleme.

Die Biochemie unserer Gefühle

Wie auch in der medizinischen Forschung mittlerweile unbestritten ist, erzeugen Gefühle in jeder Zelle unseres Körpers korrespondierende Moleküle. Glück und Trauer, Freude und Kummer, Humor und Ärger werden zu molekularen Botenstoffen unseres Bewußtseins und wirken im Körper lebensunterstützend oder lebenszerstörend. Darüber hinaus teilt der Körper über die Ausschüttung von Geruchshormonen, den sogenannten Pheromonen, Empfindungen und Emotionen seiner Umwelt mit – eine Ursache für zwischenmenschliche Zu- oder Abneigung, Harmonie oder Spannung. Ein Geheimnis für Glück und Erfolg in unseren täglichen Beziehungen liegt also in der Funktionsweise unseres Körpers und den Inhalten unseres Bewußtseins. Wie können

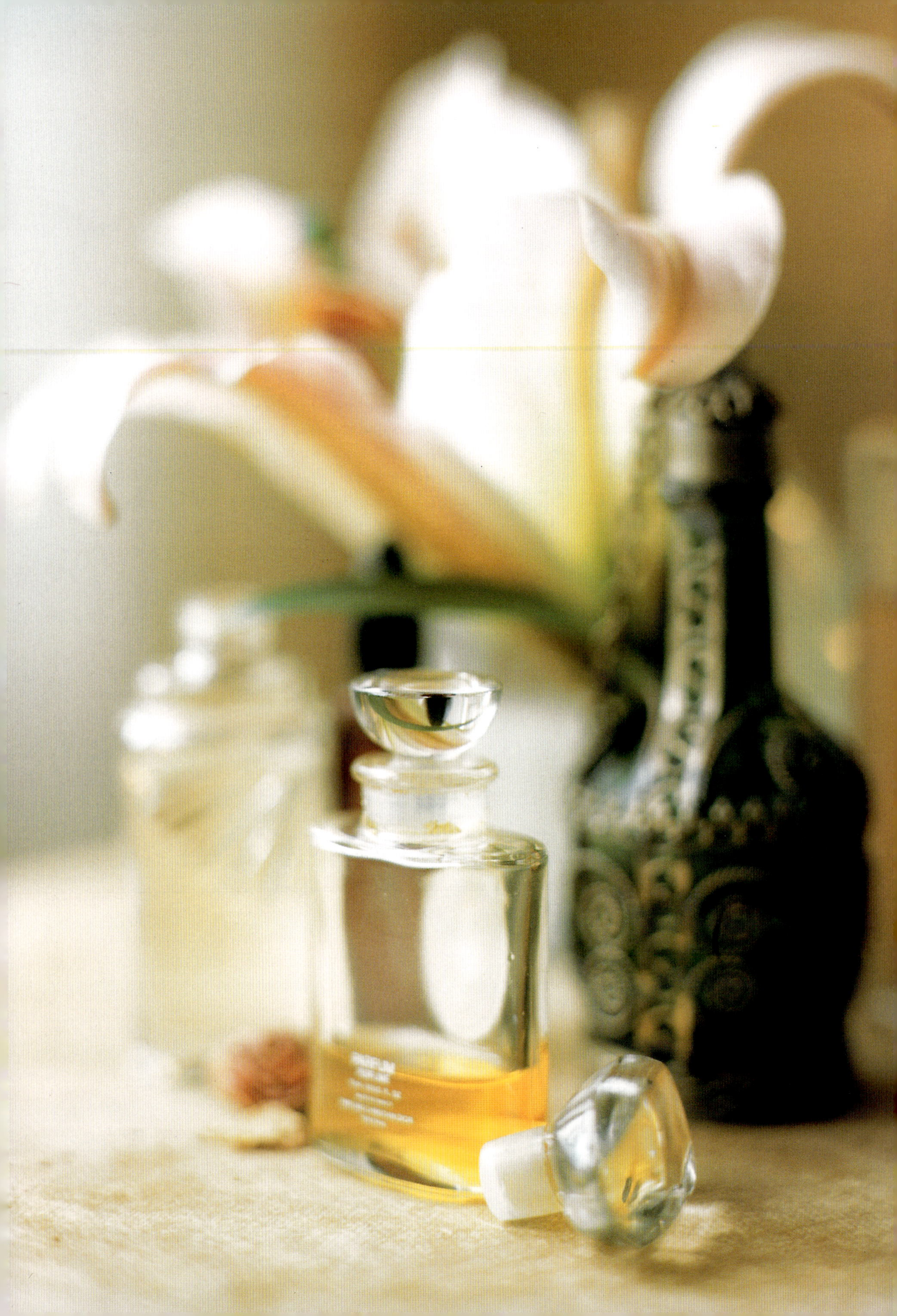

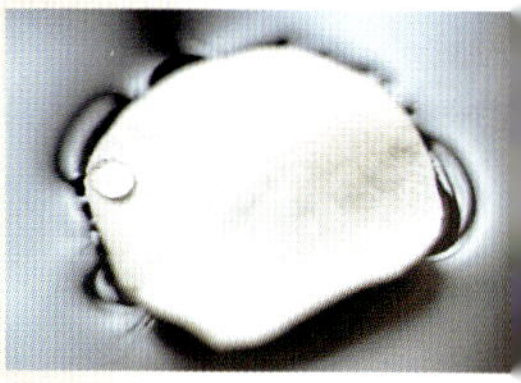

wir also am besten zu einem harmonischen Miteinander beitragen? Die Antwort lautet: Indem wir uns auf uns selbst besinnen!

Unbegrenzte Offenheit

Wenn wir begrenzen, engen wir ein. Wenn wir eingeengt werden, fühlen wir uns unvollständig – schlicht und einfach unwohl. Seien Sie deshalb im wortwörtlichen Sinne *unbegrenzt* offen. Hüten Sie sich vor vorgefaßten Meinungen, und bleiben Sie nach allen Seiten hin beweglich und frei. Erwarten Sie nichts, sondern genießen Sie im Augenblick das Geschenk der Begegnung.

Respekt

Nur aus Respekt kann Liebe wachsen. Und nur wenn wir anderen Respekt entgegenbringen, können wir Respekt erwarten.

Die größte Wertzschätzung für den anderen entwickeln wir, wenn wir auch in ihm die Unbegrenztheit seines Seins anerkennen. Aus Respekt entwickelt sich Liebe, und Liebe verbindet Gegensätze. Die häufigsten Hindernisse auf dem Weg dorthin sind Streß und Spannungen. Sie erzeugen Zweifel, verursachen Fehleinschätzungen und Mißverständnisse und stellen die Hauptgründe für Konfrontation und Beziehungsstörungen dar. Kann man diese Liebe aber erzwingen? Die Erfahrung lehrt uns das Gegenteil. Liebe künstlich aufrechtzuerhalten erzeugt Spannung und somit Disharmonie.

Liebe und Wertschätzung sind nach Auffassung des Ayurveda natürliche Eigenschaften, die von Geburt an in jedem Menschen wirken. Sie gleichen der Sonne, die immer ihre Strahlen sendet, aber wenn Wolken aufziehen, gibt es schon mal Schatten und Regen. Lassen wir also die Wolken, das heißt den Streß, vorüberziehen und genießen dann wieder die warmen Strahlen der Sonne. Wenn wir uns in unserer Haut wohlfühlen, in uns selbst gegründet sind, durch Meditation wieder unsere eigene Unbegrenztheit erfahren, dann fließt Liebe spontan und grenzenlos.

Die Gefühle des anderen achten

Den Gefühlen anderer Menschen sollte stets mit Feingefühl und Achtung begegnet werden. Wenn Sie eine Wahrheit ausdrücken wollen, die einem dritten unangenehm ist, sollten Sie deshalb viel Taktgefühl zeigen. Die Gefühlsebene des anderen zu bereichern, ist aus ayurvedischer Sicht die Grundlage für das Wachstum spiritueller und holistischer Werte im Leben der Menschen.

Seien Sie geduldig

Nur ein müder Geist und ein begrenztes Bewußtsein sind ungeduldig. Ungeduld kann viel Ärger verursachen, den wir durch etwas mehr Weitsicht und Ausgewogenheit vermeiden hätten können. Durch regelmäßige Meditation, Yoga-Übungen und ausreichend Ruhe und Schlaf entwickeln oder erhalten Sie die Fähigkeit zu Ausdauer und Geduld.

Enthalten Sie sich der Gewalt

Gewalt – und sei sie nur in Worten – erzeugt Zerstörung, bringt Unglück ins Leben und schadet damit dem allgemeinen Wohlbefinden. Denn aus ihr entstehen Spannung, Leid und Energieverlust. Lernen Sie Vergeben und Vergessen als Möglichkeiten schätzen, die zwischenmenschliche Beziehungen bereichern und die Knoten belastender Verbindungen lösen.

Leben Sie einfach

Um glücklich zu sein, braucht man nicht mehr als sich selbst. Doch wie man sich selbst behandelt, so begegnet man auch anderen. Der Schlüssel für gute zwischenmenschliche Beziehungen liegt also in der Entwicklung unseres Herzens. Vieles in unserem Leben erfordert ständig unsere Aufmerksamkeit, bindet unser Denken und nimmt uns den Freiraum für gute Beziehungen und Kreativität. Wenn es jedoch gelingt, das Leben im privaten wie im beruflichen Bereich zu vereinfachen und dadurch effektiver zu gestalten, schaffen wir die besten Voraussetzungen für mehr Harmonie in uns selbst. Auf diesem Weg kommen wir uns selbst und dadurch unseren Partnern, Freunden und Bekannten, ja dem Leben ein gutes Stück näher.

Suchen Sie also die Antworten für Beziehungsfragen in sich selbst! Und bedenken Sie: Es gibt nichts, wohin Sie gehen müßten. Bleiben Sie bei sich selbst. Das Universum sind Sie!

Licht und Schatten

Wenn man von der Voraussetzung ausgeht, daß es keinen Zufall gibt und daß unser innerstes Bewußtsein mit allem verbunden ist, ist jede Begegnung sinn-erfüllt. Wie es der Philosoph und Psychologe Carl Gustav Jung in unserem Jahrhundert formulierte, wird alles, was wir durch Innenschau nicht erkennen, zu einem Schatten in unserem Bewußtsein und uns unausweichlich in der äußeren Welt wiederbegegnen.

Nach Auffassung der vedischen Philosophie ist das Leben auf immerwährende Evolution angelegt. Das bedeutet, daß wenn wir uns nicht aus unserem Inneren heraus entwicklen, uns Provokationen von außen auf diese Mißstände aufmerksam machen.

Ein Hauptgrund für zwischenmenschliche Probleme liegt also darin, daß wir eigene Mißstände nicht erkennen, sondern auf andere übertragen. Alles im Leben dient aber unserer Entwicklung und Reifung, und unsere sogenannten Feinde haben oft den größten Anteil daran. Sie sind unbeabsichtigt die großen Helfer unseres Lebens, wecken in uns unbewußte Charakter- und Seeleneigenschaften und helfen uns, diese zu überwinden und zu verarbeiten. »Unsere Freunde und Anhänger profitieren von uns, denn sie erhalten unser Wissen und sonnen sich in unserer Umgebung. Unsere Feinde dagegen begehren nichts von alledem. Von ihnen profitieren wir aber am meisten, denn sie helfen unsere Sünden zu tilgen.« (vedische Weisheit)

Die Welt ist meine Familie

Ein berühmter Satz in der vedischen Literatur lautet: »Die Welt ist meine Familie.« Sehen wir uns also als Teil einer großen Familie, in der alle Mitglieder ihren angestammten Platz einnehmen und in der für jeden von der liebenden Mutter Natur gesorgt wird. Der Friede, den wir in uns selbst entwickeln, wird so zu einem Beitrag für den großen Frieden in der Welt, den die Menschheit seit Jahrtausenden herbeisehnt. Friede auf Erden beginnt in den Herzen der Menschen:

»Auch wenn der Versuch schwierig sein mag, den Weltfrieden durch die innere Wandlung der einzelnen Menschen herbeizuführen, er ist der einzige Weg.« (Dalai Lama)

Altern und Unsterblichkeit

»Ich werde halt schon alt«, lautet so mancher Stoßseufzer eines Menschen, der mit den Jahren an der einen oder anderen körperlichen Beschwerde leidet. Für viele von uns ist die Begegnung mit dem Älterwerden eine im Sinne des Wortes schmerzliche Erfahrung. Doch ist »alt werden« gleichbedeutend mit »krank sein«?

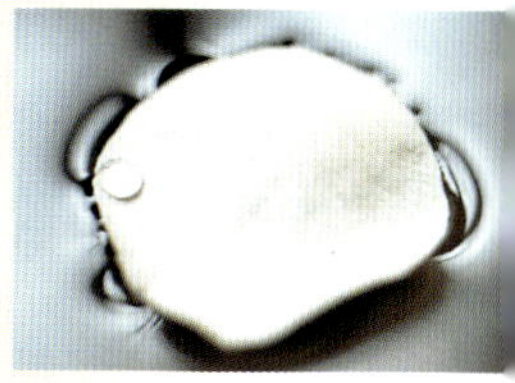

Die Auffassung der ayurvedischen Lehre vom Leben, daß Gesundheit und Vitalität bis ins hohe Alter möglich sind, wird mittlerweile von Untersuchungsergebnissen der modernen Gerontologie, der medizinischen Altersforschung, bestätigt. Doch worin unterscheidet sich ein natürlicher Alterungsprozeß von altersbedingten Gesundheitsstörungen? Eine Antwort auf diese Kernfrage lautet: Natürliches Altern stimmt mit natürlichen Entwicklungs- und Reifungsprozessen überein. Denn bedenken Sie: Unser Körper verändert sich bereits mit dem ersten Atemzug unseres Lebens. Wir wachsen, entwickeln individuelle Körpermerkmale und verändern unsere Gestalt. Unser Organismus besteht aus Billionen von Zellen, die sich ständig neu anordnen, sterben und neu gebildet werden. Unser Leben wird erst durch eine gigantische Anzahl von chemischen Prozessen und unendlich vielen und komplexen Kommunikationen ermöglicht. Dieser Mikrokosmos gleicht während unseres ganzen Lebens einem ständigen Fließen, der von stetigen Veränderungen geprägt ist. Wenn wir uns im Spiegel betrachten, scheinen wir immer in das gleiche Gesicht zu blicken. In Wahrheit aber ist dieses Gesicht von Sekunde zu Sekunde ein anderes. Denn was wir in unserem Spiegelbild nicht sehen können, ist, daß in wenigen Augenblicken Hunderttausende von Zellen durch eine ebenso große Anzahl neuer Lebenseinheiten ersetzt werden.

Altern ist Entwicklung

Innerhalb dieser unüberschaubaren Prozesse in einem Organismus zeichnen sich rhythmische und zyklische Ordnungsmuster ab. Denn Lebensprozesse laufen phasisch ab und folgen dabei einem Muster, das die Evolution vorgibt. Unsere Lebensphasen, Kindheit und Jugend, Erwachsensein und Alter, haben jeweils ihre eigenen Wertigkeiten und Prägungen, die für die Entwicklung einer höheren Einheit wichtig sind. Dieses Ziel liegt jenseits des Körpers: Es ist das transzendente Selbst, jener unveränderliche Wesenskern in uns, den wir als immer gleichbleibend erfahren. Wenn wir uns mit der Aussage »Das bin ich« auf die Brust tippen, meinen wir immer genau diesen Teil unseres Selbst, der sich im Gegensatz zum Körper offenbar nicht verändert.

Die vedischen Weisen bezeichnen dieses eigene Selbst, mit dem wir uns indentifizieren, als zeitlos und unsterblich. Es gilt als die kostbarste Quelle des Menschen für Jugend, Wissen und Intelligenz und unterliegt keinem Alterungsprozeß. Mehr noch: Unser wahrer und letztlich unsterblicher Wesenskern tief im Innersten *ist* Jugend, *ist* Wissen, *ist* vollkommene Gesundheit.

Ursachen des Krankseins

Der Ayurveda sieht als eine der wichtigsten Ursachen für Alterskrankheiten die *samskaras*. Darunter versteht man die Ansammlung unverarbeiteter Lebenseindrücke und körperliche Überforderung, letztlich das Resultat unvollständiger Regeneration. Wenn wir überschattet werden von den Ereignissen des täglichen Lebens, wenn wir nicht mehr den Rückbezug zu uns Selbst finden, entstehen Irrtümer und Fehlverhalten, die zu Krankheit, Leid und Problemen führen und uns »altern« lassen. Folgen wir dagegen der Stimme unseres Herzens, dann leben wir im natürlichen Fluß der Evolution und werden von ihr mühelos durchs Leben getragen. Ziel aller ayurvedischen Behandlungen und Empfehlungen ist es daher, uns wieder mit dieser Quelle von Wissen, Führung und Gesundheit zu verbinden und so ein langes und gesundes Leben zu fördern.

Die Umkehrung des Altersprozesses

Menschen altern nicht im gleichen Maße. Mancher Achtzigjährige wirkt noch wie »das blühende Leben«, während der gestreßte Vierzigjährige in seinen noch relativ jungen Jahren schon ergraut sein und alt aussehen kann. Das chronologische Alter, das Alter in Lebensjahren, ist also nicht gleichbedeutend mit dem biologischen Alter. Doch wie kann dieses gemessen werden? Wissenschaftler richten sich bei der Bestimmung des biologischen Alters an eine Reihe von Meßgrößen, wie die Werte bestimmter Körperhormone, von Blutdruck und Kreislauf, die Beschaffenheit der Körpergefäße, um nur einige zu nennen, fraglos ist aber das wichtigste Kriterium die einfache wie grundsätzliche Feststellung: *Ich bin so jung, wie ich mich fühle!* Und wir können also wieder jünger und leistungsfähiger werden, wenn wir wieder etwas scheinbar selbstverständliches beherzigen – nämlich uns regelmäßig zu erholen und zu regenerieren.

Ayurvedische Verjüngungstherapien

Das Hauptziel der ayurvedischen Verfahren und Anwendungen besteht darin, das natürliche Streben des Körper-Geist-Systems, sich zu erholen und die ursprüngliche Ordnung wiederherzustellen, zu unterstützen. Diese uralten Methoden der Regeneration und damit Verjüngung sind im Maharishi Ayur-Veda auf die heutigen Bedürfnisse angepaßt worden. Dazu gehören vor allem:

- Pancha Karma (S. 126)
- Rasayanas (S. 123)
- Transzendentale Meditation (S. 110)

Die positiven Wirkungen dieser Therapien konnten in der Zwischenzeit durch eine Vielzahl von wissenschaftlichen Studien bestätigt werden.

Was hält sonst noch jung?

Nach neuesten wissenschaftlichen Erkenntnissen sind lediglich 30 % der Vorgänge, die mit dem Alterungsprozeß verbunden sind, genetisch festgelegt. Der Rest, also 70 %, wird von unserer Lebensweise beeinflußt! Die wichtigste Empfehlung der Altersforschung für ein geistig und körperlich gesundes Leben bis ins hohe Alter: *regelmäßige körperliche Aktivität und Kontaktfreude.*

Das gilt in gleichem Maße auch für die geistige Leistungsfähigkeit. Vor allem wer regelmäßig »Denksport« betreibt und sein intellektuelles Vermögen auch im tägliche Leben einsetzt, bleibt bis ins hohe Alter geistig vital. Zwar nimmt die Leistungsfähigkeit des Kurzzeitgedächtnisses mit den Jahren ab, dafür gewinnt das Langzeitgedächtnis an Bedeutung.

Gehirnforscher konnten feststellen, daß das Erinnerungsvermögen im Zusammenhang mit körperlicher Aktivität steht und durch gezielte Bewegungsübungen gestärkt werden kann. Der Grund dafür wird in einer Substanz im Gehirn gesehen, die das Wachstum von Neuronen, der Gehirnnervenbahnen, anregt und durch Bewegung vermehrt gebildet wird. Überraschenderweise findet die Mehrproduktion dieser Substanz nicht nur in dem Teil des Gehirns statt, der die Körperbewegungen steuert, sondern auch in jenen Bereichen, die beim Lernen, Erinnern und Erkennen in Anspruch genommen werden und von der Altersdemenz in der Regel besonders betroffen sind.

Wie alt können wir werden?

Nicht nur die alten vedischen Überlieferungen berichten von Menschen, die ein wahrhaft biblisches Alter erreichten. Doch wie alt kann ein

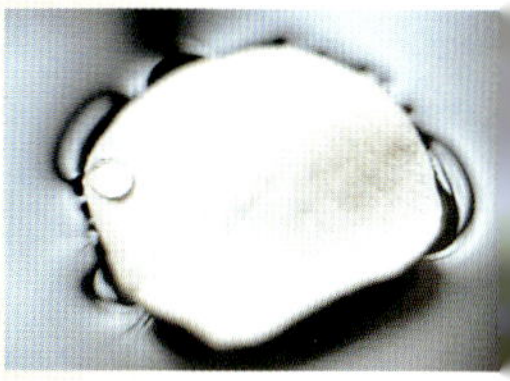

Mensch wirklich werden? Bei einem Treffen von indischen Ayurveda-Experten mit westlichen Wissenschaftlern wurde diese Frage erneut auf der Grundlage neuester Erkenntnisse diskutiert. Maharishi Mahesh Yogi vertrat die Auffassung, daß das heutzutage mögliche Alter eines Menschen bei etwa 120 Jahren liegt.

Diese Zahl stimmt nahezu mit Angaben westlicher Wissenschaftler überein. Der amerikanische Gerontologe Leonard Hayflick, einer der herausragendsten Experten auf dem Gebiet der Altersforschung, legte das Alter, das ein Mensch seinen Untersuchungsergebnissen zufolge erreichen kann, bei 115 Jahren fest.

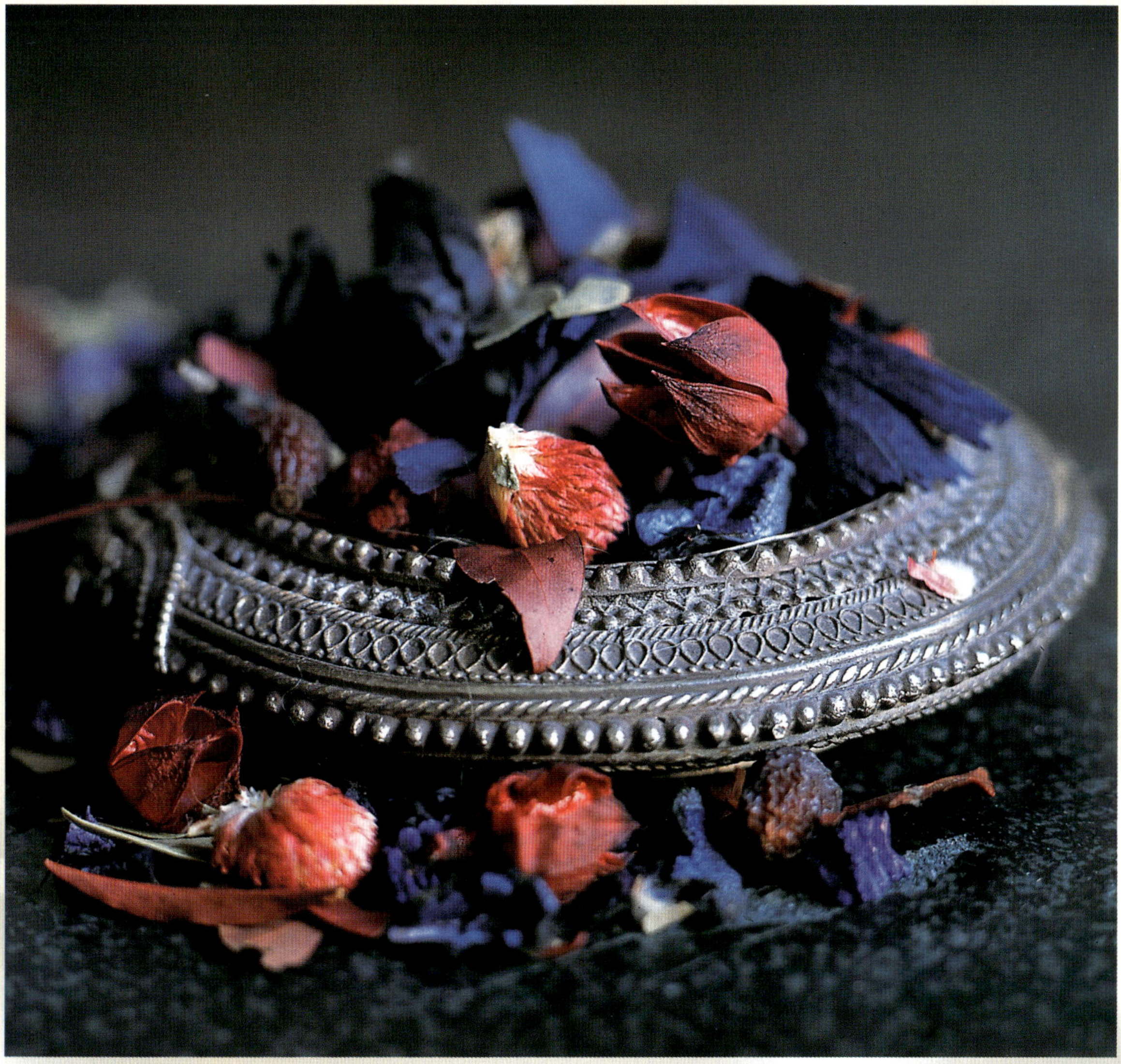

Begegnung mit dem Universum

Jyotish, die vedische Astrologie, ist ein wichtiger Zweig der vedischen Wissenschaften und gleichzeitig ein therapeutischer Ansatz im Maharishi Ayur-Veda. Denn auch ihre Struktur beruht auf den Gesetzmäßigkeiten, die dem Leben insgesamt zugrundeliegen. Das Sanskritwort *Jyotish* bedeutet *Licht*, das Anliegen dieses vedischen Wissenszweiges besteht also darin, Licht in das Dunkel vergangener und zukünftiger Ereignisse zu bringen und diese mit der Gegenwart zu verbinden. Dabei sollten wir uns wieder vergegenwärtigen, daß die Eigenschaften von Jyotish als Teil des Veda in uns auch in unserem eigenen Bewußtsein verankert sind – sie sind eine Realität des Lebens, mit der wir in jedem Augenblick unseres Seins und Handelns konfrontiert sind.

Eine unendliche Wechselwirkung im Universum

Über den Grundzustand des Universums vertreten die vedischen Seher, die Philosophen aller Kulturen und Zeitalter und die modernen Naturwissenschaftler eine gemeinsame Auffassung: am Ursprung der Schöpfung liegt eine alles verbindende Einheit. Es ist ein Feld, in dem alles und jedes untrennbar miteinander verbunden ist: von den kleinsten Partikelchen eines Atoms bis zu den großen Galaxien und Sternen. Nicht das winzigste Elektron kann sich unbemerkt um seinen Atomkern schwingen, ohne die gesamte atomare Welt in seinen Tanz mit einzubeziehen. Nur wenn wir die Welt um uns herum als getrennt von uns betrachten, scheinen die Sterne keine oder nur geringe Bedeutung für unser tägliches Leben zu haben. Aus der Sicht des Ayurveda sind wir aber mit der Natur, der Welt und dem Kosmos verbunden – Sonne, Mond und Jupiter sind Teil unseres Selbst. Sie sind Merkmale unserer Persönlichkeit und markieren in ihrem Lauf die Entwicklungsabschnitte in unserem Leben.

Die Planeten in unserem Körper

Grundlage der mathematischen Berechnungen im Jyotish sind die neun Grahas. Darunter versteht man die Planeten Sonne, Mond, Mars, Merkur, Jupiter, Venus und Saturn und die beiden Mondknoten Rahu und Ketu. Wie neueste Forschungsarbeiten ergaben, entsprechen diese in unserem Gehirn den sogenannten Basalganglien, die ähnliche Eigenschaften haben, wie sie von der vedischen Astrologie den Grahas zugeschrieben werden. Hierzu zwei Beispiele:
Surya, so der vedische Name für die Sonne, verkörpert den König der Himmelskörper und die Kraft des Männlichen und ist der Spender von Leben, Licht und Wärme. In der vedischen Astrologie steht Surya deshalb für Begriffe wie Selbst, König, Vater und Status im Leben. Innerhalb der neun Basalganglien kommt dem Thalamus eine vergleichbare Rolle in unserem Nervensystem zu. Der Thalamus ist eine Art zentrale Schaltstelle. Er steht mit allen anderen Basalganglien in Verbindung und kontrolliert und integriert alle ankommenden Nervenimpulse und Informationen. Der Thalamus wird außerdem als das Tor zum Bewußtsein bezeichnet und ist somit, im übertragenem Sinne, der König der Basalganglien, die er bestimmt und regiert. Eine Struktur aus Nervenfasern formt um ihn herum eine Krone, die Corona radiata oder Strahlenkrone.

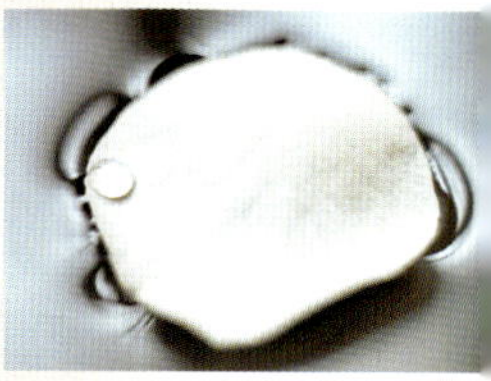

Die Qualitäten des Mondes, dem weiblichen Prinzip in der vedischen Astrologie, drücken sich im Hypothalamus aus. Das ist eine kleine, aber wichtige Hirnstruktur, die unterhalb (hypo) des Thalamus im Zentrum unseres Gehirns sitzt. Der Hypothalamus ist in die Welt unserer Emotionen und Gefühle eingebunden, ihm kommt eine Mutterrolle in der Überwachung und Regentschaft von Körperfunktionen zu. Er kontrolliert unser Eßverhalten, die Körpertemperatur und die Fortpflanzung und steuert minutiös die vielfältigen Zyklen der Hormone in unserem Körper. So regelt er den 28-Tage-Menstruationsrhythmus der Frau, daneben die Tag- und Nachtzyklen der Kortisonausschüttung und die Produktion von Schlafhormonen. Diese Funktionen und Eigenschaften stimmen genau mit jenen überein, die im Jyotish dem Mond zugeschrieben werden. Wo der Mond am Himmel steht, ob er zu- oder abnimmt, alle seine Phasen im 28-Tage-Umlauf um die Erde spiegeln unmittelbar auch die Welt des Hypothalamus wieder. Ähnliche Zusammenhänge lassen sich auch für die übrigen der neun Planeten herstellen, die in ihrer Ganzheit allen menschlichen Seelenqualitäten entsprechen und Inhalte unseres Bewußtseins sind.

Die Blüten unserer Seele

In diesem Buch haben wir Ihnen die drei Hauptbereiche des Lebens vorgestellt, innerhalb derer wir Schönheit wiederfinden können: Schönheit von Innen, Schönheit von außen und die Schönheit in der Begegnung mit Menschen, der Natur und dem Kosmos. Die Reichweite der Schönheit und Ordnung in der Natur haben wir als allumfassend und in allen Lebensbereichen sichtbar kennengelernt: Von der kleinsten Zelle unseres Körpers, bis zu komplexen Organabläufen und -strukturen, von der einfachsten Form unseres Bewußtseins in tiefer Meditation bis zur unendlich ausgedehnten Bewußtheit, das dem Universum zu Grunde liegt, von den Heilstoffen unseres eigenen Bewußtseins bis zur Welt der Kräuter, Mineralien und Steine in der äußeren Natur. Schön zu sein ist ein natürlicher Wunsch jedes Menschen, und die Quelle für Schönheit liegt in jedem selbst. Mit Beginn des Lebens, zum Zeitpunkt der Geburt, beginnen sich unsere Anlagen zu entfalten. Jede individuelle Seele gleicht dabei einer Blume, deren Blüten sich in der Sonne öffnen und ihre Schönheit entfalten. Der unendlichen Vielfalt an Pflanzen und Blumen in der Natur steht eine ebenso große Vielfalt an Menschen mit ganz unterschiedlichen Eigenschaften gegenüber. Ihre Schönheit ist also Ihr ganz persönlicher Reichtum, den Sie erobern und mit Ihrer eigenen Individualität, Kreativität und Liebe erfüllen können.

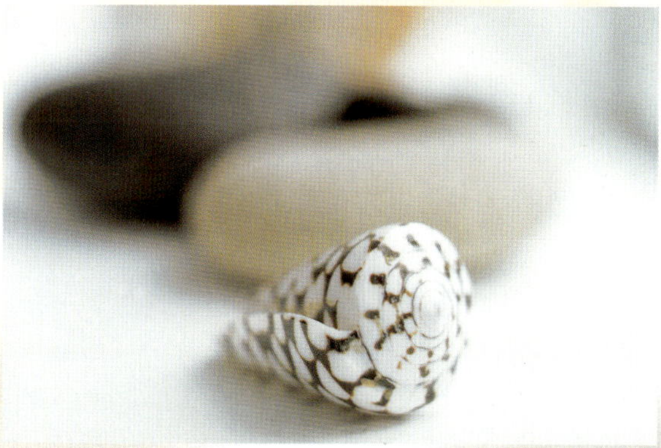

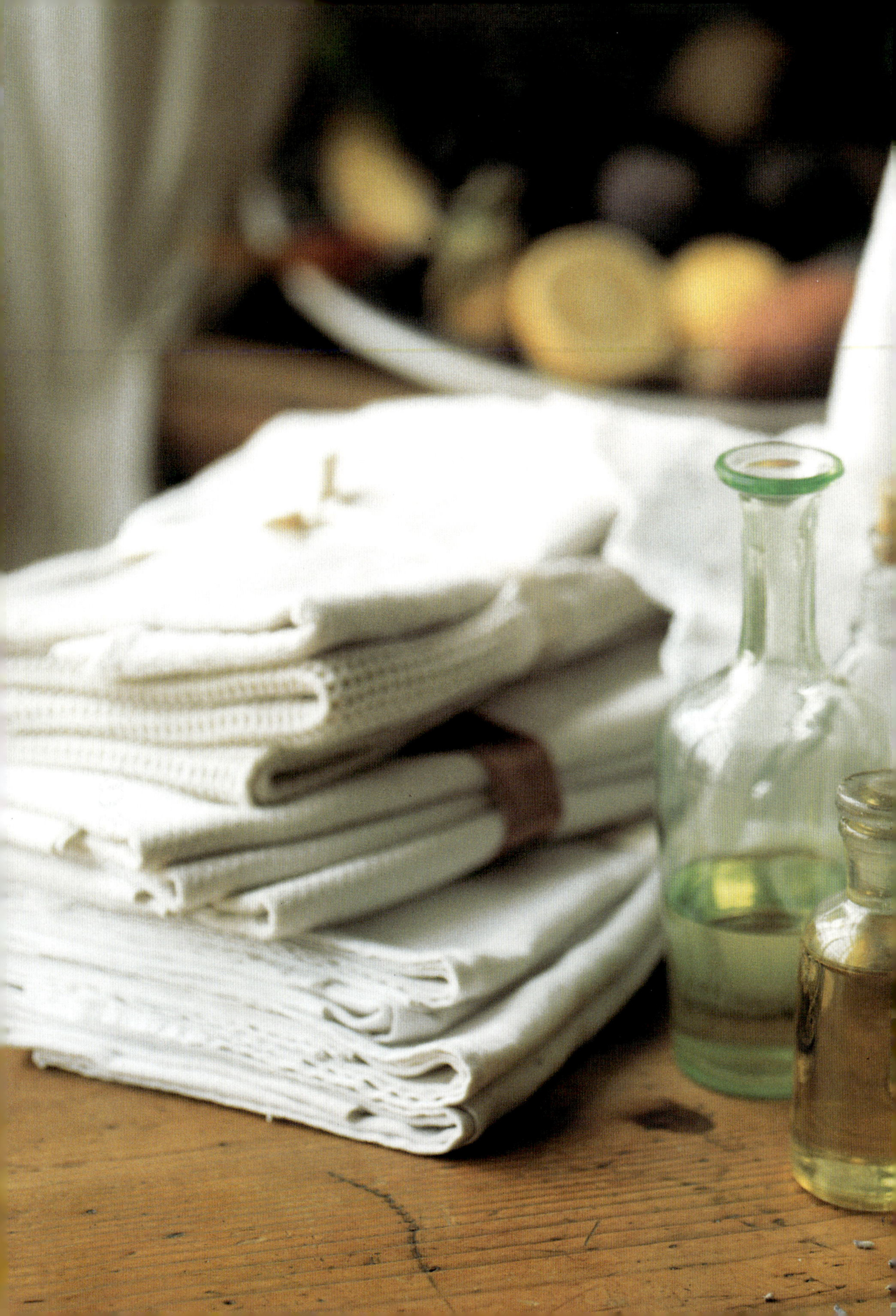

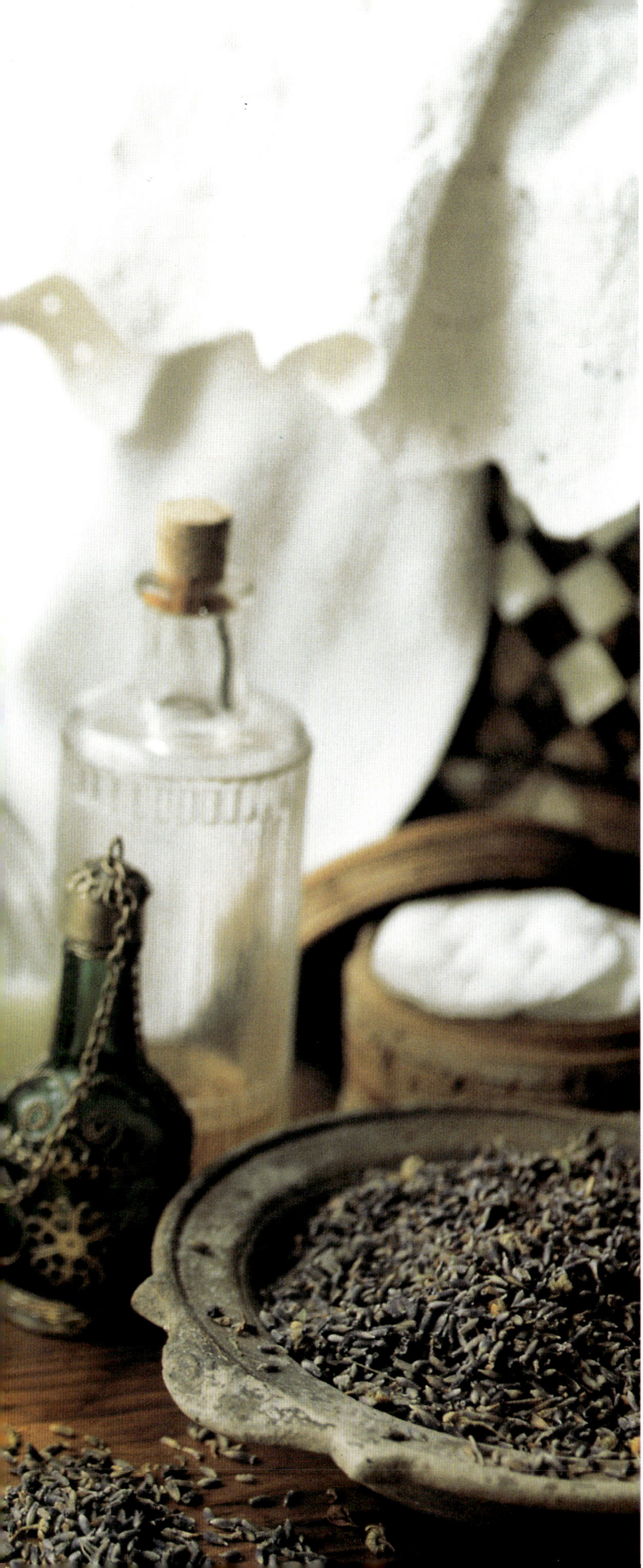

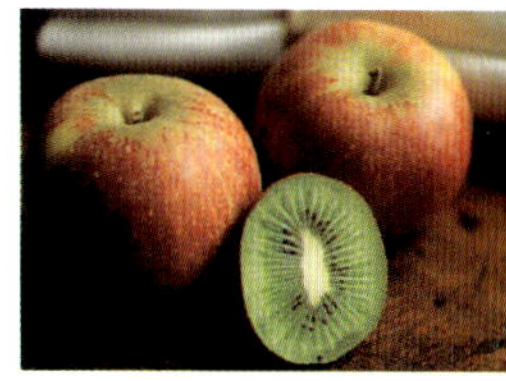

Rezepte – Glossar

Ayurvedisches Schönheitsmenü

Dadima Cocktail

Vitaminreicher Schönheitsaperitif

2 große Granatäpfel
2 EL ayurvedisches Mandelpuder
1/4 EL Rohrzucker
1 EL Bergblüten- oder Bergtannenhonig
1 EL Ingwer-Saft
1/4 TL Kardamon
gemahlener Zimt (nach Belieben) oder ein Schuß Zitronensaft
frische Minzblätter und Kokosraspeln zum Garnieren

Granatäpfel längs halbieren und entsaften. Saft mit Mandelpuder, Rohrzucker, Honig und Gewürzen vermischen und schaumig rühren, anschließend einige Minuten ruhen lassen. In Champagner-Gläser füllen und mit Minzblättern und Kokosraspeln garnieren. Als Aperitif vor dem Essen servieren.

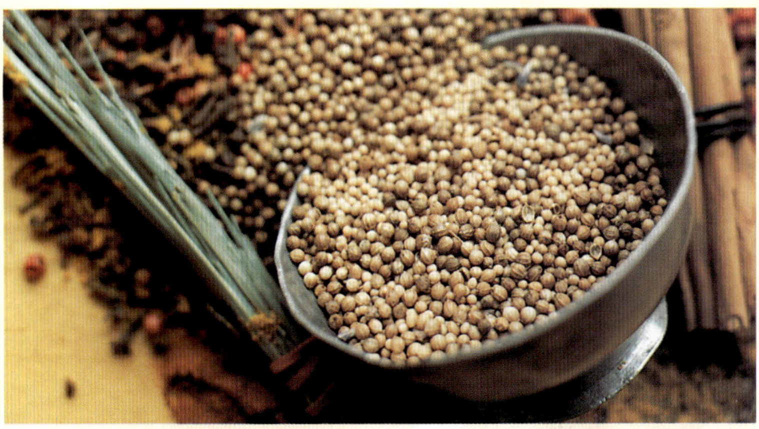

Basilikumblätter mit Ingwercreme und Granatapfel-Perlen

Köstliche Vorspeise

1 1/2 EL frischer Ingwer, fein gerieben
1/8 TL ayurvedisches Mandelpuder
1 Prise Salz
3 TL Rohrzucker
4 Tropfen Zitronensaft
1 Prise Cayennepfeffer
1 TL Crème fraiche oder Frischkäse
1–2 mittelgroße Basilikumblätter pro Person
Granatapfelkerne oder rote Paprikawürfel
Mandelplättchen, geröstet

Für die Füllung Ingwer, Mandelpuder, Salz, Rohrzucker, Zitronensaft und Cayennepfeffer gut vermischen. Crème fraiche daruntermengen, bis eine feste Creme entsteht. Vorsichtig etwas Ingwercreme auf die Innenseite eines Basilikumblattes häufen und mit einem Granatapfelkern oder Paprikawürfel und Mandelplättchen garnieren.

Buntes Fenchel-Curry-Gemüse

1 EL Ghee
1/2 TL Koriander, gemahlen
1/2 TL Kreuzkümmel, gemahlen
1/4 TL Kardamon, gemahlen
1/4 TL Fenchelsamen, gemahlen
1 Msp Asafötida
1 TL Gelbwurz (Kurkuma)
500 g Fenchel, gewaschen und in Streifen geschnitten
3 Karotten, geraspelt
1/2 Tasse Rosinen, gut gewaschen und eingeweicht
Garam Masala (nach Belieben)
1/2 TL Rohrzucker (nach Belieben)
Mandelstifte zum Garnieren
frische Petersilie zum Garnieren

Ghee vorsichtig erhitzen. Gewürze anrösten und das Gemüse und die Rosinen darin schwenken. Mit etwas Wasser aufgießen, mit Garam Masala und Salz abschmecken und fertig garen. Auf einer Platte anrichten und mit Mandelstiften und Petersilie garnieren. Zu Basmatireis oder Chapatis servieren.
Das Gemüsegericht kann mit Zucchini oder Broccoli variiert werden.

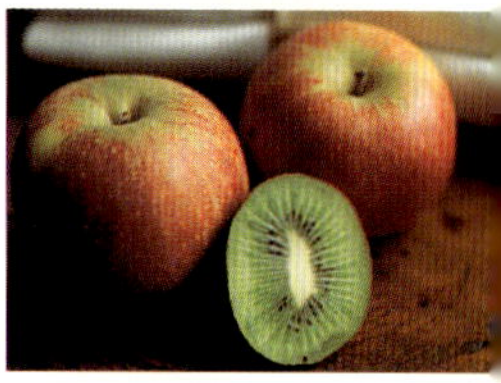

Kesarblüten-Reis

$^{1}/_{2}$ TL Kesarblüten (Safranfäden)
250 g Basmatireis
5 EL Ghee
1 Zimtstange, zerstoßen
$^{1}/_{4}$ TL Kardamonsamen, zerstoßen
2 Nelken
1 TL Salz
2 EL brauner Zucker
1 EL Pistazienkerne, gehackt
1 EL Cashewnüsse, gehackt
frische Petersilie, gehackt
Zitronenscheiben

Safranfäden mit 4 EL heißem Wasser übergießen und 1 Stunde ziehen lassen. Reis unter fließendem Wasser gründlich waschen, dann 30 Minuten in Wasser einweichen. Ghee in einem Topf vorsichtig erhitzen, Zimt, Kardamon und Nelken darin anrösten. Gewaschenen Reis hinzufügen, mit Wasser aufgießen, Salz, Zucker und Safranwasser unterrühren und zum Kochen bringen. Bei reduzierter Hitze etwa 20 Minuten garen. Reis auf einer Platte anrichten, mit Nüssen bestreuen und mit Petersilie und Zitronenscheiben garnieren.

Unser Tip: Mit etwas Ghee verfeinerter Basmatireis ist eine kulinarische Beilage für die tägliche Schönheitskost.

Bengali Chana Masala Dhal

Ein ayurvedisches Hülsenfrüchtegericht

250 g Kichererbsen (Chana-Dhal), geschält
2 EL Ghee
2 $^{1}/_{2}$ TL Kreuzkümmel (Cumin), gemahlen
1 TL Koriander, gemahlen
1 mittelgroße rote Paprikaschoten, fein gehackt
3 TL frischer Ingwer, fein gehackt
1 TL Gelbwurzpulver (Kurkuma)
1 Lorbeerblatt
3 TL Rohrzucker
1 Tasse Tomaten, enthäutet und fein gehackt
1 $^{1}/_{2}$ TL Garam Masala
1 TL Limetten- oder Zitronensaft, frisch gepreßt
1 TL Salz
1 Prise Chayennepfeffer
frische Korianderblätter

Kichererbsen mindestens 6 Stunden in Wasser einweichen. Ghee in einem Topf vorsichtig erhitzen, Kreuzkümmel und Koriander darin leicht anrösten, anschließend Paprika, Ingwer, Gelbwurz und Lorbeerblatt im Ghee leicht schwenken. Tomaten, Rohrzucker und Kichererbsen mit ca. $^{1}/_{4}$ l Wasser dazugeben und etwa 30 Minuten köcheln lassen. Danach Garam Masala und Limetten- oder Zitronensaft hinzufügen, mit Salz und Pfeffer abschmecken und einige Minuten ziehen lassen. Mit Korianderblättern bestreuen und warm servieren.

Chapatis

Köstliches Fladenbrot ohne Hefe

1 Tasse Weizenvollkornmehl (Typ 1050)
$^{3}/_{4}$ Tasse weißes Mehl
$^{1}/_{2}$ TL Salz
Ghee

Mehl und Salz in einer Schüssel vermischen, 3–4 EL Ghee und soviel Wasser einarbeiten, daß ein weicher, geschmeidiger Teig entsteht. Den Teig gut durchkneten und etwa 1 Stunde ruhen lassen. Danach nochmals kräftig kneten und auf einer mit Mehl bestäubten Arbeitsfläche dünne Fladen ausrollen. In einer schweren Pfanne Ghee erhitzen und die Chapatis darin wie Pfannenkuchen herausbacken, bis sie leicht gebräunt sind. Dabei oft wenden oder an den Rändern mit einem Küchentuch andrücken. Chapatis warm servieren.

Pudina Chutney

Vitaminreiche Beilage

3 bis 4 EL Cashewnußmus
2 Tassen frische Petersilie,
fein gehackt
$1/4$ EL frischer Ingwer,
fein gehackt oder ausgepreßt
2 EL Biojoghurt
$1/2$ TL Salz
3 EL Rohrzucker
2 EL Limetten- oder Zitronensaft,
frisch gepreßt
Cayennepfeffer (nach Belieben)

Alle Zutaten in einem Mixer pürieren und zum Kesar-Reisgericht oder zu Chapatis reichen.

Apfel-Walnuß-Chutney

2 Äpfel, geschält,
entkernt und kleingeschnitten
(am besten Boskop)
$1/4$ TL Salz
2 TL Rohrzucker
$1/2$ TL Zitronensaft
1 TL Kreuzkümmel,
geröstet und zerstoßen
7 EL kohlensäurefreies Tafelwasser
$1/2$ TL Garam Masala
$1\,1/2$ TL Walnüsse, gehackt
frische Koriander-
oder Minzblätter

Alle Zutaten im Mixer pürieren. Etwa 2 Stunden kalt stellen. In eine Schale füllen und mit gehackten Walnüssen und Koriander- oder Minzblättern garnieren. Paßt zu Chapatis oder Reisgerichten.

Shatapushpa-Lassi

$1/3$ l Biojoghurt
$2/3$ l kohlensäurefreies
Mineralwasser
2 EL ayurvedische
Rosenblütenmarmelade
1 TL Rohrzucker
1 Schuß Rosenwasser
(nach Geschmack)
1 Rose je Glas

Alle Zutaten schaumig schlagen, in schöne Gläser füllen und mit einer Rose servieren.

Kresse-Lassi

$1/3$ l Biojoghurt
$2/3$ l kohlensäurefreies
Mineralwaser
6 EL frische Gartenkresse
1 Prise Salz
Rohrzucker oder Ahorsirup
(nach Belieben)

Die Zutaten vermengen und schaumig schlagen, mit Rohrzucker oder Ahornsirup süßen und in schönen Gläsern servieren.

Saraswati Früchte-Teller

1 mittelgroße Honigmelone,
entkernt und gewürfelt
1–2 Kiwis, geschält, in Streifen
geschnitten
1 Karambolafrucht, in Scheiben
geschnitten
2 Mandarinen, gewürfelt,
1–2 EL Bergblütenhonig
1–3 EL Sahne
1 TL Limettensaft
50 g Walnußkerne, fein gehackt
4 Melissenzweige

Die vorbereiteten Früchte auf einem Teller anrichten. Honig, Sahne und Limettensaft verrühren und über die Früchte gießen. Walnußkerne darüberstreuen und mit Melissenblättern garnieren.
Der Obstteller kann auch als süßes Hauptgericht serviert werden.

Vedacino

Schönheits-Cappuccino

$1\,1/2$ TL Maharishi Ayur-Veda-
Kaffee
2 TL süße Sahne
$1/4$ TL Kardamon
Rohrzucker (nach Belieben)
etwas geschlagene Sahne
1 Prise Zimt oder Anis

$1/2$ l Wasser zum Kochen bringen, Kaffee darin auflösen und weitere 10 Minuten kochen. Flüssige Sahne dazugeben, dann den Kaffee durch einen Filter gießen und mit Kardamon und Rohrzucker verfeinern. In Tassen füllen, mit einer Sahnehaube garnieren und mit Zimt bestreuen.

Ghee

Ayurvedisches Butterreinfett

Eine Besonderheit der ayurvedischen Küche ist das Butterreinfett Ghee, das nicht nur zum Kochen und Braten, sondern auch in der Kosmetik verwendet wird. Butterschmalz gilt im Ayurveda als Lebenselexier und natürliches Verjüngungsmittel. Es ist leichter verdaulich als Butter und andere Fette, stärkt die Verdauungsorgane, intensiviert den Geschmack der Speisen und bewahrt deren Vitamin- und Vitalstoffgehalt. Ghee ist darüber hinaus ein ideales Transportmedium für fettlösliche Vitamine, Mineralstoffe und Spurenelemente.

Gutes Ghee herzustellen ist einfach, erfordert allerdings etwas Zeit und Aufmerksamkeit. Da es lange haltbar ist, können Sie sich einen größeren Vorrat anlegen. Beginnen Sie bei der erstmaligen Zubereitung aber mit einer kleineren Menge, um die für jeden Herd etwas unterschiedlichen Kochzeiten abschätzen zu lernen.

So wird Ghee zubereitet:

Zerteilen Sie 500 g frische Butter (wenn möglich ungesalzen und ungefärbt) in kleine Stücke, und spülen Sie diese unter klarem Wasser, bis die Eiweißrückstände entfernt sind und das Wasser klar bleibt. Dann bringen Sie die Butterwürfel in einem zugedeckten Topf bei mittlerer Hitze zum Sieden. Sobald sich an der Oberfläche Schaum bildet, auf kleinste Flamme zurückschalten und ohne Deckel weiterköcheln lassen. Während dieses Siedevorgangs zeigen Ihnen Zischgeräusche, daß das in der Butter enthaltene Wasser langsam verdampft. Schöpfen Sie von Zeit zu Zeit den Schaum ab. Köcheln Sie die flüssige Butter solange, bis der ganze Wasseranteil verdampft ist. Aufgepaßt: Genau in dem Moment müssen Sie das Ghee von der Herdplatte nehmen, da es jetzt leicht anbrennt. Das Butterreinfett hat eine goldgelbe Farbe und duftet nussig-aromatisch, darf aber nicht einbräunen. Die Kochzeit für 500 g Butter liegt je nach Herd zwischen 30 und 60 Minuten, bei 2 kg benötigt es bereits zwei Stunden.

Noch einige Hinweise: Wenn Ihr Herd nur drei Stufen hat, ist die kleinste Einstellung immer noch zu heiß, so daß das Ghee zu schnell erhitzt wird und leicht anbrennt. Schalten Sie Ihren Herd deshalb zwischendurch ganz aus. Durch leichtes Kippen des Topfes können Sie am Bodensatz prüfen, ob sich eine leichte Bräunung zeigt. Nehmen Sie das Ghee dann sofort vom Herd.

Das fertige Ghee wird durch ein feines Haarsieb in ein sauberes Einweckglas oder einen Steintopf gefüllt. Lassen Sie es unbedeckt abkühlen, bis die Masse fest wird. Lagern Sie das Ghee kühl und abgedeckt, aber nicht im Kühlschrank. Für den täglichen Gebrauch empfiehlt es sich, kleinere Mengen abzufüllen.

Lassi

ein ayurvedisches Heilgetränk

Lassi, ein salzig, süß, lieblich oder scharf gewürztes Joghurtgetränk, ist ein »Klassiker« der indischen Küche und ein wertvolles ayurvedisches Heilgetränk. Man trinkt es bevorzugt in kleinen Schlucken zum oder nach dem Mittagessen. Lassi ist sehr bekömmlich, fördert eine gesunde Darmflora und reguliert die Doshas. Es versorgt den Körper mit Kalzium, Eiweiß und Vitamin B und enthält in hohen Mengen milchsäurevergährende Bakterien, die eine zentrale Rolle für die Stärkung des Verdauungstrakts spielen. Lassi ist auch ein ausgezeichnetes Mittel gegen Darmträgheit.

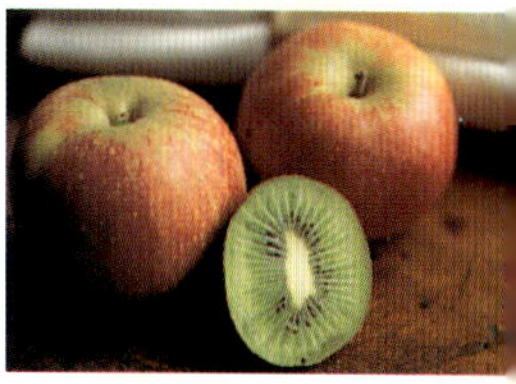

So wird Lassi zubereitet (für vier Personen):

Einen halben Liter frischen, milden und qualitativ hochwertigen Joghurt (ohne Konservierungsstoffe oder Bindemittel, auf rechtsdrehende Kulturen achten) mit kohlensäurefreiem Mineralwasser oder gutem Leitungswasser auf die zwei- bis dreifache Menge verdünnen. Am besten verrühren Sie die Mischung mit einem Schneebesen oder mit einem elektrischen Mixer, bis sich alle Klümpchen aufgelöst haben und das Getränk leicht schaumig wird. Verwenden Sie Joghurt, den Sie aus frischer Milch selbst hergestellt haben, kann durch das Schlagen eine butterähnliche Schicht an der Oberfläche entstehen. Schöpfen Sie diese ab.
Dieses Lassi-Basisgetränk kann nach Belieben mit Gewürzen oder frischen Obst- oder Gemüsesäften angereichert werden (zwei Lassi-Variationen finden Sie auf Seite 150). Lassi sollte nicht zu kalt serviert werden, am bekömmlichsten ist es bei Zimmertemperatur oder sogar noch etwas wärmer.

Bitte beachten Sie folgendes:

Verwenden Sie nur frischen und festen Joghurt, den Sie wie »gestöckelte Milch« mit einem Löffel stechen können. Hochwertiger Joghurt schmeckt mild und leicht süßlich. Flüssiger Joghurt ist dagegen nicht geeignet – er belastet das Verdauungssystem und führt aus ayurvedischer Sicht zu Ama (S. 107). Bei Verdauungsproblemen ist es außerdem ratsam, Lassi nicht mit Früchten zu verzehren. Bevorzugen Sie in diesem Fall lekkere Gewürz-Lassis.

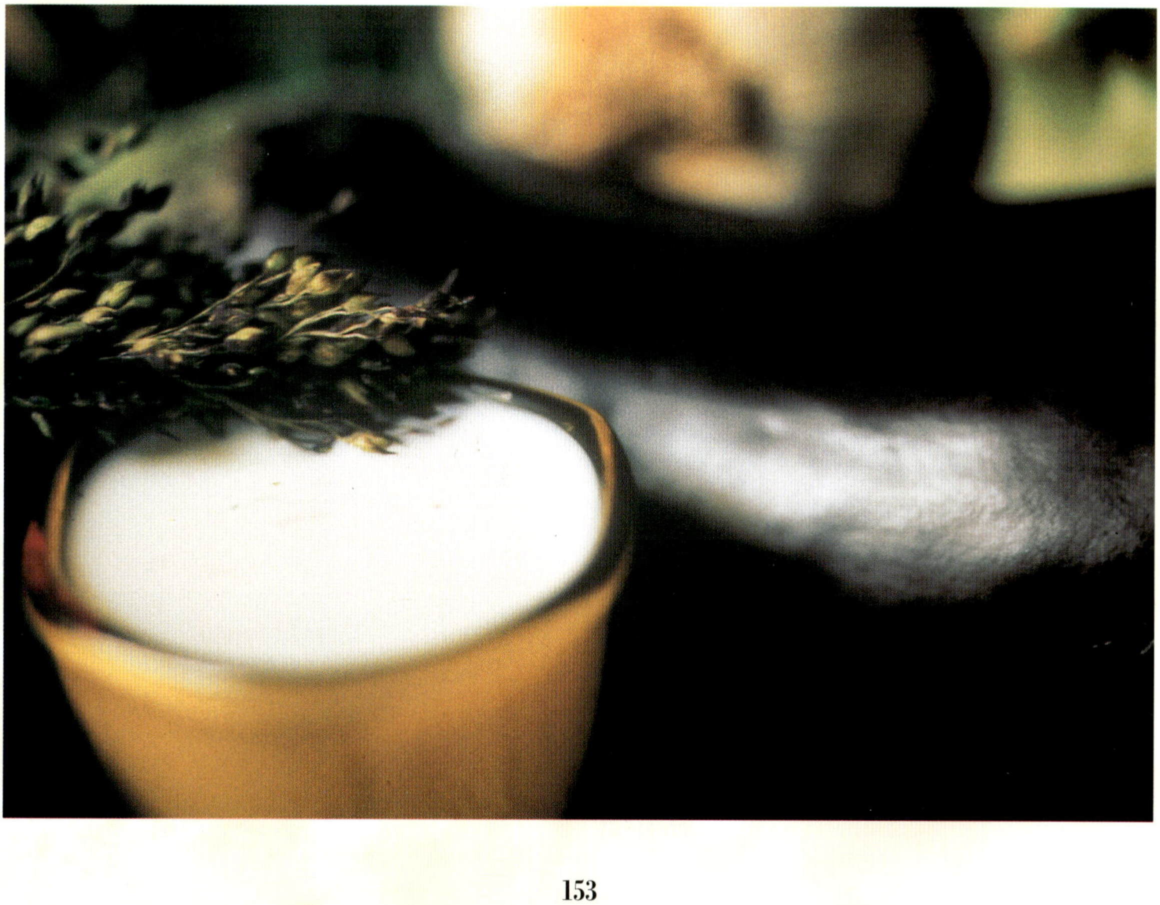

Praktische Tips und Hinweise zur Tageszeitenroutine

Morgens (5.00– 7.00 Uhr)

- Aufstehen ohne Wecker
- Einen Tropfen Öl in jedes Nasenloch einbringen
- Ein Glas zimmerwarmes Waser trinken
- Darmentleerung
- Zunge reinigen, Zähne putzen
- Gandusha: mit gereiftem Sesamöl gurgeln
- Ganzkörperölmassage (S. 129). Besonders gründlich Kopfhaut, Ohren und Füße massieren. (In der heißen Jahreszeit reicht eine Ölmassage von Kopf, Ohren und Füßen.)
- Duschen oder Baden mit warmem Wasser
- Körperübungen, Yoga, Atemübungen (S. 112, 113)
- Meditation

Mittags (12.00– 13.00 Uhr)

- Frühes Mittagessen (nach Möglichkeit Hauptmahlzeit des Tages). Nach der Mahlzeit fünf Minuten ruhig sitzen
- Verdauungsspaziergang (5–15 Minuten)
- Am späten Nachmittag Meditation

Abends (18.00– 19.00 Uhr)

- Leichte Mahlzeit, danach 5 Minuten ruhig sitzen
- Verdauungsspaziergang (5 15 Minuten)
- Am Abend nur mehr leichte Aktivitäten

Zubettgehen (21.00– 22.30 Uhr)

- Früh schlafen gehen, aber frühestens drei Stunden nach dem Abendessen
- Im Bett nicht lesen, essen oder fernsehen

Allgemeines

- Über den Tag verteilt schluckweise heißes Wasser trinken (S. 107)
- Regelmäßige sportliche Übungen

Zur Aussprache der Sanskrit-Wörter

Sanskrit (samskrita), die alte indische Hochsprache, bedeutet »vervollständigt« oder »zusammengesetzt« (*setzen/tun* = *krta* und *zusammen* = *sam*). Es ist in zwei Hauptgruppen unterteilt: das ältere vedische Sanskrit und das klassische Sanskrit.

Die übliche Schreibweise ist englisch-phonetisch:

Die Vokale werden wie im Deutschen ausgesprochen. A, i, u sind kurz (ā, ī, ū sind lang, werden aber in diesem Buch nicht berücksichtigt), e und o werden immer lang ausgesprochen.

»Sh« als »sch«
(Shiva = Schiva)
»V« als »W«
(Vata = Wata)
»Ch« als »Tsch«
(Churna = Tschurna)
»J« als »Dsch«
(Rajas = Radschas)
»Y« als »J«
(Yoga = Joga)
»H« wie das deutsche H mit einem leisen Nachklang des vorangehenden Vokals.

Die Betonung erfolgt nach der Quantität der vorletzten Silbe. Ist diese lang, hat sie den Akzent, ist sie kurz, liegt der Ton auf der drittletzten Silbe.

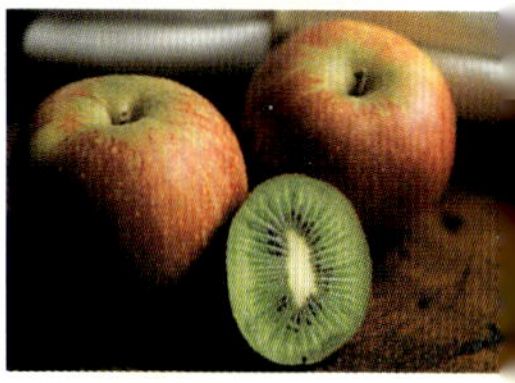

Rezeptregister

Sachregister

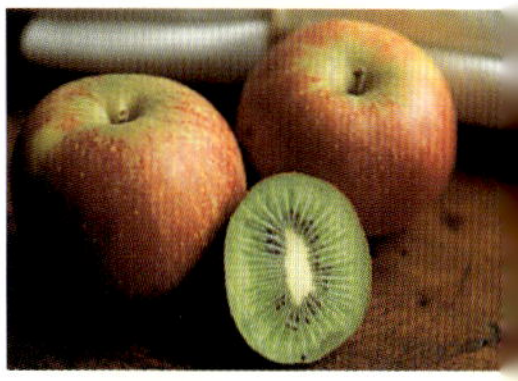

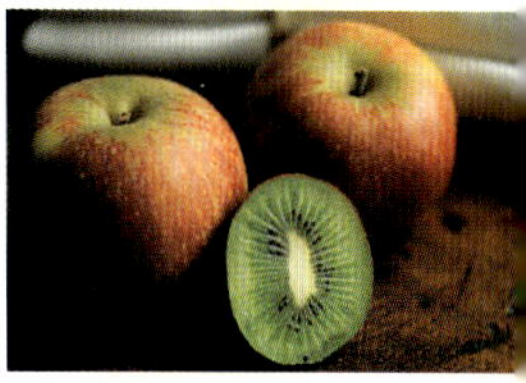

Adressen und Bücher

Adressen

Referenzstellen zum Erlernen der TM und Maharishi Ayur-Veda

VIP TM-Service
Tel.: 0172 - 3204952

TM Lehrinstitut
Am Hedtberg 65
44879 Bochum
Tel.: 0234-41263-4, Fax: 411175

TM Lehrinstitut Heidenreich
Nebenauerstr. 5c
79400 Kandern
Tel.: 07626-511

Lehrinstitut für TM Oetinger
Ruckhardtshauser Str. 7
74613 Öhringen-Ohrberg
Tel.: 07948-755, Fax: 2446

Maharishi Akademie für Vedische Wissenschaft
Breitenbrunnen 10
77887 Sasbachwalden
Tel.: 07841-270505,
Fax: 270123

MAV Gesundheitszentrum
Hans-Sachs-Str. 9a
93049 Regensburg
Tel.: 0941-26711, 0172-3204952
Fax: 22294

TM Schwabing
Franziska Albert-Hesedenz
Schellingstr. 22
80779 München
Tel.: 089-2805418,
Fax: 2805417

TM Center München e.V.
Landwehrstr. 64a
80336 München
Tel.: 089-537224, Fax: 532256

MAV & TM am Westpark
Dipl.-Wirtschaftsing. R. Rueb
Management & Training
Tel. u. Fax: 089-60853555

Weitere Adressen bei:
Deutsche TM-Zentrale
Am Berg 13
49143 Bissendorf
Tel.: 05402-8559, Fax: 8738

Spezielle Maharishi Ayur-Veda Gesundheitskurse werden zur Vertiefung Ihres Wissens regelmäßig angeboten.

Ayurvedisches Selbstpulslesen
Ernährungsheilkunde
Ausbildung zum/r MAV Referent/in

MAV Förderkreis e.V.
Gesundheitskurse c/o Bolen
Hans-Sachs-Str. 9a
93049 Regensburg
Tel.: 0172-3204952 u.
0941-26771

Maharishi Jyotish Die Vedische Astrologie

Beratungen, Kurse, Edelsteine
Armin & Genoveva Ratke
Markteich 11
77889 Seebach
Tel.: 07842-2584, Fax: 8896

TM, Maharishi Jyotish Kurse & Beratungen
Regine Wachsmuth
Stubenrauchstr. 30
12161 Berlin
Tel.: 030-8593883, Fax: 8591709

Lieferanten für ayurvedische Produkte und Zutaten für die Kosmetikrezepte

Ayur-Veda Naturkost & erlesenes Honigsortiment
Elisabeth Bachl
Gebhardstr. 33
76135 Karlsruhe
Tel.: 0721-9374297, Fax: 9374298

Indian Art Boutique
Traum der Maharani
Uhlandstr. 45
10719 Berlin
Tel.: 030-8811563, Fax: 8854426

Ayurveda-Shop
Hans-Sachs-Str. 9
93049 Regensburg
Tel.: 0941-26771

Himmel auf Erden Shop
MAV Produkte & TM-Kurse
Gymnasiumstr. 7
88400 Biberach
Tel.: 07351-73571, Fax 71753

Ayur-Veda Shop München
Tel.: 08191-942795, Fax: 942796
Tel.: 08144-7693, Fax: 98121

Bastei-Apotheke A. Huber
Karl-Theodor-Str. 38
80803 München
Tel.: 089-394880, Fax: 345961

Ayurveda Kosmetik & Kurse

Akademie für Persönlichkeits-
entfaltung und Beauty Farm
Stichwort: Beauty Kurs
c/o C. Bolen
Ringofenstraße
2820 Bremen-Blumenthal
Tel.: 0421-602216, Fax: 606524

Kontaktstelle Berlin:
Traum der Maharani
Tel. 030-8811563, Fax: 8854426

Kontaktstelle München:
Tel/Fax: 089-60853555

Kontaktstelle Frankfurt:
Tel. 069-524921

International Ladies Association
Ayur-Veda Beauty Seminare
Cynthia Nina Bolen
c/o MAV Gesundheitszentrum
Rothenbaumchaussee 26
20148 Hamburg
Tel.: 040-452080
Fax: 447697

Charis Kosmetik Institut
Akazienweg 9
88400 Biberach
Tel./Fax: 07351-28961

Christine Ruf
Herrentischstr. 14
78239 Rielasingen
Tel.: 07731-53421
Fax: 25162

Die Maharishi Ayur-Veda Produkte sind auch in allen nachfolgenden Gesundheitszentren erhältlich.

Maharishi Ayur-Veda Gesundheitszentren und Kurort-Adressen

Rothenbaumchaussee 26
20148 Hamburg
Tel.: 040-452080, Fax: 447697

Hollenauerstr. 69
24105 Kiel
Tel.: 0431-56949269

Wilhelm-Busch-Str. 1
49661 Cloppenburg
Tel.: 04471-81218, Fax: 81219

Am Berg 11
49143 Bissendorf
Tel.: 05402-750, Fax: 7546

Gesekerstr. 8
59590 Mönninghausen
Tel.: 05254-6243

Parkschlößchen Park Wildstein
Wildbadstr. 201
56841 Traben-Trarbach
Tel.: 06541-705-0
Fax: 705120

Am R.-Kampe-Sprudel
56130 Bad Ems
Tel.: 02603-2220, Fax: 3122

Österreich:
MAV Zentrum
Bahnhofstr. 19
A-4910 Ried
Tel.: 0043-7752/88110
Fax: 0043-7752/866224

Die Adressen von Ärzten mit ayurvedischer Zusatzausbildung sowie weitere Kliniken erhalten Sie über die
Deutsche Gesellschaft für Ayurveda
Wildbadstr. 201
56841 Traben-Trarbach
Tel.: 06541-5817, Fax: 705120

Buchempfehlungen

Th. Gottwald/W. Howald
Selbsthilfe durch Meditation
mvg-Verlag, München

T. Nader
Menschliche Körper –
Ausdruck des Veda und der vedischen Literatur
M.V.U.-Press, Vlodrop, Niederlande

Dr. W. Schachinger/Dr. E. Schrott
Ayurveda bei Bluthochdruck und Gefäßkrankheiten
Mosaik Verlag, München

Dr. E. Schrott
Ayurveda für jeden Tag
Mosaik Verlag, München

Dr. E. Schrott
Die köstliche Küche des Ayurveda
Mosaik Verlag, München

Dr. E. Schrott
Gesund und jung mit Ayurveda
Mosaik Verlag, München

Dr. E. Schrott/Dr. W. Schachinger
Ayurveda bei Kopfschmerz und Migräne
Mosaik Verlag, München

Dr. E. Schrott/Dr. W. Schachinger
Ayurveda bei Gelenk- und Rückenschmerzen
Mosaik Verlag, München

H. Sharma
Freedom from Disease
How to Control Free Radicals, a Major Cause of Ageing and Disease
Veda Publishing, Toronto, Kanada

Gudrun Gundlach